Die Wahrheit über Hormone

PRIVATDOZENT
DR. MED. ALEXANDER RÖMMLER

Die Wahrheit über
Hormone

Wie Hormone richtig eingesetzt werden und wann
sie schaden

Die wichtigsten Therapien für die Wechseljahre

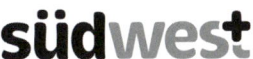

Impressum

Erweiterte Neuauflage 2024
© 2013 by Südwest Verlag, einem Unternehmen der
Penguin Random House Verlagsgruppe GmbH, 81673 München

Projektleitung: Dr. Harald Kämmerer
Redaktion: Nina Andres (5. Auflage: Susanne Schneider,
Dr. Harald Kämmerer)
Satz: Der Buch*macher*, Arthur Lenner, München
Herstellung: Timo Wenda
Umschlaggestaltung: Eva Salzgeber
Druck und Bindung: Alföldi, Debrecen

Printed in Hungary

ISBN: 978-3-517-06906-7

9817 2635 44

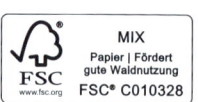

Inhalt

Vorwort

Hormone sind natürliche Botenstoffe in unserem Körper. Ohne sie läuft gar nichts, ohne die abgestimmten Mengen können wir nicht richtig leben. Sie sind von der Natur für ein gesundes Leben genauso vorgesehen und nötig wie Sauerstoff und richtige Ernährung. Welche Bedeutung sie haben, wie sie wirken und helfen, wann sie schaden, wird in den nachfolgenden Kapiteln ausführlich dargelegt, damit Sie Sicherheit für eine positive Entscheidung gewinnen können. ▶ ▶ ▶

Gewinn durch Erkenntnis

Frauen und Männer von heute wissen das und spüren, dass ein altersbedingter Abfall wichtiger Hormonsysteme zu Störungen unserer Gesundheit führt. Auch wenn solche Altersveränderungen in dem Sinn »altersnormal« sind, dass sie üblicherweise auftreten, sind sie dennoch »nicht gesund«, da sie eben zu Störungen des Wohlbefindens und zu erheblichen Folgeerkrankungen führen. Das muss heute nicht mehr erduldet werden. Die Älteren wollen auch gerne etwas zum Ausgleich tun – allerdings nur, wenn damit keine nennenswerten Nachteile verbunden sind.

Die »verrufene« Hormonersatztherapie

Aber genau da drückt der Schuh: Die jahrzehntelang vielen Frauen verschriebene Hormonersatztherapie in Form von Tabletten mit künstlichen Hormongaben ist seit der Veröffentlichung mehrerer groß angelegter Studien gründlich in Verruf geraten. Die ohnehin mit den Wechseljahren steigenden Risiken, an Brustkrebs oder einer Thrombose zu erkranken, sind unter der herkömmlichen Therapie mit Hormontabletten deutlich erhöht – so das eindeutige Ergebnis neuerer Forschung. Zwar haben zahlreiche Frauen von dieser Therapie auch profitiert und Wechseljahresbeschwerden oder ein erhöhtes Osteoporoserisiko erfolgreich behandelt. Doch wer möchte sich nach den neueren Erkenntnissen noch selbst zum Versuchskaninchen machen und ausprobieren, ob er Hormontabletten nun gut verträgt

> *Die herkömmliche Hormontherapie ist in Verruf geraten – doch richtig dosiert und angewendet können Hormone altersbedingte Gesundheitsstörungen ausgleichen und Folgeerkrankungen verhindern.*

oder aber ernsthaft erkrankt? Noch zynischer muten aufgestellte Bilanzen an, in denen soundsoviele Fälle von ersparten Knochenbrüchen mit soundsovielen Fällen von neu aufgetretenem Brustkrebs verrechnet werden.

Doch der ältere Mensch hat es verdient, dass ihm eine individuell abgestimmte Hormonsubstitution in den Wechseljahren angeboten wird, die seine natürlichen Hormonspiegel der jüngeren Jahre wiederherstellt.

> *Die natürlichen Hormonspiegel lassen sich durch eine sorgfältig dosierte Hormonsubstitution wieder herstellen. Wichtig dabei ist die Gabe der richtigen Hormone. Denn das Risiko besteht in der Verabreichung unnatürlicher, d. h. nicht körperidentischer Hormone.*

Wiederherstellen der »Normalität«

Unter diesen normalen Hormonbedingungen hatte man ja schon Jahre und oft Jahrzehnte vorher als junger Erwachsener gesund gelebt, unsere Vorfahren ebenso. Daher kann mit der Wiederherstellung solch normaler Hormonspiegel eigentlich nicht viel falsch gemacht werden. Für Endokrinologen ist diese Einstellung auch nichts Besonderes, denn sie hat sich bei anderen Hormongaben schon lange bewährt, z. B. beim Ersatz fehlender Schilddrüsenhormone bei jungen genauso wie bei alten Menschen.

Er trifft auch für alle anderen Substanzen zu, denen wir ausgesetzt sind, sei es Sauerstoff, Zuckerbelastungen, Vitamingaben oder das Essen – stets ist zu wenig oder zu viel mit Folgeerkrankungen verbunden.

Der Schock über die nachgewiesenen Risiken der Hormonersatztherapie sitzt aber tief und hat auf breiter Ebene leider dazu geführt, Hormongaben in Bausch und Bogen zu verdammen. Viel zu wenig wurde beachtet, dass nicht die Hormongaben an sich gefährlich sind, sondern dass die Risiken aus einer nicht körperidentischen (also unnatürlichen) Art der Hormone, der Art der Verabreichung und der gewählten Dosierung resultieren können. Es gibt heute durchaus Alternativen zur herkömmlichen Hormontablette in Einheitsdosierung, die weitaus bessere Resultate erzielen und nicht mit den gefürchteten Krankheitsrisiken belastet sind. Diese sind bereits durch groß angelegte Studien ausführlich in ihrer Wirksamkeit und guten Verträglichkeit belegt. Im Folgenden soll dies genauer dargestellt werden. Auch wird erklärt, warum die Wechseljahre nicht einfach »durchlitten« werden müssen – erst recht nicht dann, wenn man gesundheitsbewusst leben möchte.

Warum Hormontabletten so riskant sind

Östrogene und natürliches Progesteron, die beiden wichtigsten in den Wechseljahren absinkenden Hormone, sind an sich nicht schlecht für den Körper, denn die Evolution hat sie als vorteilhaft für unser gesundes Leben entwickelt, und die Primaten – auch der Mensch – haben sich über Jahrmillionen an diese Hormone angepasst. Letzteres besagt: Solche Frauen, die in der Vorzeit durch die natürlichen Hormone dennoch gesundheitliche Nachteile wie Krebs erlitten hatten, konnten sich weniger gut fortpflanzen, sie sind mit ihren schlechteren Genen letztlich ausgestorben. Von denen stammen die heutigen Frauen sicherlich nicht ab.

Die orale Anwendung der Östrogene ist risikobehaftet, also die Aufnahme in Tablettenform. Da bereits kurzfristige orale Gaben von Östrogenen und synthetischen Gestagenen mit nennenswerten Risiken verbunden sind, hat man mit

Die unangenehmen und manchmal quälenden Begleiterscheinungen müssen nicht erduldet werden, wie viele Frauen glauben. In umfangreichen Studien ist die gute Verträglichkeit und die Wirksamkeit der Alternativen zur herkömmlichen Hormontablette nachgewiesen worden.

dieser Ersatzbehandlung noch nicht den richtigen Weg gefunden. Die Natur macht es besser, wie jede Frau in den vielen Jahren vor den Wechseljahren selbst erleben konnte, man muss es nur nachmachen. Gerade bei Östrogenen und Gestagenen hat man lernen müssen, dass nicht nur die chemische Formel einer Substanz (körperidentisch – körperfremd) sowie die Dosierung und Anwendungsdauer eines Hormons die Wirkungen und Rate der Nebenwirkungen beeinflussen, sondern auch die Art der Darreichung.

Um bei der oralen Östrogenaufnahme wirksame Hormonspiegel zu erreichen, werden erhebliche Dosierungen verwendet, die über die Leber ab- bzw. umgebaut werden. Die Östrogene beeinflussen dabei viele Leberfunktionen.

Diese schon sehr lang bekannte Erkenntnis ist dennoch für manche neu und wird noch nicht ausreichend gewürdigt. Dabei sind die Gründe für das schlechte Abschneiden der bisherigen oralen Hormonersatztherapie ganz offensichtlich, wie in den nächsten Kapiteln dargelegt wird: Sie ist eine überdosierte Therapie und stellt eben keinen natürlichen Hormonersatz dar!

Fatal: der Weg durch die Leber

Durch eine orale Östrogenaufnahme und nachfolgende Darm-Leber-Passage müssen hohe Hormondosierungen verwendet werden, um überhaupt wirksame Blutspiegel zu erreichen. Denn Östrogene werden in der Leber zum größeren Teil rasch ab- bzw. umgebaut. Östrogene beeinflussen dabei aber viele Leberfunktionen, sodass die hohen anflutenden Östrogenmengen die Produktion einer Reihe von Botenstoffen teils drastisch verändern. Das führt zu Störungen der normalen biochemischen Abläufe und damit zu erhöhten Risiken im gesamten Organismus. Hinzu kommt, dass durch den erwähnten Umbau der hohen Östrogenmengen diese nicht ausgeschieden, sondern im Körper gespeichert werden. Das kann bei jeder Anwenderin leicht festgestellt werden, indem beide ineinander umwandelbaren Östrogene, nämlich das Östradiol und Östron, gemeinsam aus dem Blut bestimmt werden. Es ist die hohe Gesamtbelastung an Östrogenen, die zu den speziellen Risiken an der Leber, an vorgeschädigten Gefäßen und an dem Brustgewebe führt, was vor allem zu erhöhten Thrombose-, Lungenembolie- und Brustkrebsrisiken beiträgt.

Sanft, aber effektiv – Hormone als Creme oder Gel

Es sind also nicht die Östrogene an sich, die schlecht für den Organismus sind – wie sollten sie auch, denn sie gehören zum gesunden Leben. Es ist das orale Anwendungsprinzip der Östrogene, das risikobehaftet ist.

Damit bietet sich auch gleich der Ausweg an: Die transdermale Darreichung (über die Haut) umgeht diese Probleme. Es reicht etwa ein Vierzigstel der oralen Östrogendosis, um niedrig-normale Wirkspiegel im Blut wiederherzustellen (Substitution). Die Anflutung hoher Östrogenmengen an der Leber wird umgangen, damit entfallen deren Störpotenziale, die Risiken sinken beträchtlich. Eine Speicherung höherer Östrogenmengen im Körper inklusive in der Brust wird vermieden.

Es gelingt nicht oft in der modernen Medizin, mit einer solch simplen Veränderung einer Darreichungsform so gravierende Verbesserungen zu erzielen. Und das ohne

Da der Abbau der Östrogene über die Leber so problematisch ist, heißt der Ausweg: transdermal, die Anwendung von Creme oder Gel über die Haut; hierbei ist auch eine viel geringere Östrogendosis ausreichend.

Nachteil für die Wirksamkeit. Zahlreiche Studien belegen den Vorteil der Östrogenanwendung über die Haut, wie ausführlich dargestellt wird. Dabei haben die Wissenschaftler und Kliniker oft sogar einen direkten Vergleich zwischen beiden Darreichungsformen durchgeführt und die gravierenden Risikounterschiede zwischen beiden Anwendungen im selben Studiengang bestätigt. Die transdermale Östrogengabe führt zu einer natürlichen Substitution und – wenn überhaupt – offensichtlich nur zu marginalen Nebenwirkungen.

Synthetische Gestagene (Progestagene) verursachen Probleme. Weltweite Studien haben erwiesen, dass viele der synthetischen Gestagene zu Brustkrebs führen können und deshalb als Hormonersatz nicht eingesetzt werden sollten.

Gestagene: Natürliches Progesteron statt Progestagene

Progestagene (synthetische Gestagene, siehe Seite 109) sind an der Brust und den Gefäßen ein Risikofaktor – nicht aber das natürliche Progesteron (siehe Seite 111). Nicht nur die vielen US-amerikanischen Studien, sondern jetzt auch zahlreiche europäische Auswertungen zur bisherigen Hormonersatztherapie haben klar gezeigt, dass viele von ihnen *den* besonderen Risikofaktor für die Brust darstellen, wesentlich mehr noch, als es hohe Östrogenbelastungen alleine sein können. Die Daten sind so überzeugend, dass es deshalb nur eine Konsequenz geben kann: Solche Gestagene sind als Hormonersatz nicht zu verwenden. Aber auch hier bietet sich ein Ausweg an: Das natürlicherweise im Körper produzierte Progesteron ist die logische Alternative.

Frauen sind in der langen Zeit ihrer Geschlechtsreife Monat für Monat dem Progesteron in großen Mengen ausgesetzt, ohne dass besondere Risiken erkennbar sind. Mehr noch, es schützt die Frau über Jahrzehnte vor Gebärmutter-

und Brustkrebs. Fällt es in den Wechseljahren ab bzw. ganz aus, steigen beide Krebsarten schlagartig an. In Schwangerschaften mit ihren hohen Östrogenspiegeln sind die Progesteronbelastungen noch um ein Vielfaches höher. Statt Nachteile zu haben, scheinen sie auch hier eher ein natürlicher Schutzfaktor bei drohenden Brusterkrankungen zu sein. Sammelauswertungen großer Untersuchungsreihen haben gezeigt: Je mehr Geburten eine Frau hatte, desto niedriger war später das Brustkrebsrisiko, unabhängig davon, ob gestillt wurde oder nicht. Progesteron wirkt aber nicht nur an der Gebärmutter und der Brust, es hat vielfältige Auswirkungen im ganzen Organismus (siehe auch Seite 65f.). Es schützt auch vor Eierstockkrebs und hat gesundheitsfördernde Wirkungen an vielen weiteren Geweben inklusive des Gehirns und auf die Stimmungslage. Hierzu werden durch die Forschung ständig interessante Belege geliefert.

> *Progesteron schützt Frauen während der Geschlechtsreife vor Gebärmutter- und Brustkrebs und hat viele positive Wirkungen an weiteren Geweben und auf das Gehirn.*

Der Ausweg aus dem Dilemma

Zahlreiche Studien belegen: Die orale Hormontherapie mit Östrogenen sollte zugunsten der heute verfügbaren transdermalen Anwendung beendet werden, da sie unnötig risikobehaftet ist! Ähnliches gilt auch für Gestagene: Natürliches Progesteron bevorzugen!

Solche einfachen Umstellungen sollen wirklich wesentliche Risiken von Hormongaben in den Wechseljahren vermeiden? Manch einer mag skeptisch den Kopf schütteln und überzeugende Beweise verlangen. Dies ist heute einfacher als noch vor ein, zwei Jahrzehnten. Zahlreiche überzeugende Studien mit bis zu 10-jährigen Beobachtungszeiten – einige werden im Folgenden ausführlich besprochen – belegen ganz klar die Überlegenheit des verbesserten Therapieprinzips.

Eine günstige Perspektive

Für eine Frau, die vor der Entscheidung steht »Hormonersatz oder besser nicht«? reichen die Hinweise auf Zellkulturen, Veränderungen von Biomarkern im Körper oder gewisse statistische Risikounterschiede nicht. Bei ihr stehen psychologisch als die wichtigsten Nebenwirkungen Thrombose und Brustkrebs im Vordergrund. Und genau hierbei hat sich gezeigt, dass ein erhöhtes Thromboserisiko durch transdermale Anwendung der Östrogene vermeidbar und durch den Zusatz von Progesteron auch keine Steigerung des Brustkrebsrisikos mehr zu beobachten ist. Das ist doch schon eine günstige Perspektive.

Die größte Angst vieler Frauen vor den Nebenwirkungen einer Hormonersatztherapie ist die vor Thrombose und Brustkrebs. Durch die Anwendung der Östrogene über die Haut und durch Progesteron sind diese Risiken vermeidbar.

Das heute Mögliche nicht verpassen

Frauen müssen eine individuell abgestimmte Versorgung mit Hormonen einfordern – auch das verbessert die Lebensqualität im Alter. Dennoch ist vorsichtige Zurückhaltung weiterhin angezeigt. Auch wenn alles sehr logisch scheint, langfristige Bestätigungen und noch größere Erfahrungen sind erforderlich, weitere Details müssen angepasst werden. Erst dann könnte man eines Tages mit voller Überzeugung sagen: Ein natürlicher Hormonersatz in den Wechseljahren ist genauso problemlos wie eine Substitution mit Schilddrüsenhormonen, selbst bis ins hohe Alter. Auch die heutige

Hormonforschung arbeitet an Konzepten, ein solches Ziel zu erreichen. Ein Ideal wird es nicht so schnell geben, die Biochemie und Genetik sind außerordentlich komplex. Dazu kommt noch das sinnvolle Zusammenspiel mit anderen Hormonen, was am Beispiel Östrogen und Progesteron schon erwähnt wurde und was auch für weitere Hormongruppen zutrifft. Hier wären beispielsweise die Androgene (männliche Hormone) zu nennen, die im Alter ebenfalls mit nachteiligen Folgen abfallen. Die medizinische Entwicklung von neuen Therapiekonzepten geht also ständig weiter.

Wer nicht so lange warten will, muss und kann bereits das heute Mögliche tun. Auch ein Auto oder einen Computer kaufen und nutzen wir heute so, wie er aktuell angeboten wird, obwohl es später bestimmt noch bessere und sicherere geben wird.

Die medizinische Forschung entwickelt ständig neue Therapiekonzepte, dennoch sollte das bereits heute Mögliche getan werden, um den durch die Wechseljahre bedingten Hormonabfall zu substituieren.

Wechseljahre – Leidensjahre?

Klimakterische Symptome sind Entzugserscheinungen und damit Warnsignale des Körpers. Sollen sie »ausgehalten« werden wie von unseren Großmüttern? Sie einfach zu ignorieren heißt, den von der Natur eingerichteten Alarm zu missachten und kostbare Zeit zur Abhilfe und für die Prävention von ungünstigen Folgeerscheinungen verstreichen zu lassen. ► ► ►

Warnsignal »klimakterische Beschwerden«

Manche meinen, den natürlichen Prozess der Wechseljahre wie ihre Großmütter tapfer durchstehen zu müssen. Einige kommen noch nach Jahren zwar mit hohem Leidensdruck in die Sprechstunde, jedoch stolz auf ihr tapferes Durchhaltevermögen. Wir können so etwas nur bedauern. Aus endokrinologischer Sicht haben sie den natürlichen Alarm als sinnlosen statt als sinnvollen Ablauf fehlinterpretiert. Wie sonst soll uns denn der Körper seinen Mangel mitteilen, eine E-Mail kann er ja nicht verschicken. Auch eine Tiefkühltruhe sendet einen Alarmton, wenn der Strom plötzlich ausfällt. Reagiert die Hausfrau nicht darauf, taut das Eingefrorene auf und verdirbt möglicherweise. So wie man Schmerzsignale nicht unbeachtet lassen sollte, so erfordern auch östrogene Entzugssymptome ihre Konsequenzen – sonst verfällt der Körper stärker als notwendig.

Frauen sollten die Wechseljahresbeschwerden nicht als sinnvoll für ihre Gesundheit betrachten, sondern bedenken, dass bereits durch die Linderung der Entzugserscheinungen Lebensfreude und Lebensqualität gesteigert werden.

Die Entzugssymptome ernst nehmen

Von Frauen, die diese Symptome als naturgegeben hinzunehmen bereit sind, wird wenig bedacht, dass bereits die Linderung der Entzugssymptome einen günstigen Einfluss auf die berufliche und familiäre Leistungsbereitschaft, die Partnerbeziehung, die Lebensfreude und damit auf die aktuelle Lebensqualität hat. Denn die moderne Frau lässt sich heute nicht mehr – wie die Großmutter früherer Generationen – auf Kirche, Küche und das Beaufsichtigen der Enkel reduzieren. Warum sollte man das heute für viele

Frauen erreichbare höhere Lebensalter nicht mit weitgehender Beschwerdefreiheit und gesundheitlichem Wohlergehen und Lebensfreude ausfüllen?

Viele Frauen spüren zu Recht, dass ein gewisser Östrogenausgleich nützlich ist. Sie sind aber durch die zahlreichen Berichte über Risiken und Nebenwirkungen verständlicherweise verunsichert. Über beide werden in den einzelnen Kapiteln sichere Daten genannt, die sowohl den Nutzen als auch die weitgehende Vermeidung von Risiken belegen.

Es ist verständlich, dass die Nachrichten über Risiken der Hormonersatztherapie Frauen verunsichert haben. Hier werden Fakten genannt, die für den Nutzen dieser Therapie sprechen, aber auch, wie Risiken vermieden werden können.

Keine Krankheit – aber behandlungsbedürftig

Ein Fallbeispiel

Kürzlich stellte sich eine Patientin vor, die über starke Gelenkbeschwerden und Verdickungen an den Fingergelenken klagte, öfter würden auch Zehengelenke, die Hüfte, das Knie und gelegentlich die Schulter schmerzen. Internist und Orthopäde seien vollkommen ratlos, denn rheumatische oder andere ernsthafte Erkrankungen seien nicht nachweisbar gewesen, lediglich eine beginnende Arthrose sei attestiert und Schmerzmittel verordnet worden. Sie war erst 52 Jahre alt, aber schon mit 42 Jahren in die Wechseljahre gekommen. Wegen klimakterischer Beschwerden habe sie bis vor drei Jahren Östrogene eingenommen, das habe ihr geholfen. Dann aber seien die Hormone abgesetzt worden, »weil man ja so viel Nachteiliges darüber liest«. Nun wollte sie wissen, ob vielleicht Hormonstörungen die Ursache ihrer Gelenkschmerzen sein könnten.

Eine unserer ersten Fragen war, wann denn die Gelenkbeschwerden erstmals aufgetreten seien. Wir waren nicht überrascht zu hören, dass das etwa sieben Monate nach Beendigung der Östrogeneinnahme der Fall war.

Die Blutprobe bestätigte, dass trotz fehlender klimakterischer Beschwerden dennoch die Östrogenspiegel praktisch auf null abgefallen waren. Dies sei – so die Patientin – kürzlich schon einmal festgestellt, aber als normal bezeichnet worden, denn nach den Wechseljahren habe man ja keine Östrogene mehr. Weil dieser Mangel »normal« sei, wäre auch keine Östrogenbehandlung erforderlich – so habe man ihr gesagt.

Viele Frauen wissen nicht , dass ein Östrogenmangel auch ohne Wechseljahresbeschwerden vorliegen kann.

Die Folgen nicht unterschätzen

Ihr und offensichtlich auch anderen war das Lehrbuchwissen unbekannt, dass ein Östrogenmangel durchaus auch ohne klimakterische Beschwerden vorliegen kann. Die Folgen können dann genauso gravierend sein, mit vielen degenerativen Veränderungen, hierbei auch Gelenkentzündungen und nachfolgend einer Arthrose (klimakterische Arthritis). Solche Beispiele des Unverständnisses von Frauen gegenüber den Folgen eines Hormonmangels erleben wir leider tagtäglich in der Sprechstunde.

Besserung schon nach vier Wochen

Übrigens: Schon nach einer nur vierwöchigen Anwendung einer östrogenhaltigen Creme waren die Gelenkschmerzen weitgehend beseitigt, und die Patientin fühlte sich wieder sehr wohl.

Menopause – eine erklärungsbedürftige Besonderheit

Das Besondere an der Menopause, also dem abrupten Erlöschen der zyklischen Eierstockfunktion, ist, dass sie zwar im fortgeschrittenen Alter auftritt, im eigentlichen Sinn aber kein Alterungsprozess ist. Das muss erklärt werden.

Im Vergleich zu anderen Alterungsprozessen ist dieses Phänomen einzigartig, erst recht, wenn man bedenkt, dass dies etwa in der Mitte der menschlichen Lebensspanne erfolgt. Die Menopause lässt sich daher schwerlich als Zeichen des schnellen, vorzeitigen Alterns eines Organs verstehen. Denn Alterungsprozesse schreiten im Allgemeinen langsam und eher kontinuierlich fort.

Die Menopause als Selektionsvorteil

Aus evolutionsbiologischer Sicht bietet die Menopause einen Selektionsvorteil für die höher entwickelten Hominiden. Vor etwa 1,5 Millionen Jahren wurde durch die starke Gehirn- und damit auch Kopfvergrößerung des modernen Menschen der geburtsmechanische Ablauf für Mutter und Kind komplikationsreicher. Für beide wuchs das Risiko, hierbei nicht zu überleben.

Die Evolution hat offensichtlich zwei erfolgreiche Anpassungen ermöglicht: Zum einen wurde der Geburtszeitpunkt der Babys so weit vorverlegt, dass es geburtsmechanisch noch so eben klappt. Als Preis dafür waren sie in ihrer Gehirn- und Kopfentwicklung aber noch nicht ausgereift, als »Frühgeborene« benötigen sie noch eine beträchtliche Zeit der intensiven Betreuung. Die Versorgung des Kindes durch die Mutter erhält dadurch eine größere Bedeutung.

Zum anderen ist mit dem größer gewordenen Kopf des Kindes auch das Überleben der Mutter bei der Geburt, erst recht mit zunehmenden Lebensjahren und ihren Alterungsveränderungen, schwieriger. Man spricht selbst heute noch in der Geburtshilfe bei einer älteren Erstgebärenden von einer Risikogeburt. Das Erlöschen der Fortpflanzungsmöglichkeit ab den Vierzigern bedeutet damit die Ausschaltung eines besonderen Risikofaktors für eine Mutter. Sie hat dadurch eine viel größere Chance, ihre Mutter- und Großmutterfunktion für die bereits Geborenen auszuüben.

Geringere Säuglingssterblichkeit

Man hat berechnet, dass die frühe Menopause etwa zu einer Halbierung der Säuglingssterblichkeit führte, eine bedeutsame Verbesserung beim Überlebenskampf der Art. Ähnliches zeigten Untersuchungen anhand von Geburtsregistern über die Ausbreitung von Familienclans in relativ abgeschlossenen Bevölkerungsregionen wie in Friesland oder in skandinavischen Ländern innerhalb von ein bis zwei Jahrhunderten. Hier war es ein großer Vorteil, wenn die Mütter bei der Geburt überlebten oder eine Großmutter mütterlicherseits vorhanden war. Weniger hilfreich war die Anwesenheit einer Stiefmutter, solange diese noch eigene Kinder hatte.

Das Menopausenphänomen gibt es auch in der Tierwelt

Bei Blauwalen ist ein ähnliches Menopausenphänomen festgestellt worden. Die Weibchen spielen noch etwa 20 Jahre eine Rolle als Postmenopausenmutter und -großmut-

ter. Die Männchen dagegen sterben etwa 20 Jahre früher. Auch der männliche Homo sapiens hat eine um etwa sieben Jahre geringere Lebenserwartung als die Frau.

Diese evolutionsbiologische Betrachtungsweise über die Bedeutung der Menopause kann Frauen helfen, die in die Wechseljahre kommen und sich schlagartig mit Problemen des Alterns konfrontiert fühlen: Die Menopause ist aus evolutionsbiologischer Sicht kein Alterungsprozess, sondern ein Selektionsvorteil für den hochentwickelten Homo sapiens.

Es sind erst die Folgen des dadurch bedingten Hormonausfalls, die degenerative Veränderungen fördern, die wir mit »Postmenopause-Syndrom« bezeichnen. Sie können zu viel Leid, zur Beeinträchtigung der Lebensqualität und vor allem vorzeitig zu Alterskrankheiten führen – was aber einige Jahre dauert. Diese Zeit kann für vorbeugende Maßnahmen sinnvoll genutzt werden.

Was ein Östrogenmangel bewirkt

Ein Abfall der Östrogene in den Wechseljahren hat zwei wichtige Folgen: Zunächst treten klimakterische Beschwerden auf (akute Folgen), und dann entwickeln sich degenerative Veränderungen an Organsystemen (chronische Folgen).

Klimakterische Beschwerden sind lästige Entzugssymptome, die durch einen Östrogenmangel ausgelöst werden und als akute Alarmrufe des Körpers verstanden werden können. Ähnlich kann ein Alkohol- oder Medikamentenabhängiger nach plötzlichem Entzug der Droge unangenehme Symptome erleiden und damit den eingetretenen Abfall registrieren. Aber im Unterschied hierzu sind beim klimakterischen Östrogenabfall vorher nicht erhöhte, sondern normale Blutspiegel des Hormons vorhanden gewesen, d. h. solche, die von der Natur als erforderlich für ein gesundes Leben angesehen werden. Sinken diese unter gesunde Schwellenwerte ab, äußert sich ein solcher Entzug zunächst durch Turbulenzen im Vegetativum, also durch Hitzewallungen, Schweißausbrüche, Schlafstörungen und depressive sowie gereizte Stimmungsveränderungen. Sie können nicht nur bei Frauen, sondern auch bei Männern auftreten. Meist beeinträchtigen sie für Jahre die Lebensqualität und die Gesundheit der Betroffenen.

> *Wenn die Östrogene in den Wechseljahren unter normale Schwellenwerte sinken, treten als Erstes akute Entzugssymptome auf, später entwickeln sich dann degenerative Folgeerkrankungen.*

Keine Symptome – kein Hormonmangel?

Schließlich können auch unbehandelt die Entzugssymptome abklingen, da sich die Sensoren bzw. »Antennen«, die die Östrogenspiegel registrieren, zurückbilden bzw. unempfindlich werden und damit den Östrogenmangel nicht mehr anzeigen. Solch ein symptomarmer Zustand stellt aber eine trügerische Ruhe dar. Der Östrogenmangel besteht ja fort, er ist chronisch geworden, was fatale Auswirkungen auf den ganzen Organismus hat. Denn damit fehlt dem Körper ein wichtiger natürlicher Faktor zum Erhalt und zur Regeneration der Gewebe und ihrer Funktionen. Der altersbedingte Verfall kann sich verschlimmern, degenerative Beschwerden und Alterserkrankungen treten verstärkt auf. Hierzu zählen äußerlich das Erschlaffen der Haut und ein geringeres Haarwachstum, innerlich die Trockenheit der Schleimhäute, der Abbau am Knorpel, am Knochen und an den Bändern, das Schrumpfen von Organen, das Ansetzen von Fett, die Zunahme von Bluthochdruck, die Entwicklung einer Arteriosklerose mit Risikozunahme eines Herzinfarktes und Schlaganfalls, aber auch die Abnahme vieler emotionaler und geistiger Funktionen bis hin zur dramatischen Entwicklung einer Altersdemenz (Altersschwachsinn).

Das Problem betrifft alle Älteren – aber unterschiedlich

Alle älteren Menschen sind von solch degenerativen Veränderungen betroffen, aber nicht jeder mit gleichem Schweregrad und den gleichen Auswirkungen. Denn das Ausmaß solcher Entwicklungen hängt von vielen persönlichen Besonderheiten ab. Dazu gehört zunächst die individuelle körperliche Ausgangslage, die man mit Beginn der Wechseljahre erreicht hat. Hierzu hat auch die Art der bisherigen Lebensführung beigetragen, genauso wie sie für das spätere Leben einen wichtigen Einflussfaktor darstellt. Schließlich verlaufen die Alterungsprozesse in den verschiedenen

> *Ein chronischer Östrogenmangel hat schlimme Folgen für den gesamten Organismus. Die Haut altert, die Schleimhäute trocknen aus, Knorpel und Knochen werden abgebaut, der Blutdruck steigt u. v. m.*

Geweben zeitlich sehr unterschiedlich ab. Die Hautalterung macht sich beispielsweise eher bemerkbar als die Osteoporose, die einem erst mit dem Auftreten von Knochenbrüchen oder durch Schmerzen bewusst wird.

Frauen und Männer altern unterschiedlich. Das hat viel mit Veranlagung zu tun, aber auch mit der Lebensweise und der Lebenseinstellung, mit Selbstdisziplin und der körperlichen und beruflichen Belastung.

Individueller Verlauf der Alterungsfolgen

Warum viele Frauen so unterschiedliche Verläufe aufweisen können, hat mehrere Gründe:

▶ Optimale Ausreifung eines Erwachsenen: Wer als junger Erwachsener mit 25 Jahren seinen Körper in vielerlei Hinsicht optimal ausgebildet hat, kann davon im Alter noch viele Jahre zehren (»ein dickes Blech rostet langsamer durch als ein dünnes«). Vorbeugung (Alterungsprävention) beginnt also schon in den frühen Lebensjahren.

▶ Selbstdisziplin, gute und schlechte Gewohnheiten: Wer seinen Organismus chronisch über- oder unterfordert und mangelernährt, muss mit Funktionsstörungen, Überbelastung der Reparatur- und Abwehrkräfte sowie einer Störung im Neuaufbau rechnen. Hier ist Selbstdisziplin gefordert. Zur Alterungsprävention gehört also auch der pflegliche und aktive Umgang mit dem eigenen Körper.

▶ Individuelle Risiken/Genetik: Auch ein offensichtlich gesunder Mensch ist nicht frei von kleineren »Schreibfehlern« im genetischen Code (Polymorphismen), die einen Teil unserer biochemischen Individualität ausmachen. Derzeit arbeiten viele Wissenschaftler weltweit auf dem Gebiet der Genetik und versuchen, einen Großteil unserer körperlichen und psychischen Abweichungen vom Normalen und viele Erkrankungen inklusive der Alterungsprozesse auf solche genetische Dispositionen zurückzuführen. Bald werden preiswerte und umfangreiche Chipanalysen zur Verfügung stehen, die frühzeitig ein persönliches Risikoprofil unserer Gene erstellen können.

Frauengesundheit in den Wechseljahren – eine aktuelle Bestandsaufnahme

Dass die Folgen eines längeren Östrogenmangels dramatisch sein können, ist aus wissenschaftlichen Studien bekannt und gehört heute zum Lehrbuchwissen. Auch in einer neuen, repräsentativen Studie zur Frauengesundheit in Deutschland bei 18- bis 65-jährigen Frauen wurden solche Zahlen für die »Frau von heute« bestätigt (Schulz-Zehden 2004). Danach klagen etwa zwei Drittel der Frauen in den Wechseljahren über eine wesentliche Abnahme des körperlichen Wohlbefindens, wobei zunächst vegetative, psychische und urogenitale Symptome (Blasen-Scheiden-Bereich) im Vordergrund stehen.

Arztbesuche und mehr Medikamente

Die Häufigkeit von Arztbesuchen und Selbstmedikation sowie der verordnete Medikamentenkonsum steigen sehr drastisch an. Etwa 20 Prozent der Frauen benötigen Beruhigungs- oder Schlafmittel sowie Psychopharmaka. Im weiteren Verlauf kommen dann noch die vielen Medikamente zur Bekämpfung von diversen Altersbeschwerden hinzu, angefangen bei Blutdruckmitteln und Cholesterinsenkern.

Ernste Erkrankungen nehmen zu

Nach wenigen Jahren nehmen dann Krankheiten zu, die zu vorzeitigen Todesfolgen führen können: An erster Stelle stehen die Herz-Kreislauf-Erkrankungen inklusive Herzinfarkt und Schlaganfall, etwa jede zweite Frau (auch jeder zweite Mann) stirbt durch solche Erkrankungen. Ähnlich verhält es

Zwei Drittel aller Frauen in den Wechseljahren suchen den Arzt wegen der auftretenden Beschwerden auf, nicht wegen des Hormonmangels oder dessen Substitution.

sich mit der Frakturrate, wobei zunächst Unterarme und dann Oberschenkelhals sowie Wirbelkörper am meisten betroffen sind. Die zweithäufigste Sterbeursache im Alter sind mit etwa 25 Prozent die Krebserkrankungen, die auch mit den Alterungsprozessen zusammenhängen. Dann erst kommen alle anderen Erkrankungs- und Sterbeursachen des Alters wie Fettleibigkeit (Adipositas), Diabetes mellitus (Zuckerkrankheit), Gelenk- und Knochenerkrankungen sowie Autoimmunerkrankungen.

Das Problem der Überalterung wird in den nächsten Jahrzehnten noch wesentlich gravierender sein, als das heute schon der Fall ist. Die Perspektiven sind nicht ermutigend.

Perspektive: Senil und pflegebedürftig?

Als bedrückend wird schließlich die Zunahme der Altersdemenz empfunden. Im Alter von 80 Jahren werden etwa 20 Prozent davon betroffen sein, mit 90 Jahren aber schon 35 bis 40 Prozent. Erschreckend.

Pflegeheimbetreuung und Operationshäufigkeit wegen Alterskrankheiten nehmen drastisch zu. In Deutschland sind zurzeit mehr als zwei Millionen Menschen auf ständige Pflege angewiesen. Im Jahr 2020 werden es 2,9 Millionen sein, 2050, wenn die heute 35-Jährigen altersschwach sind, etwa 4,7 Millionen. Das sind sehr bedenkenswerte Zahlen. (Quelle Statistisches Bundesamt; 2004)

»Natürliche« Wechseljahre sind behandlungsbedürftig

Hält man sich solche Zahlen über Beschwerden und Erkrankungen in den Jahren nach Beginn der Wechseljahre vor Augen, dann nutzt es den Betroffenen wenig, wenn ihnen von mancher Seite eingeredet wird, »dies sei alles natürlich und daher normal«. Dies ist aber nur die halbe Wahrheit. Soll das etwa bedeuten, solche Altersfolgen seien »nicht behandlungsbedürftig« und ihrer Entwicklung dürfe nicht vorbeugend gegengesteuert werden oder aus angeblich Gesunden würden nun Kranke? Falls man nicht früh stirbt, werden die Altersbeschwerden und Krankheiten ja schließlich doch behandelt. Allerdings oft zu spät, sodass sie nur noch durch Medikamente, Medizintechnik oder Operationen abgemildert werden können oder dass gar wegen Chancenlosigkeit die Behandlungsversuche eingestellt werden und somit der Pflegefall eintritt. Die andere Wahrheit ist also, dass diese »natürlichen« Folgen eben nicht gut bzw. nicht gesund für den Menschen sind und ihnen deshalb vorgebeugt werden sollte.

Heutige Chancen wahrnehmen

Eine moderne Frau sollte sich durch überholte Betrachtungsweisen nicht irritieren lassen; es hat ein Wandel der Auffassungen stattgefunden: Alterskrankheiten müssen nicht mehr schicksalhaft hingenommen werden (normales Altern), sondern sie sind durch frühzeitige Risikoerkennung und Prävention (vorbeugende Maßnahmen) günstig zu beeinflussen. Dazu sollten Mittel angeboten und Maßnahmen genutzt werden, die heute schon möglich sind, man muss nicht auf das »Übermorgen« warten, denn man lebt heute. Auch die Gesundheitspolitik hat sich den neuen Erkenntnissen angepasst und als ersten Förderungsschritt ein Präventionsgesetz vorbereitet.

> *Der altersbedingte Verfall durch Hormonmangel muss nicht mehr als unvermeidlich hingenommen werden. Durch Früherkennung und Prävention lässt er sich gut beeinflussen.*

Alterungsfolgen rechtzeitig vorbeugen

Aus ärztlicher und endokrinologischer Sicht kann es nur einen Rat geben: Man sollte vorbeugen und frühzeitig etwas gegen die Folgen der Alterung tun, auch wenn nicht alle Probleme schon heute beseitigt werden können! Eine Reihe von Maßnahmen, vorwiegend aus dem Bereich der Lebensführung, sind bekannt und hilfreich wie seit Jahrhunderten, aber die Medizin hat im 21. Jahrhundert schon mehr zu bieten. So wird der altersbedingte Hormonabfall wichtiger Drüsensysteme als wesentliche Mitursache solcher Altersfolgen zu beachten sein, auch der Östrogenmangel gehört dazu. Die Latenzzeit zur Prävention sollte genutzt werden!

> *Auch für die Wechseljahre gilt: Wer gesund lebt, sich vernünftig ernährt, viel Sport treibt und auf sein Gewicht achtet, tut schon sehr viel, um altersbedingten Beschwerden vorzubeugen. Das reicht aber nicht aus.*

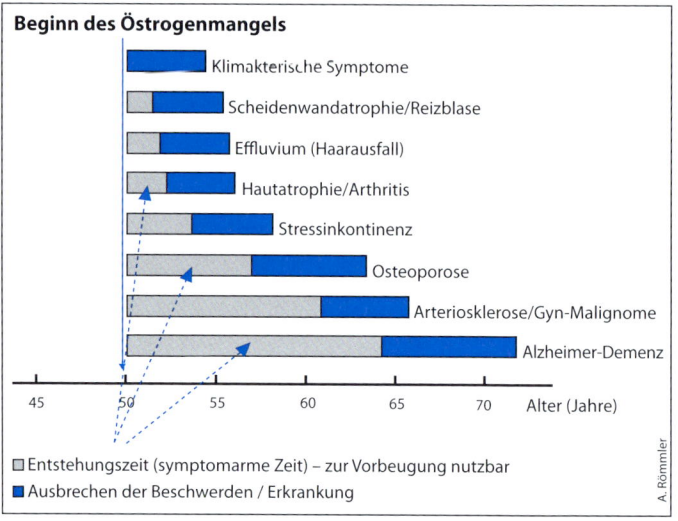

Abb. 1: Latenzzeit nutzen
Die Zeitspanne bis zum Auftreten erster Folgen eines Östrogenmangels ist je nach Organ unterschiedlich (Daten nach Utian HW, 1983 und Leidenberger F, 1991).

Der richtige Zeitpunkt für die Behandlung

Die Zeitspanne zwischen Beginn des Östrogenmangels und erstem Auftreten der Folgen nennt man Latenzzeit (symptomarme Zeit; Abb. 1). Sie ist bei den klimakterischen Entzugssymptomen mit meist wenigen Tagen ganz kurz. Bei den organischen Veränderungen wie Gewebeschrumpfung der Haut, der Blasen- und Scheidenwände, Arthrose, Osteoporose, Arteriosklerose und Altersdemenz schreitet der Verschleiß anfänglich beschwerdefrei oder beschwerdearm fort, bis dann zunehmend die Folgen bemerkbar oder sichtbar werden.

Wer klug ist, nutzt diese Zeit für vorbeugende Gegenmaßnahmen und wartet nicht ab, bis Schmerzen oder andere akute Ereignisse auftreten, die den sich entwickelnden chronischen Defekt erst offenbaren. Ein Östrogenmangel ist auch ohne akute Beschwerden behandlungsbedürftig! Die Uhr tickt unweigerlich, d. h., die degenerativen Veränderungen schreiten fort. Da nutzt es nichts, nach billigem Rat »den Kopf in den Sand zu stecken«, dies ist wirklich keine Lösung des Alterungsproblems. Es sei denn, man stirbt vor dem Auftreten dieser Beschwerden, wie die meisten unserer Vorfahren, von denen nur wenige ein höheres Lebensalter erreichten und deshalb auch nicht an den Folgen litten.

Es ist vernünftig, gleich zu Beginn der ersten Wechseljahressymptome den Hormonmangel behandeln zu lassen und nicht zu warten, bis die daraus resultierenden Probleme therapiert werden müssen.

Endlich »über den Wechsel hinweg« – eine trügerische Ruhe

Klimakterische Beschwerden klingen irgendwann ab, man ist zu guter Letzt »über den Wechsel hinweg«. Mit etwas Glück kann dies bereits wenige Monate nach Beginn des

Östrogenentzugs erfolgt sein, mit Pech kann darüber ein Jahrzehnt verstreichen. Das ist vorher nicht abzuschätzen.

Was bedeutet es denn eigentlich, wenn keine klimakterischen Entzugserscheinungen mehr vorhanden sind? Bildet der Körper plötzlich wieder ausreichende Östrogenmengen? Nein, das Östrogendefizit besteht fort. Der Körper hat sich diesem Mangel angepasst, indem er diesen in den vegetativen Zentren des Gehirns nicht mehr registriert, er hat beispielsweise seine »Antennen« (Sensoren, Rezeptoren) mittlerweile eingefahren. Die Zelle kann dadurch einen Östrogenmangel nicht mehr messen und löst somit auch keinen Alarm mehr aus, sie ist desensibilisiert.

Wenn die lästigen Entzugserscheinungen der Wechseljahre verschwunden sind, heißt das lediglich, dass der Körper sich dem Mangel angepasst hat und keinen Alarm mehr meldet – das Östrogendefizit besteht jedoch weiterhin.

Wenn Östrogenspiegel nur langsam abfallen

Eine solche Desensibilisierung kann auch unmerklich erfolgen, wenn beispielsweise Östrogenspiegel nur sehr langsam abfallen und sich die vegetativen Zentren schleichend an den Hormonabfall anpassen können. Solche Mechanismen können erklären, dass manche Frauen bei niedrigen Östrogenspiegeln dennoch keine klimakterischen Beschwerden verspüren. Es ist daher unklug, sich nur nach solchen Symptomen zu richten, wie manche es auch heute noch tun. Die objektive Hormonanalyse zeigt dagegen, ob sehr niedrige, niedrig-normale, hoch-normale oder gar sehr hohe Östrogenspiegel vorhanden sind – eine Frau kann das selbst nicht erfühlen.

Eine solche Desensibilisierung gaukelt aber eine trügerische und fatale Ruhe vor. Nach dem Abklingen klimakterischer Alarmsignale ist das Grundproblem des Östrogenmangels nicht beseitigt. Die Entwicklung degenerativer Altersveränderungen und Erkrankungen schreitet zunächst unmerklich und dann merklich fort. Ohne klimakterische Beschwerden ist man wenig motiviert, die Latenzzeit bis zum Auftreten von ernsteren Folgeerkrankungen vorbeugend zu nutzen.

Viele postmenopausale Frauen begeben sich erst dann in ärztliche Betreuung, wenn organbezogene und meist schmerzhafte Symptome in Erscheinung treten. Damit wurden kostbare Jahre zur Prävention der Beschwerden vertan.

Auch für den Mann sind Wechseljahre ein Thema!

Noch immer sind sich viele Männer (und Ärzte) nicht im Klaren, dass Wechseljahre auch für sie ein Thema sind. Diese weit verbreitete Unkenntnis erstaunt nicht, denn die Beschwerden – anfangs leicht, dann oft stärker werdend – treffen Männer häufig im Alter ab 50/55 Jahren, auf dem Gipfel ihres beruflichen und gesellschaftlichen Erfolges. Erste »Befindlichkeitsstörungen« werden gerne verdrängt und durch berufliche oder private Überbelastungen erklärt.

Dass auch Männer unter Wechseljahresbeschwerden leiden, wollen die Männer, aber auch viele Ärzte nicht wahrhaben. Eindeutige Beschwerden, über die 50-jährige oft klagen, werden gerne mit beruflicher oder familiärer Überlastung begründet.

Der Hormonhaushalt ist gestört

Die Frauen der Betroffenen wissen es meist besser. »Mein Mann hat eigentlich die gleichen Probleme, wie ich sie in den Wechseljahren hatte«, hören wir oft in unserer Hormonsprechstunde, »er leidet unter Nachtschweiß, ist oft lustlos und gereizt.« Depressive Stimmungsschwankungen,

Schlafstörungen und Müdigkeit werden beklagt, und auch der Wunsch nach Sex (Libido = Begierde, Lust, Verlangen) lässt nach. Dass die Haut trockener geworden ist, die körperliche und mentale Vitalität abgenommen haben und selbst normale Belastungen als Überbelastungen empfunden werden, kommt meist noch hinzu.

Das Klimakterium virile: akuter Östrogenentzug

Nächtliche Schwitzattacken, Niedergeschlagenheit, Antriebslosigkeit, Schlafprobleme und ein labiler Blutdruck – das sind Beschwerden, die Männer in den Fünfzigern oft haben. Solche Symptome weisen auf einen akuten Östrogenmangel hin.

Wenn keine speziellen Erkrankungen vorliegen, kann die Ursache solcher Beschwerden meist im Hormonhaushalt gefunden werden. Bei der Betreuung des alternden Mannes stehen heute noch die Aspekte »Prostata, Erektionsfähigkeit und Testosteron« im Vordergrund. Hat der Mann nicht mehr verdient, als auf diese – zwar durchaus wichtigen – Problemfelder reduziert zu werden? Schon dem medizinischen Laien fällt die Parallelität der Symptome auf, die eine Frau in den Wechseljahren und ein Mann in seinen Fünfzigern schildern können: Hitzewallungen, nächtliche Schweißausbrüche, depressive Verstimmungen, Schlaf- und Antriebsprobleme, labiler Bluthochdruck – das alles sind typische klimakterische Beschwerden, wie sie unter akutem Östrogenabfall unterhalb bestimmter Schwellenwerte auftreten. Klimakterische Symptome sind Hinweise auf einen akuten Östrogenmangel, bei Mann und Frau gleichermaßen.

Auch Männer brauchen Östrogene

Auch bei Männern können die östrogenbedingten klimakterischen Symptome nach einiger Zeit wieder abklingen. Das ist zwar bezüglich des akuten Beschwerdebilds angenehm, nicht aber mittel- und langfristig für die mentale und körperliche Gesundheit. Denn der Östrogenmangel besteht fort und führt wie bei den Frauen auch zu degenerativen Folgeerkrankungen.

Östrogenbedingte Erkrankungen und Abhilfen

Besonders kardiovaskuläre Erkrankungen, aber auch ein labiler Bluthochdruck sowie eine eingeschränkte Erektionsfähigkeit und eine Osteoporose können östrogenbedingt sein. Bei Östrogenmangel bekommen Männer dennoch nur in speziellen Ausnahmefällen Östrogene verordnet. Denn die Ursache des Mangels liegt in abgefallenen Vorstufen des Östrogens, nämlich den Androgenen, d. h. den »männlichen« Hormonen. Gleicht man diese aus, werden »nebenbei« auch die Östrogenspiegel wieder normalisiert, das hormonelle Gleichgewicht beim Mann stimmt dann wieder. Hinweise, welche Art von Hormontherapie für Männer mit klimakterischen Beschwerden sinnvoll sein kann, werden ab Seite 121 ausführlich dargestellt.

Bei Männern können Herzerkrankungen, eingeschränkte Erektionsfähigkeit oder Osteoporose östrogenbedingt sein und durch eine sinnvolle Hormontherapie gelindert werden.

Anti-Aging-Medizin –

eine Herausforderung

Im Alter treten vorwiegend Krankheiten auf, die nicht von außen einwirken wie Unfälle oder Infektionen. Sie entstehen eher chronisch innerhalb des Körpers und hängen mit den Alterungsprozessen zusammen, also wie eine Arteriosklerose mit Herzinfarkt, eine Osteoporose mit Knochenbruch oder Schlafprobleme mit Nervosität. Hier können Symptombehandlungen nur kurzfristig lindern, man muss an die Ursachen heran. Neben vorbeugenden Maßnahmen (Prävention) sollte schon früh dem Fortschreiten der Alterskrankheit begegnet werden. Diese Spezialisierung nennt man Anti-Aging Medizin, sie stößt auf großes Interesse und ist mit vielen Hoffnungen für eine bessere Altersgesundheit verbunden. Deshalb ist Vorbeugen besser als Behandeln.

Altern, Lebensspanne und Alterserkrankungen

In der frühen Phase der Menschheitsgeschichte hat sich zur Optimierung der Fortpflanzung, Aufzucht und Erhaltung der Art eine auf vielleicht 20 bis 30 Jahre beschränkte mittlere Lebenserwartung als ausreichend herausgestellt. Bis dahin altert der Mensch kaum merklich.

Die Vorteile der Großelternrolle

Weitere Lebensjahrzehnte haben für die Fortpflanzung nur noch eine geringe Bedeutung. Ganz überflüssig ist der ältere Mensch aber auch nicht. Seine Existenz bietet noch einen Zusatzvorteil bei der Erziehung der Enkel und bei der Unterstützung derer Eltern – am meisten wohl durch die Funktion als Wissensträger, erfahrener Helfer bzw. als Großmutter und Großvater.

Damit stellt ein höheres Alter noch einen leichten zusätzlichen »Selektionsdruck« bzw. »Selektionsvorteil« für die Ausbreitung der Art dar (siehe dazu auch Seite 24). Da dieser Vorteil aber gering ist, können sich bessere Altersgene (die z. B. Reparatur- und Regenerationsmechanismen noch später abschalten) solcher Menschen nur sehr langsam durchsetzen. Denn die Masse der Gene wird bekanntermaßen in jungen Jahren mit ihren intensiven Fortpflanzungsaktivitäten selektiert und verbreitet, unabhängig davon, ob Menschen mit besseren oder schlechteren Altersgenen ausgestattet sind.

Vieles trägt dazu bei, dass die Menschen immer älter werden, z. B. die kulturelle Fortentwicklung, gesündere Ernährung und Lebensweise, eine bessere medizinische Hygiene und Versorgung (Antibiotika, Impfungen, Pharmaka, Medizintechnik).

Die Lebensspanne ist veränderlich

Wie hätten sich in der Steinzeit denn »Langlebigkeitsgene« des Menschen mit seiner damals meist kurzen Lebensspanne durchsetzen sollen? Selbst um 1900 starben noch etwa 80 Prozent der Menschen in unseren Ländern sehr früh an Infektionskrankheiten. Beispielsweise als Kind an Diphtherie, Scharlach, Darminfektionen und Kinderlähmung, als junger Erwachsener an Geschlechtskrankheiten, Tuberkulose und als Älterer an Bronchitis, Lungenentzündung und Nierenbeckenentzündung. Dann kamen Seuchen und Unfälle sowie Kriegseinwirkungen und Nahrungsknappheiten hinzu. Die mittlere Lebenserwartung um 1900 betrug nur etwa 45 Jahre, wie die statistischen Ämter berichten.

Infektionskrankheiten waren noch zu Beginn des letzten Jahrhunderts die Hauptursache für eine hohe Sterberate. »Langlebigkeitsgene« konnten sich unter den damaligen Lebensumständen kaum durchsetzen.

Bessere Lebensbedingungen durch bessere Medizin

Erst mit den Errungenschaften der naturwissenschaftlich orientierten Medizin sowie den besseren Lebensbedingungen in den weiterentwickelten Ländern wendete sich das Blatt. Die durchschnittliche Lebenserwartung stieg bis heute auf etwa 75 und 82 Jahre für Männer bzw. Frauen drastisch an, ein Ende der Entwicklung ist nicht absehbar. Das wurde durch Fortschritte in der Versorgungslage, der Hygiene und durch die neuen medizinischen Errungenschaften wie Antibiotika, Anästhesie und Operationen, die aufstrebende Pharmakologie und schließlich die moderne Medizintechnik ermöglicht. Damit konnten viele der von außen auf die Menschen wirkenden Krankheits- und Sterbeursachen besser bekämpft werden; die meisten Menschen sterben durch solche Ereignisse nicht mehr vorzeitig, sie können älter werden.

Welches Alter ist also »normal« oder »natürlich« für den Menschen? Das aus der Steinzeit, von 1900 oder von 2006 der Entwicklungsländer oder Industrienationen? Ein normales Durchschnittsalter sowie ein Höchstalter sind nicht erkennbar, sie werden durch Eingriffe des Menschen weiterhin ständig nach oben verschoben.

Moderne Altersmedizin ist gefragt

Im Alter treten andere Erkrankungs- und Sterbeursachen in den Vordergrund, die sich im Körper entwickeln oder von ihm selbst produziert werden, also »von innen« entstehen. Sie hängen sehr eng mit den Alterungsprozessen zusammen, modifiziert durch unsere Lebensführung und individuelle Genetik. Dazu gehören Herz-Kreislauf-Erkrankungen inklusive Herzinfarkt und Schlaganfall, Alterskrebs und Diabetes mellitus sowie die Folgen degenerativer Veränderungen wie Osteoporose und Altersdemenz. Nun ist die moderne Altersmedizin gefordert, die Anti-Aging Medizin, die nicht erst die bereits eingetretene Alterskrankheit behandelt, sondern die durch Prävention und frühzeitiges Gegensteuern die Folgen der Alterung abmildern und hinausschieben soll. Zusätzliche lebenswerte Jahre werden die Folge sein.

In den Industrienationen steigt das Durchschnittsalter durch Eingriffe des Menschen kontinuierlich an. Damit diese »Altersjahre« angenehm und in größtmöglicher Gesundheit erlebt werden können, ist eine moderne Altersmedizin von großer Bedeutung.

Anaboler Hormonmangel – Welken und Altern

Die Gesetze der Selektion sind wirklich äußerst rationell und effizient: Nach Erreichen der Fortpflanzungsphase wird nicht mehr viel in die Erneuerung und Reparatur des Körpers der Eltern investiert. Auch nicht in die hierfür nötige

Hormonproduktion. Sie lässt zwar langsam, dafür aber stetig nach. Schon mit 50 Jahren – für viele war das in früheren Jahrzehnten bereits der Beginn des Lebensabends, für die meisten ist das heute erst der Beginn der Lebensmitte – sind wichtige Hormonsysteme auf eine Restfunktion von nur noch 30 bis 50 Prozent, mit 70 bis 80 Jahren auf vielleicht nur noch 10 Prozent heruntergefahren (siehe Abb. 2).

Wenn der Körper für die Fortpflanzung nicht mehr benötigt wird, lässt die Hormonproduktion ständig nach. Eine Ausnahme sind lediglich die akuten »Überlebenshormone« oder »Kampfhormone« Kortison und Adrenalin.

Lebenswichtige Ausnahmen

Ausnahmen können nur bei solchen Hormonen beobachtet werden, mit denen kurzfristig ein Selektionsvorteil zum Überleben verbunden ist. Das gilt beispielsweise beim Kortison und Adrenalin als hilfreiche und bekannte Stress-, Flucht- und Kampfhormone, die dafür sorgen, dass in Stresssituationen richtig und schnell reagiert werden kann. Anabole Hormone jedoch, die das Gewebe reparieren und wieder neu aufbauen, also Testosteron, DHEA (Dehydroepiandrosteron), Östrogen und Wachstumshormon, gehören nicht zu diesen Ausnahmen.

Die Risiken steigen

Dadurch wird der ältere Mensch auch aus hormonellen Gründen »dünnhäutiger«, seine Stützgewebe und Organsysteme welken und schrumpfen, die körperlichen und geistigen Fähigkeiten lassen nach. Mit anderen Worten: Er »altert« auch aus diesen Gründen, und als Folge davon steigen die Risiken altersbezogener (degenerativer) Erkrankungen und die Sterbewahrscheinlichkeit selbstverständlich ganz drastisch an.

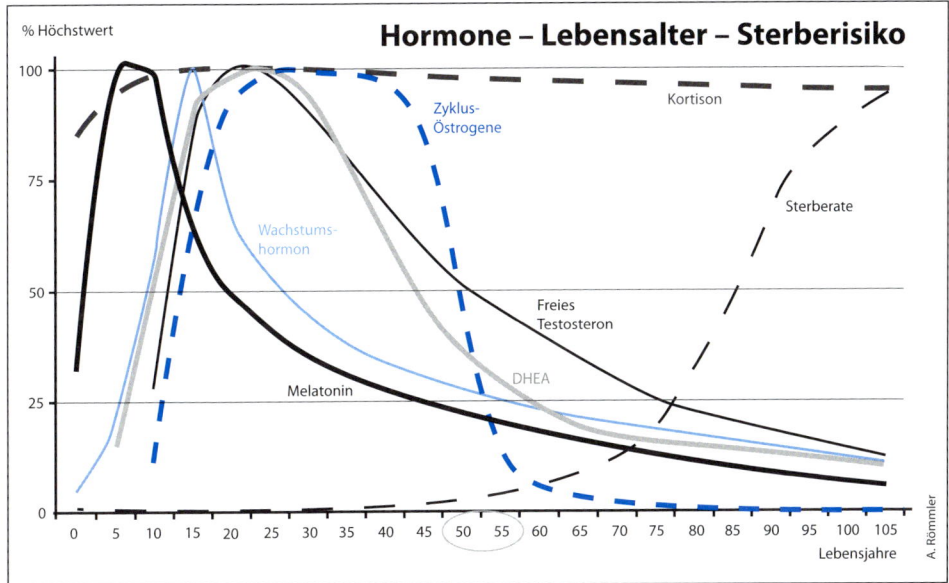

Abb. 2: Wichtige Hormonspiegel im Blut steigen in der Aufbauphase des Organismus an, fallen dann nach einer Plateaubildung ab, was von Alterungsprozessen und einer steigenden Sterberate begleitet wird.

Ist Altern normal?

Manche sagen, Altern und seine degenerativen Folgen und Erkrankungen seien normal, und meinen damit, etwas Normales dürfe nicht behandelt werden. Andere sagen, das sei lediglich alterstypisch und nur in dem Sinn normal, als es üblich sei. Altern und seine Folgen sind aber nicht erstrebenswert oder gar gesund. Zum einen führt Altern durch Erkrankungen häufiger zum vorzeitigen Tod. Zum anderen trägt es zur fortlaufenden Altersschwäche bei, die den Menschen im Greisenalter nur noch mit Minimalfunktionen

Altern ist etwas Natürliches, seine Folgen sind aber nicht gut bzw. gesund. Deshalb bemüht sich der Mensch mit den zur Verfügung stehenden Mitteln stets um Abhilfe.

»vegetieren« und schließlich wegen Abwehrschwäche an einer banalen Erkrankung sterben oder durch Altersschwäche in den Tod »schlafen« lässt. Etwas Natürliches ist also für den Menschen nicht immer gut bzw. gesund. Daher möchten viele Menschen geeignete Schritte zur Prävention und Verzögerung solcher Prozesse einleiten, um zusätzliche lebenswerte Jahre zu gewinnen. Das nennt man dann Präventions- oder Anti-Aging Medizin.

Hormondefizite treten auch in jüngeren Jahren auf. Durch gezielte Hormongaben erreichen die Betroffenen wieder das ihrem Alter entsprechende Hormonniveau – diese Form der Behandlung hat sich bewährt und ist anerkannt.

Fehlende Hormone kann man ersetzen

Wenn Hormone dramatisch abfallen, hat das erhebliche nachteilige Auswirkungen auf unseren gesamten Organismus. Man kennt solche Folgen bereits von angeborenen oder erworbenen Hormonausfällen aus jüngeren Lebensabschnitten. Ein hormondefizitärer Mensch altert vorzeitig in vielerlei Hinsicht, wird krankheitsanfällig und stirbt meist eher. Daher werden solche Patienten seit Beginn der Hormonära auch hormonell behandelt, indem ihre Defizite durch Hormongaben wieder an das Niveau junger Gesunder angeglichen werden. Das ist klassische Medizin, sie hat sich bis heute bewährt.

Hormonsubstitution im Alter – kein Versündigen an der Natur

Eine angemessene Hormonsubstitution kann im Alter aber auch die Lebensuhr des gesamten Körpers beeinflussen: Natürliche Hormone helfen, die Folgen der Alterungsprozesse günstiger zu beeinflussen. Ist das »gegen die Natur« ein »Versündigen an der Natur«, wie manche Kritiker meinen? Ja, aber mit Absicht und mit Recht. Denn der »natürliche« Hormonabfall im Alter ist nicht vorteilhaft und nicht gesund für den Menschen.

Viele ältere Menschen mit hohem Leidensdruck nehmen schließlich doch Medikamente oder unterziehen sich Operationen, um die lästigen Alterungsfolgen zu lindern oder zu beseitigen. Ist das dann auch Sünde an der Natur, wenn man solche medizintechnischen Maßnahmen nutzt? Die Ursachen der degenerativen Beschwerden werden durch Pharmaka kaum beeinflusst und Nebenwirkungen notgedrungen in Kauf genommen. Man ist letztlich froh, dass der Fortschritt der pharmazeutischen Medizin heute wenigstens solche Hilfen anbietet.

Fehlende Mengen ausgleichen

Wer aber verstanden hat, wie Hormone den ganzen Körper steuern, wird begreifen, wie durch einen Ausgleich fehlender Mengen ein Beitrag zur Ursachenbehandlung geleistet werden kann. Das sollte man bereits tun, bevor die Folgen fühlbar geworden sind und bevor Medikamente benötigt werden. Altersmedizin – gleich welcher Art – ist Vorbeugung und Linderung von Leid und Schmerz. So hat die Menschheit als intelligente Spezies von Anfang an die für sie nachteiligen Aspekte der Natur versucht abzuändern – mit großem Erfolg. Nackt und ungeschützt geboren, hat sie für Behausung, Kleidung und Gruppenbildung gesorgt. Dem ständigen Nahrungsmangel wurde durch Ackerbau und

> *Durch eine richtige Hormonbehandlung können körperliche Beschwerden, wie sie durch Hormondefizite im Alter entstehen, gelindert oder gar vermieden werden. Die Einnahme von Medikamenten, deren Nebenwirkungen häufig billigend in Kauf genommen werden, ist dann seltener erforderlich.*

Viehzucht begegnet. Infektionen und Seuchen, ausgelöst durch natürliche Mikroben, wurden durch Hygiene und Antibiose (Wachstumshemmung durch bestimmte Faktoren) bekämpft. Weitere Aspekte der modernen Medizin lassen Menschen heute noch viel länger und gesünder leben, bis die »natürlichen« Alterskrankheiten auftreten. Diese zu bekämpfen ist ein nächster logischer Schritt, auch wenn sie »natürlicherweise« auftreten.

Spezialisten der Hormonforschung können bereits heute ihren Beitrag leisten, um fehlende Hormone und die dadurch entstehenden Defizite auszugleichen. Um die Lebensqualität im Alter zu erhalten, sind außerdem Sport, geistige Aktivitäten, gesunde Ernährung u. v. m. sinnvoll.

Wo steht die Hormonsubstitution heute?

Will man fehlende Hormone ausgleichen, dann muss man lernen, wie und welche Hormone in welchen Dosierungen und Anwendungsformen sowie in welchen Fällen anzuwenden sind. Genau an diesem Punkt steht die Hormonforschung heute. Spezialisten können und müssen schon vieles anbieten. Denn der leidende Mensch lebt und benötigt jetzt eine mögliche Hilfe, nicht erst in 20 oder mehr Jahren. Unter hormoneller Aktivierung, die lediglich ein Beitrag von vielen Maßnahmen gegen das Altern und seine Krankheitsfolgen ist, braucht der Organismus auch wieder zusätzliche Bausteine wie Vitamine und Mineralstoffe sowie körperliche und geistige Regsamkeit als Stimulans – so schließt sich der Kreis der Ganzheitsmedizin.

Wie Hormone

unseren Körper steuern

Neben dem Nervensystem mit seiner elektrischen Reizleitung gibt es ein übergeordnetes Steuerungssystem aus chemischen Botenstoffen, den Hormonen. Genial sorgen sie für eine exakt aufeinander abgestimmte Koordination unzähliger Vorgänge im Körper. Ohne Hormone gäbe es kein geregeltes Miteinander von Zellen, Geweben, Organen und geistigen Funktionen, auch keine Anpassung an die wechselnden Bedingungen unserer Umgebung. In diesem Kapitel wird gezeigt, wie und was Hormone alles bewirken können. ▶ ▶ ▶

Ein kompliziertes Kommunikationssystem

Unsere gut funktionierende Existenz verdanken wir speziellen chemischen Botenstoffen, die man Hormone nennt. Ohne sie funktioniert nichts. Anspruchsvolle Vielzeller konnten sich erst entwickeln, als ein übergeordnetes Steuerungssystem zur Verfügung stand. Denn ohne eine aufeinander abgestimmte Koordination mit Rückmeldesystem gäbe es kein geregeltes Miteinander von Zellen, Geweben, Organen und geistigen Funktionen und auch keine Anpassung an wechselnde Einflüsse der Umgebung. Es bedurfte im letzten Jahrhundert der Findigkeit von zwei Forschergenerationen, um die wichtigsten Zusammenhänge zu erkennen. Und es ist die Kreativität der heute arbeitenden dritten Generation erforderlich, daraus erfolgreiche Behandlungsstrategien zu entwickeln, für die Schlagworte wie »Hormontherapie« und »Anti-Aging Medizin« stehen.

Hormone bilden das Informationssystem unseres Körpers. Sie sagen den Zellen und Organen, welche Kapazitäten zur Verfügung gestellt werden müssen, sie halten uns frisch und munter. Wichtige Zusammenhänge wurden im letzten Jahrhundert erkannt; wirksame Behandlungsstrategien gegen die Folgen des Alterns erarbeiten die Ärzte von heute.

Drei hormonelle Systeme

Wir kennen heute drei hormonelle Systeme, die sich entsprechend der evolutionären Anforderungen vom Einzeller über den Mehrzeller bis zum komplexen Organismus entwickelten:

▶ Intrakrine Hormone: Zum einen stehen Botenstoffe innerhalb einer Zelle zur Verfügung, die auf Organellen (membranumschlossene funktionelle Einheiten der Zelle) und Funktionen der produzierenden Körperzelle selbst wirken, wie bereits bei einem einzelligen Lebewesen.

▶ Parakrine Hormone: Als zweites und übergelagertes System gibt es Signalstoffe, die über die Gewebsflüssigkeit, also ohne die Einschaltung der Blutgefäße, zu Zellen der Umgebung gelangen, um Zellverbände in Geweben oder Organen zu steuern, was schon bei den ersten mehrzelligen Lebewesen erforderlich wurde.

▶ Endokrine Hormone: Als drittes System stehen für komplexere Organismen zur Regulation der entfernten Zellen und Organe des Körpers Botenstoffe aus speziellen Drüsen zur Verfügung. Diese Signalstoffe werden über die Blutbahn schnell zu ihren Zielzellen transportiert.

Obwohl alle drei genannten Botensysteme gleichermaßen bedeutsam sind, meint man vorzugsweise die Hormone aus den endokrinen Drüsen, wenn von Endokrinologie bzw. der Hormondiagnostik und Hormonbehandlung gesprochen wird. Wichtige endokrine Drüsen sind z. B. die Schilddrüse und Nebenschilddrüsen, die Hypophyse (Hirnanhangsdrüse), die männlichen und weiblichen Keimdrüsen, die Nebennieren und die Langerhansschen Inseln der Bauchspeicheldrüse mit ihrer Insulinproduktion.

Zwei unterschiedliche Bausteine bilden zwei Klassen von Hormonen. Hormone stammen entweder von Eiweißen (Proteine, Peptide, Aminosäuren) oder von Fetten (Lipide, Cholesterin, Steroide) ab. So sind die wichtigsten Hormone der Nebennieren und Keimdrüse »Steroidhormone«, d. h. Kortisol, Progesteron, DHEA, Testosteron und Östrogen werden aus Cholesterin gebildet.

Bei den Hormonen handelt es sich um chemische Signalstoffe des Körpers, die in Zellen oder in speziellen Drüsen bestimmter Körperregionen gebildet werden. Über Gewebsflüssigkeit oder über die Blutbahnen erreichen die Hormone ihre Zielorte, wo sie ihre Wirkung entfalten.

Raffiniertes Transportsystem – nur »freie« Hormone wirken

Die meisten endokrinen Hormone im Blut können nicht einfach wie ein Stück Holz im Wasser transportiert werden. Sie sind nicht immer wasserlöslich oder werden sonst zu schnell abgebaut bzw. ausgeschieden. Daher entwickelte die Evolution ein raffiniertes Transportsystem. Eiweißhormone werden beispielsweise an Zucker- oder Schwefelmoleküle gekoppelt, Steroidhormone an spezielle Transporteiweiße. Letztere sind damit während des Transports wie in einer Kiste geschützt eingeschlossen, können dadurch aber nicht wirken. Nur der im Blut vorhandene ungebundene, also freie Anteil des Hormons, der meist unter 1 bis 2 Prozent der gesamten Menge ausmacht, steht für eine biologische Wirkung direkt zur Verfügung. Die Bestimmung oder Berechnung der freien Hormone ist für die Hormondiagnostik also ein wichtiger Analyseschritt, der bei der Interpretation von Hormonwerten berücksichtigt werden muss.

> *Für die biologische Wirkung der Hormone steht nur der im Blut vorhandene freie Anteil des Hormons direkt zur Verfügung. Die Berechnung dieser Menge ist ein wichtiger Analyseschritt, der für die Interpretation von Hormonwerten nötig ist.*

So finden Hormone ihren Weg

Damit Hormone schließlich ihre Wirkung entfalten können, müssen sie am Zielort andocken, wozu spezielle Rezeptoren (Andockstellen) vorhanden sind. Ein derartiger Hormon-Rezeptor-Komplex wirkt wie Schlüssel und Schloss: Erst wenn er genau passt, kann seine Funktion ausgeübt werden. Durch dieses spezielle System wird trotz unzähliger im Blut transportierter Signalstoffe an den Zellen ein großes Chaos vermieden.

Da die Rezeptoren eiweißartige Substanzen sind, werden sie einerseits durch Hormone beeinflusst und unterliegen andererseits degenerativen Veränderungen während des Alterns. Verändert sich ein Rezeptor, dann können selbst normale Hormonspiegel im Blut nicht mehr ihre volle Wirkung am Zielort entfalten.

Manche Hormone docken an der Zellumhüllung, andere im Zellinneren oder am Zellkern an. Letztlich steuern die Hormone unsere Gene oder die Reizleitung, was zu einer gesteigerten oder verringerten Bioleistung der Zelle führt.

Das Endergebnis des Hormonsignals: Eine übergeordnete Drüse kann durch den hormonellen Botenstoff in einer fernen Zelle den beabsichtigten Befehl umsetzen und die gewünschte biologische Wirkung erzielen.

Kontrolle durch Rückmeldung: Durch Rückmeldung an die ursprüngliche Befehlszentrale kann das Ergebnis überprüft und bei Bedarf weiter verstärkt oder abgeschwächt werden. Es besteht also meist ein biologisches Rückkopplungssystem, wie wir es auch aus der Technik mit den Reglersystemen (z. B. Thermostat) kennen.

Die Hormone entfalten ihre Wirkung dadurch, dass sie am Zielort anheften, wofür spezielle Andockstellen vorhanden sind. Da es sich bei diesen Rezeptoren um eiweißartige Substanzen handelt, werden sie durch Hormone beeinflusst und unterliegen auch den altersbedingten Veränderungen.

Die wichtigsten Drüsen der Geschlechtshormone

Wenn eine Hormondrüse wie die Schilddrüse oder die Eierstöcke nun über die Hormonabgabe in die Blutbahn praktisch alle Zellen und Gewebe des Körpers beeinflusst, dann muss jemand den Bedarf und Zeitpunkt eines solchen Hormonsignals koordinieren und letztlich dirigieren: Das macht die Hirnanhangsdrüse.

Neue Methoden zur Hormonbestimmung

Früher musste man Hormone durch biologische Testverfahren nachweisen, was Tierversuche oder tierisches Material erforderlich machte und nicht exakt war. In den 1950er bis 1970er Jahren konnte man dann aus größeren Mengen von Körperflüssigkeiten wie dem Sammelurin durch Extraktion und chemische Methoden Hormonmengen grob abschätzen. Das war aufwändig und gelang auch nur bei größeren Konzentrationen.

Der Durchbruch

Erst die Erfindung der Radio-Immuno-Assays (RIA) als Bestimmungsmethode und deren Weiterentwicklungen brachten einen entscheidenden Durchbruch in den 1970er Jahren: Mittels exakt gegen das zu messende Hormon gerichteter Antikörper und des Einsatzes radioaktiver Marker können nun auch winzige Hormonmengen aus kleinen Flüssigkeitsproben wie dem Blut genau gemessen werden, was völlig neue Einblicke in die Hormonwelt ermöglicht. So wie erst die Erfindung des Teleskops bei der Betrachtung des Firmaments neue Welten eröffnete, so erschlossen sich für die Endokrinologen nun buchstäblich neue Welten auf dem Gebiet der Hormone. Mit diesen hochempfindlichen Nachweismethoden war eine neue, moderne Welt der Endokrinologie entstanden, in der auch ich als Arzt und Endokrinologe aufgewachsen bin und bei der ich von Anfang an mitgewirkt habe.

Es darf nicht übersehen werden, dass Hormonbestimmungen im Blut, im Speichel oder Urin sowie in weiteren Körpersäften nur eine gewisse Aussagekraft haben. Sie repräsentieren nicht stets die Bedingungen, die innerhalb von Geweben oder Zellen herrschen (Intrakrinologie). Endokrinologen müssen also darauf achten, Laborwerte stets im Zusammenhang mit den individuellen Beschwerden oder Erkrankungen der Betroffenen zu interpretieren.

Bis 1970 waren Hormonmengen durch die damals bekannten Testverfahren nur grob abschätzbar. Durch eine neue Bestimmungsmethode, die der Radio-Immuno-Assays (RIA), können auch minimale Hormonmengen genau gemessen werden.

Hirnanhangsdrüse: der Hormondirigent

Wie eine Beere am Stiel hängt an der Unterseite des Gehirns die dreiteilige Hypophyse, die Hirnanhangsdrüse. Sie ist durch einen nerven- und gefäßhaltigen Stiel mit einer kleinen, aber wichtigen Hirnregion, dem Hypothalamus verbunden, womit eine hormonelle Verknüpfung zwischen Gehirn und übrigem Körper hergestellt wird.

Im Hypothalamus laufen vielfältige Signale, beispielsweise aus der Hirnrinde, dem limbischen System (Gefühlswelt) und dem Vegetativum des Körperinneren (Fett- und Energiehaushalt, Essverhalten, Temperatur- und Wasserhaushalt, Tag-Nacht-Rhythmik, Herz- sowie Kreislaufaktivitäten u. v. m.), zusammen. Als Ergebnis solcher Abstimmungen im Gehirn wird der Hirnanhangsdrüse durch kleine Botenstoffe signalisiert, durch ihre Hormone über die Blutbahn den großen Körperdrüsen und Geweben die gewünschten Anforderungen mitzuteilen und ihre Erfüllung zu überwachen. Dazu bestehen Regelkreissysteme, in denen die großen Körperdrüsen ihren Funktions- bzw. Produktionszustand an die Hypophyse und teilweise auch an den Hypothalamus rückmelden, was die Hypophyse selbst auch noch tut.

Die erbsengroße Hirnanhangsdrüse ist innerhalb des endokrinen Systems die übergeordnete Drüse und kontrolliert das gesamte Hormonsystem. Sie produziert eigene Hormone und beeinflusst auch die Hormonproduktion der anderen endokrinen Drüsen.

Hypophysenvorderlappen

Von hier aus werden die wichtigsten Drüsen des Körpers reguliert. Dazu dienen die vier Eiweißhormone zur Regulation der Schilddrüse (TSH), der Nebennierendrüsen (ACTH) und der Keimdrüsen (LH, FSH). Dann gibt es noch zwei weitere für Gewebe, nämlich das Wachstumshormon (Somatotropin, Somatotropes Hormon, STH oder Human Growth Hormone, HGH), das der Zell- und Gewebeerneuerung dient, und das Prolaktin (es wirkt auf Brustdrüse und Wasserhaushalt).

Hypophysenzwischen-/mittellappen

Diese bestehen bei Säugern nur aus einer dünnen Schicht von Zellen, in denen Hormone für die Pigmentierung der Haut (MSH, melanozytenstimulierende Hormone), aber auch opiumähnliche Hormone (Endorphine) produziert werden.

> *Der Hypophysenhinterlappen ist über den Hypophysenstiel direkt mit dem Hypothalamus verbunden, der über eine Nervenverbindung die Hormone steuert, die im Hinterlappen produziert werden.*

Hypophysenhinterlappen (Neurohypophyse)

In diesem Teil werden die Hormone in Nervenzellen gebildet und durch einen elektrischen Nervenimpuls an das Blut abgegeben. Zu erwähnen sind Vasopressin, das hauptsächlich bei der Regulation des Salz-Wasser-Haushalts, und Oxytozin, das bei Kontraktionen der Uterusmuskulatur, der Brustdrüse (Stillen) und bei der Sexualität eine Rolle spielt.

Die vielfachen Funktionen der Nebennieren

Die Nebennieren sind kleine Drüsen und liegen wie kleine Kappen oberhalb der Nierenpole. Das Mark und die Rinde dieser Drüsen haben vollkommen unterschiedliche Funktionen, sie bilden aber auch kleine Mengen an Geschlechtshormonen.

Nebennierenmark

Hier werden besonders wichtige Stresshormone wie das Adrenalin und das Noradrenalin gebildet, die Botenstoffe

des vegetativen Nervensystems. Durch diesen Produktions-
ort ergänzen sie die Herstellung im Gehirn.

Nebennierenrinde

In der äußeren Drüsenschicht entstehen Hormone, die für
den Blutdruck und den Salz-Wasser-Haushalt mitverant-
wortlich sind (Mineralokortikoide, z. B. Aldosteron). Die mittlere Drüsenschicht ist vorwiegend für das Kortison zuständig (Glukokortikoide). Dieses ist nicht nur ein wichtiges
Stresshormon, sondern hat auch einen starken Einfluss auf
viele Stoffwechselfunktionen und das Immunsystem.

Bei dem DHEA (Dehydroepiandrosteron) handelt es sich um eine körpereigene Substanz, die in großen Mengen in der Nebennierenrinde produziert wird. Der Körper baut daraus weibliche Hormone (Östrogene) und männliche Hormone (Androgene) auf.

DHEA – Überschuss- und Mangelsymptome

Gynäkologische Endokrinologen behandeln seit Jahrzehnten
Mädchen und Frauen im Fall einer Überproduktion des
DHEA (Dehydroepiandrosteron). Anzeichen dafür sind Akne,
vermehrte Körperbehaarung, Zyklusstörungen und gelegentlich Haarausfall am Kopf. Andererseits führt ein Mangel
dieses Hormons, besonders im Alter, zu Müdigkeit sowie
Leistungsabfall, Beeinträchtigung der Sexualität, der Stimmungen, des Immunsystems, des Hautfetts, der Funktion
unserer Blutgefäßwände u. v. m. Solche hormonellen Zusammenhänge begründen das große Interesse an den
Nebennierendrüsen auch bei Frauen in den Wechseljahren.

Die innere Schicht der Nebennierenrinde ist für die
Geschlechtshormone wichtig, denn sie produziert kleinere
Mengen von Testosteron (große Hormonmengen davon

bewirken die männliche Ausprägung) und Östrogen (größe-re Hormonmengen sorgen für eine weibliche Ausprägung). Die Ausgangssubstanz ist das DHEA (Dehydroepiandroste-ron), das mit weitem Abstand am meisten produzierte Hormon unseres Körpers überhaupt. Wer bedenkt, wie rationell die Natur mit ihren Ressourcen umgeht, wird einräumen, dass dieses Hormon eine große Bedeutung haben muss.

Vor der Pubertät sind die Androgen- und Östrogenspiegel bei Jungen und Mädchen fast gleich hoch. Erst während der körper-lichen Reifung ändert sich dieses Gleich-gewicht. Der Andro-genspiegel beim Mann steigt kräftig an.

Hormone der Eierstöcke und der Hoden

Bei beiden Geschlechtern stehen die Keimdrüsen unter der Regelkreiskontrolle der Hypophyse durch die Hormone LH (Lutropin) und FSH (Follikotropin).

Die Hoden

Die beiden männlichen Keimdrüsen (Hoden, Testes) haben eine Doppelfunktion. Sie produzieren bis ins hohe Alter sowohl Spermien als auch wichtige Geschlechtshormone, vor allem das Testosteron und etwas Östrogen. Die großen Testosteronmengen, die weit über die kleineren Produk-tionsraten der Nebennieren hinausgehen, sorgen für die männliche Erscheinung (z. B. Muskel-/Fettverteilung, Be-haarungsmuster) und viele körperliche sowie mentale männliche Funktionen (z. B. Kraft, Libido, Aggressivität). Sol-che Hormone, die eine männliche Ausprägung bewirken, nennt man auch Androgene.

Die Eierstöcke

Die weiblichen Keimdrüsen (Eierstöcke, Ovarien) sind paarig vorhanden und haben auch eine Doppelfunktion, indem sie reife Eizellen und Hormone produzieren. Nach der Pubertät lassen sie im Zusammenwirken mit der Hypophyse monatlich einige der bereits angelegten Eizellen heranreifen, von denen eines zum Eisprung, also zur Freisetzung aus dem Eibläschen, und dann zur Befruchtung in den Eileiter gelangt. Gleichzeitig produzieren sie Geschlechtshormone, vor allem Testosteron und Androstendion (beides Androgene) sowie die erst daraus gebildeten Östrogene (Östradiol und Östron). Diese hormonelle Basissekretion trägt zur weiblichen Ausprägung von Körper und Geist bei.

Hohe Hormonspiegel für eine Schwangerschaft

Erst durch die heranreifenden Eibläschen (Follikel) im Monatsrhythmus werden so viel mehr zusätzliche Hormone gebildet, dass der gesamte weibliche Organismus und nicht nur das Genitale mit Brust und Gebärmutter (Uterus) »auf Trab« gebracht wird, um eine Schwangerschaft zu ermöglichen. Diese starken hormonellen Veränderungen sind für das normale und gesunde Leben einer Frau nicht erforderlich, im Gegenteil, sie können wegen ihrer hohen Belastungen sogar zu gesundheitlichen Problemen führen. Daher fallen bei Ausbleiben der Schwangerschaft die hohen Hormonspiegel wieder ab, und die »gepuschten« körperlichen sowie seelischen Veränderungen bilden sich zurück. Die hormonell hoch aufgebaute und zur Einnistung eines befruchteten Eis vorbereitete Schleimhaut der Gebärmutter (Endometrium) blutet ab, die Monatsblutung tritt ein, der Organismus beruhigt sich. Kurz darauf wird wieder ein neuer Zyklus begonnen.

> *Während der Pubertät steigt im weiblichen Körper der Östrogenspiegel wesentlich höher an als der Androgenspiegel und führt zu der geschlechtsspezifischen körperlichen Ausprägung.*

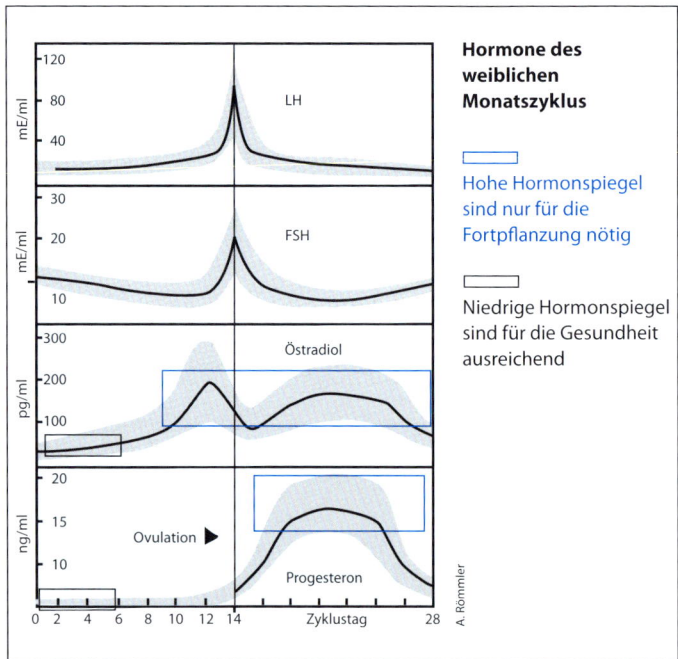

Abb. 3: Niedrige Östrogen- und Progesteronspiegel reichen für die Erhaltung der Gesundheit aus, hohe Spiegel werden lediglich für den Eintritt einer Schwangerschaft benötigt.

> *Die Menge der Eizellen, die im Embryo angelegt werden, reduziert sich von Geburt an ständig. Von zunächst etwa sieben Millionen sind bei der Geburt nur noch zwei Millionen vorhanden, die sich bis zur Pubertät auf etwa 400 000 verringern.*

Über die Zeitdauer von etwa 35 Jahren erschöpft sich das in den Eierstöcken angelegte Eireservoir, sodass die Fortpflanzungsfähigkeit nachlässt, die letzte regelrechte Monatsblutung und schließlich die Menopause erfolgt. Ein Mädchen bekommt als Embryo im Mutterleib etwa sieben Millionen Eizellen angelegt, die von da an natürlicherweise kontinuierlich zugrunde gehen. Zur Geburt sind dann nur noch etwa zwei Millionen und zur Pubertät etwa 400 000 im Reservoir (Eierstock) vorhanden, ein Rest, der zum Überleben der Menschheit ganz offensichtlich ausreicht.

Sexualhormone entstehen auch außerhalb der Drüsen

Hormone entstehen aus hormonähnlichen Vorstufen. In vielen Geweben sind auch die Enzyme, also die biologischen Katalysatoren vorhanden, die genauso wie in den Drüsen chemische Reaktionen vermitteln und damit auch Hormone bilden können. Sie produzieren allerdings nicht so große Mengen davon wie die Drüsen selbst, die sich ja gerade deshalb entwickelt haben. So können nicht nur Leber, Muskulatur und Fettgewebe, sondern auch das Gehirn wichtige Hormone wie Androgene (männliche Hormone), Östrogene (weibliche Hormone) u. v. m. bilden, wenn die passenden Vorstufen angeliefert werden. Das hat eine hohe praktische Bedeutung.

Sexualhormone werden nicht nur in den Keimdrüsen, sondern auch in vielen anderen Geweben und Zellen des Körpers gebildet. Das wirkt sich auch bei Hormonstörungen aus.

Übergewicht bewirkt höhere Östrogenspiegel

Die Sexualhormone werden vorwiegend in den Keimdrüsen und in den Nebennieren hergestellt, weshalb man die Produktion aus diesen zwei wichtigen Drüsen als glanduläre bezeichnet. Da aber auch andere, nichtdrüsige Gewebe solche Hormone bilden können, lassen sich die nichtdrüsigen (extraglandulären) Bildungsstätten als »dritte Hormonquelle« zusammenfassen. Deren wichtigsten Orte sind das Fettgewebe, das Gehirn und selbstverständlich auch die Leber, Haut und Muskulatur. So wird verständlich, dass sich auch Übergewicht (Fettgewebe) oder eine Veränderung der Leberleistung bedeutsam auf den Hormonhaushalt auswirken kann.

Männer und Frauen mit vermehrtem Fettgewebe bilden dadurch auch größere Östrogenmengen, wenn genügend Hormonvorstufen vorhanden sind. Auf diese Weise können Männer mit Übergewicht einen Brustansatz entwickeln oder Frauen eine östrogene Überversorgung mit höherer Brustkrebsrate. Genauso können jüngere Frauen, die noch uneingeschränkt DHEA aus den Nebennieren bilden, bei Übergewicht das schwächere DHEA-Hormon in stärker wirkende männliche Hormone wie Androstendion und Testosteron umwandeln, was dann Hirsutismus (männlicher Behaarungstyp) und Akne verursachen kann.

Die Östrogene als wichtigste weibliche Sexualhormone sorgen für die sexuelle Lust der Frau und für ihre Fruchtbarkeit. Während der ersten Zyklusphase steigen die Östrogenspiegel stark an, was die zunehmende Reife des Eis anzeigt.

Östrogen und Progesteron dirigieren Körper und Seele

Wir können das erste auch »Sexhormon« nennen, weil es alles für das Zustandekommen einer Schwangerschaft fördert, also Kontaktfreudigkeit, Liebesbereitschaft, sexuelles Verlangen und die dazu erforderliche körperliche Ausstattung. Das andere tauften die alten Anatomen auch »Mutterschaftshormon«. Es hat die Aufgabe, nach der Empfängnis alles zum Schutz und zur Bewahrung des Embryos zu veranlassen.

Das Sexhormon Östrogen und die erste Zyklushälfte

Als Sexhormon oder Eireifungshormon bezeichnet man die hohen Östrogenspiegel des heranreifenden Eibläschens

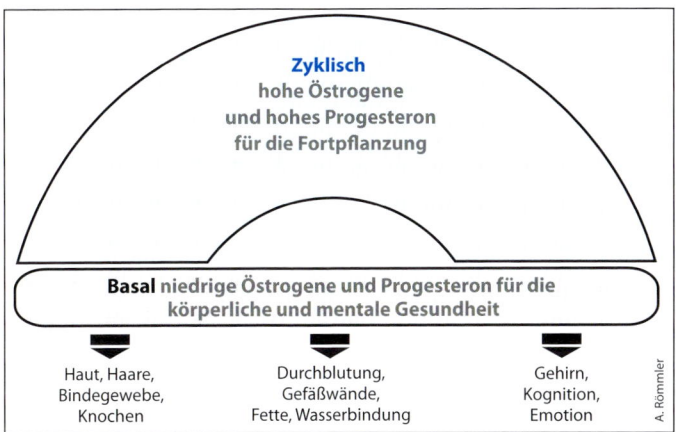

Abb. 4: Geschlechtshormone steuern den ganzen Organismus. Niedrig-normale Blutspiegel dienen der Gesundheit, hohe der Vorbereitung auf eine Schwangerschaft.

(Follikel) im Eierstock, da sie den Eintritt einer Befruchtung und einer Schwangerschaft erst ermöglichen. Diese stark ansteigenden Östrogenkonzentrationen bewirken spezielle Veränderungen, die eine Frau fremdbestimmen, indem sie körperlich wie auch psychisch zu einer Empfängnis hingesteuert wird.

Was heißt fremdbestimmen? Es ist das heranreifende Ei, das gewissermaßen als Schmarotzer dafür sorgt, dass buchstäblich alles bei der Frau auf eine Befruchtungsmöglichkeit hin vorbereitet wird. Das betrifft einerseits die direkten genitalorganischen Veränderungen: Zunahme der Scheidenfeuchtigkeit, der Schleimbildung im Gebärmuttereingang als Wegbereiter für die Spermien, der Schleimhautdicke und der Sekretbildung in der Gebärmutter für die Einnistung des

Das heranreifende Eibläschen mit seiner hohen Östrogen-produktion bewirkt, dass im Körper der Frau alles für eine Befruchtung Mögliche getan wird.

Eis sowie der Eileiterdurchlässigkeit für den Eitransport. Dann ist es das reife Ei selbst, das mittels der hohen Östrogenspiegel das Signal an die Hirnanhangsdrüse zur Auslösung des Eisprungs schickt. Damit ist dann die erste Zyklushälfte beendet (siehe Abb. 3, Seite 62).

Östrogene machen sexy

Die hohen Östrogenspiegel in der ersten Zyklushälfte tragen zu den positiven körperlichen Veränderungen der Frau bei, die auf Männer offensichtlich sehr anziehend wirken. Gleichzeitig wird dadurch der Organismus auf die hohen Anforderungen einer Schwangerschaft vorbereitet.

Neben den körperlichen Veränderungen steuern Östrogene gleichzeitig die Psyche der Frau. Sie soll Kontaktfreudigkeit, Liebesbereitschaft und sexuelles Verlangen entwickeln, denn es ist Zeit, mit einem männlichen Partner in Kontakt zu treten.

Zur Steigerung ihrer sexuellen Attraktivität geschehen unter Östrogeneinfluss viele Veränderungen, auf die Männer dann offensichtlich reagieren: beispielsweise Offenheit, auffordernder Blick, schöne Haare und glatte Haut, passende Körperkonfiguration mit Anlegen bestimmter Fettreserven zum Durchstehen einer Schwangerschaft auch unter erschwerten Nahrungsbedingungen (die Gene und Hormonwirkungen haben sich evolutionär in der Steinzeit durchgesetzt) oder Bildung von anziehenden Duftnoten.

Parallel dazu wird der ganze Organismus auf die hohen Anforderungen einer Schwangerschaft vorbereitet. Dazu gehören beste Kreislaufverhältnisse, geschmeidige Gefäße, gute Blutfette, funktionierende Gerinnungs- und Immunsysteme, ein umgestellter Salz-Wasser-Haushalt sowie ein angekurbelter Stoffwechsel, Energiedepots (Fettgewebe), aber auch ausreichende Knochenstabilität u. v. m. Auch die Brust wird auf den Stillprozess vorbereitet. Die hohe Östrogenproduktion des heranreifenden Eis beeinflusst damit den ganzen Organismus und die Psyche einer Frau, alles wird durch die Hormone manipuliert. Östrogene sind nicht nur Hormone für die Geschlechtlichkeit, sondern aufbauende Hormone für die Gesundheit, Funktionstüchtigkeit und Belastbarkeit des ganzen Organismus!

Die zweite Zyklusphase: das Mutter- und Schwangerschaftshormon Progesteron

Progesteron wird als Mutterschaftshormon bezeichnet. Es bildet sich nach dem Eisprung in der nun folgenden zweiten Zyklushälfte zunächst aus dem Gelbkörper (Corpus luteum) des Eierstocks, der sich aus dem zurückgebliebenen Eibett entwickelt (siehe Abb. 3, Seite 62). Nach Eintritt einer Schwangerschaft wird es sodann im Mutterkuchen (Plazenta) in großen Mengen produziert.

Während die Östrogene erst die mütterlichen Voraussetzungen für eine Schwangerschaft schaffen, trägt Progesteron zur Einnistung und dann zum Schutz des befruchteten Eis und des sich daraus entwickelnden Embryos bei (Mutterschaftshormon).

Ideal: Progesteron bewahrt und schützt

Dazu verändert es einerseits den Genitalbereich. So wird die durch Östrogene verdickte Schleimhaut der Gebärmutter im weiteren Aufbau gestoppt und in einen idealen Nährboden für das sich einnistende Ei umgewandelt. Die klare Sekretflüssigkeit der Scheide und des Gebärmuttereingangs

> *Progesteron ist wie das Östrogen ein weibliches Geschlechtshormon, das vorwiegend im Gelbkörper und im Mutterkuchen, der Plazenta, gebildet wird. Der Progesteronspiegel ist vom Zyklus abhängig und unterliegt typischen Schwankungen.*

wird durch Progesteron nun trübe und undurchdringlich, Spermien sowie mögliche schädliche Keime können so vom Eindringen abgehalten werden. Der übrige Körper wird ebenfalls an die Erfordernisse einer Schwangerschaft angepasst: Die Atmung verändert sich, die Körpertemperatur steigt um einige Zehntel Grad an, Wasser wird vermehrt eingelagert, der Stoffwechsel, das Bindegewebe, die Hautdicke sowie das Knochengerüst und sogar die Nervenscheiden werden in ihrer Struktur, Festigkeit, Elastizität und Funktion gefördert. Das Brustgewebe verdichtet sich und schafft die Voraussetzungen für eine spätere Milchproduktion. Kurz, alles im Organismus wird ergänzend zum Östrogen durch weitere Hormone in Hochform gebracht, damit ein Kind im Uterus geschützt heranwachsen kann.

Corpus luteum (Gelbkörper): Er entsteht in der Zyklusmitte nach dem Eisprung aus den Resten des Eibläschens und produziert zunehmend Progesteron, das den gesamten Organismus auf den Schutz und Erhalt der Schwangerschaft »trimmt«.

Progesteron steuert die Seele in ruhiges Fahrwasser

Auch die Psyche durchläuft unter Progesteron charakteristische Veränderungen. Dem Körper geht es nur darum, das befruchtete Ei zu bewahren. Die Kontaktfreudigkeit geht zurück, ein Mann ist nicht mehr als potenzieller Samenspender, sondern eher als Beschützer gefragt. Die beruhigende Wirkung des Progesterons und seiner hormonellen Umwandlungsprodukte wie Allopregnanolon lässt eine Frau ausgeglichener und in sich ruhender erscheinen. Ängste sind ihr weitgehend fremd. Gerade auch die angstlösende Wirkung der hohen Progesteronspiegel in der Schwangerschaft trägt dazu bei, dass die vorhandenen Risiken und Gefahren einer Schwangerschaft und Geburt verdrängt werden. Ohne diese speziellen Progesteronwirkungen wäre die Menschheit vielleicht schon ausgestorben. Ein Mann würde – da ohne solch hohe Progesteronspiegel – vor Angst keine Geburt ertragen, aber – wegen seines hohen Testosteronspiegels – ohne weiteres in den Krieg ziehen.

Progesteron – das Allroundhormon

Manchen ist nicht bewusst, wie viele vorteilhafte Wirkungen das natürliche Progesteron und seine natürlichen Abbauprodukte im ganzen Körper entfalten, die den synthetischen Gestagenen meist fehlen. Das hat auch für Männer und die Altersmedizin eine hohe Bedeutung.

▶ Schutzeffekte an der Gebärmutter und der Brust: Natürlicher Schutz vor Wucherungen der Schleimhaut in der Gebärmutter, einschließlich vor Endometriumkrebs. Auch an der Brust scheint das längerfristig vorhandene oder gegebene Progesteron eher ein natürlicher Schutzfaktor vor Zystenbildungen und Brustkrebs zu sein. Sein Abfall in der Zeit direkt vor den Wechseljahren ist nachfolgend mit einer höheren Brustkrebsrate verbunden, wie Studien gezeigt haben.

▶ Psychische Effekte (Gehirn): Progesteron und seine Um- bzw. Abbauprodukte (Metabolite) haben beruhigende, angstlösende, antiepileptische und leicht antihypertensive (gegen erhöhten Blutdruck) Wirkungen, was schon lange durch eine Vielzahl von umfangreichen Studien belegt ist. Zahlreiche Störungen bei postmenopausalen Frauen wie nervöse Unruhe, erhöhte Ängstlichkeit, Schlafstörungen und leichte Blutdruckkrisen können sich unter der Gabe von Proges-

Progesteron hat eine enorm positive Wirkung auf den ganzen Körper. Es schützt u. a. Gebärmutter und Brust vor Krebs, hat beruhigende Effekte, sorgt für besseren Schlaf, einen normalen Blutdruck und Nervenregeneration. Somit hat Progesteron auch für die Altersmedizin eine hohe Bedeutung.

teron – nicht aber durch synthetische Gestagene – natürlicherweise deutlich verbessern.

▶ Nervenschutz im Gehirn: Auch im Gehirn werden große Mengen von Progesteron neben seiner Metabolite (Abbauprodukte) gebildet. Sie tragen zur Regeneration von Nervenscheiden bei, sind aber auch bei Migräne, Angstattacken und Schlafstörungen hilfreich.

▶ Gefäßaktiv, antiödematös (gegen Wassereinlagerungen): Progesteron wirkt zusammenziehend auf die kleinen Gefäße (Venolen, Arteriolen), was hilfreich bei der Behandlung von Besenreisergefäßen an der Haut und bei Problemen mit Krampfadern ist. Zusätzlich ist es ein Gegenspieler des Aldosterons, eines Hormons der Nebennierenrinde, das für den Salz- und Wasserhaushalt und damit auch für den Blutdruck zuständig ist. Überwiegt die Wirkung des Aldosterons oder fehlt der Ausgleich des Progesterons, kommt es leicht zu Wassereinlagerungen, die sich an geschwollenen Fingern und Tränensäcken im Augenbereich besonders deutlich zeigen können (Ödeme). Progesteron hilft also bei der Ausschwemmung von Wasser und damit auch bei der Blutdruckabsenkung mit.

Progesteron verhindert Wassereinlagerungen, hilft bei der Ausschwemmung und trägt dadurch auch zur Blutdrucknormalisierung bei, es unterstützt den Knochenaufbau, kräftigt das Bindegewebe und verhindert damit vorzeitige Faltenbildung.

▶ Schutz vor Osteoporose: Progesteron hilft beim Knochenaufbau mit, indem es die Osteoblasten als knochenanbauende Zellen stimuliert und das dort störende Kortison verdrängt. Es ist damit auch hier eine gute Ergänzung zum Östrogen.

▶ Hautschutz: Das Bindegewebe ist genauso wie die anderen Körperstrukturen ständig im Umbau. Die abbauenden Enzyme dürfen nicht überwiegen, sonst kommt es verstärkt zur Bindegewebsschwäche und Faltenbildung. Progesteron bremst viele solcher abbauenden Prozesse (beispielsweise die Matrix-Metalloproteinasen, Kollagenasen, Kathepsin) und verlangsamt damit die Hautalterung.

Hält man sich die Vielzahl wichtiger Eigenschaften des Progesterons vor Augen, dann wird verständlich, dass im Alter auch ein Progesteronersatz sinnvoll ist. Ein synthetisches, also nicht körperidentisches Gestagen (Progestagen) kann dagegen den Großteil der natürlichen Progesteronwirkungen nicht vermitteln und ist darüber hinaus oft mit höheren Nebenwirkungen verbunden.

Die zweite Zyklushälfte und der Embryo

Die erste Zyklushälfte endet mit dem Eisprung, der meist um den 14. Tag nach Beginn der letzten Regelblutung erfolgt. Der nun gebildete Gelbkörper hat eine Lebensdauer von weiteren 12 bis 14 Tagen, er bestimmt die zweite Zyklushälfte. Daraus addiert sich eine Zykluslänge von rund 28 Tagen (siehe Abb. 3, Seite 62). Dann stellt er seine Funktion ein, und die Östrogen- und Progesteronspiegel fallen ab. Jede Frau registriert dies durch vielfältige Symptome am ganzen Körper und in der Psyche. Als sichtbares Zeichen wird die vermehrte Gebärmutterschleimhaut abgeblutet (Menstruation), die Wassereinlagerungen gehen zurück. Die psychische Ausgeglichenheit wird nun durch den Hormonabfall eher durch aggressive Gereiztheit und eine gelegentlich depressive Stimmungslage ersetzt, unter der sehr viele Frauen leiden.

Menstruation: Familienmitglieder oder Arbeitskollegen wundern sich manchmal über die psychischen Downtage. Sie sind nicht gewollt, sondern durch die Hormone verursacht. Nach wenigen Tagen beginnt wieder ein neuer »Puschzyklus«, fremdbestimmt durch die Biorhythmen.

Der eingenistete Embryo fordert seine Versorgung an

Wenn die zweite Zyklushälfte nur eine 14-tägige Lebensspanne hat, wie kann es dennoch zur Fortsetzung einer soeben eingenisteten Schwangerschaft kommen? Es ist wieder das befruchtete Ei bzw. der sich verwurzelnde mehrzellige Embryo, der etwa acht bis zehn Tage nach dem Eisprung ein Hormon aussendet und dem Gelbkörper die Fortsetzung der Hormonproduktion signalisiert. Dieses Hormon ist das HCG (Humanes Chorion Gonadotropin), dessen Nachweis im Urin oder dem Blut auch als Schwangerschaftstest verwendet wird. Die Hormone des kleinen Gelbkörpers im Eierstock und die Schleimhaut in der Gebärmutter können den größer werdenden Embryo nur für einige Wochen unterstützen, dann reichen die Kapazitäten nicht mehr aus. Zu dessen Ersatz hat die Natur den Mutterkuchen (Plazenta) entwickelt, der es dem Fötus ermöglicht, über seine Nabelschnur den mütterlichen Organismus für seine Versorgung einschließlich der nötigen Hormone anzuzapfen. Der Versorgungswechsel vom Gelbkörper des Eierstocks hin zum Mutterkuchen in der Gebärmutter ist etwa mit der 10. bis 12. Schwangerschaftswoche abgeschlossen. Nun ist die Schwangerschaft von den mütterlichen Eierstockhormonen unabhängig.

> *Der eingenistete Embryo signalisiert dem Eierstock die Weiterproduktion des Progesterons, damit keine Regelblutung eintritt – bis Ende des 3. Monats einer Schwangerschaft der Mutterkuchen die Progesteronbildung voll übernimmt.*

Erwachsenwerden: Wachstumsphase heißt Kapazitätsaufbau

In den Kindheitsjahren bis zum fertigen Erwachsenen in den Zwanzigern steigen wichtige, den Organismus »aufbauende« (anabole) Hormone in ihren Blutkonzentrationen erheblich an. Dazu gehören das Wachstumshormon, DHEA, Testosteron, Östrogen und auch das Progesteron (siehe Abb. 2, Seite 47).

Der Hormonabfall setzt früh ein

Nach einem Plateau fallen ab den zwanziger bis dreißiger Jahren diese Hormone kontinuierlich ab, parallel dazu lässt die Regeneration vieler Gewebe deutlich nach. Mit etwa 50 Jahren, der heutigen Lebensmitte, und erst recht in höheren Lebensjahren sind nur noch geringe Blutspiegel dieser Hormone nachweisbar, gleichzeitig steigen degenerative Alterskrankheiten und die Sterbewahrscheinlichkeit an. Ist ein solcher altersbedingter Hormonabfall normal? Ja, zwar alterstypisch normal – aber dennoch nicht gesund und daher verbesserungsbedürftig.

Viele Hormonsysteme wirken zusammen (Synergismus): Als Konsequenz kann bereits der Anstieg oder der Abfall eines einzigen Hormons bedeutende Auswirkungen auch auf andere Hormonsysteme sowie den ganzen Organismus haben.

Es sind wieder die Hormone und ihr Zusammenspiel, die einen kräftigen Organismus mit aufbauen, erhalten und ständig reparieren – bis die Fortpflanzungsphase in Gang gekommen ist, danach kann der Mensch allmählich »verwelken«. Denn der Aufbau des Organismus dient nicht dem ewigen Erhalt des Individuums, sondern lediglich der Fortpflanzung (d. h. der Verbreitung der Gene) und bis dahin der Sichbehauptung in einer wechselhaften Umwelt. Demnach benutzt das Erbgut also Körper und Geist lediglich als Überlebensmaschine, weshalb der Wissenschaftler R. Dafkins auch von den »egoistischen Genen« spricht.

Wer hormonell krank ist, bleibt schwach und anfällig und wird seine Gene auch weniger gut verbreiten können. Die Lebenserwartung wird meist verringert sein.

Unter der Lupe –
die Wechseljahre und ihre Folgen

Die Wechseljahre sind in vielerlei Hinsicht etwas Besonderes, denn sie markieren einen wichtigen Wendepunkt im Leben einer Frau, der psychische und gesundheitliche Auswirkungen hat. Sie sind aber kein Alterungsprozess. ▶ ▶ ▶

Menarche, Menopause, Perimenopause

Die Geschlechtsreife beginnt heute in unserem Kulturkreis mit etwa zwölf Jahren durch das Auftreten der ersten Menstruationsblutung (Menarche). Das Ende der Geschlechtsreife lässt sich an der letzten regelrechten Monatsblutung erkennen, die durchschnittlich mit dem 50. Lebensjahr erfolgt (Menopause) und natürlich erst im Nachhinein festgestellt werden kann. Liegen besondere Gründe vor, wie z. B. genetische Abweichungen, Umweltfaktoren wie erhöhte Strahlung, Lebensgewohnheiten oder -umstände wie vermehrter Nikotineinfluss, eine ungünstige Ernährung oder die Einnahme spezieller Medikamente, dann kann sie auch schon einige Jahre früher eintreten.

Der Zeitpunkt der Geschlechtsreife wird durch physiologische, soziologische und persönliche Faktoren beeinflusst und setzt bei Mädchen mit etwa zwölf Jahren ungefähr zwei Jahre früher ein als bei Jungen.

Ein fließender Prozess

Für Endokrinologen ist die Menopause ein nicht so wichtiger Zeitpunkt. Bedeutsamer sind die paar Jahre davor und danach (Perimenopause). Denn unter hormonellen Aspekten wird zu diesem Zeitpunkt eben nicht ein Schalter von »Ein« auf »Aus« umgelegt. Vielmehr werden die hohen Hormonspiegel der Geschlechtsreife schon in den Jahren vor und auch noch nach der Menopause heruntergefahren. Dieser Prozess ist eher mit einem Dimmer als mit einem Schalter eines elektrischen Regelkreises zu vergleichen. Aber gerade weil ein hormoneller Regelkreis vorliegt, wird bei nachlassender Funktion der Eierstöcke immer wieder seitens der Hypophyse versucht, die Östrogenbildung verstärkt anzukurbeln. Daher sind die antreibenden Hormone LH (Luteinisierendes Hormon) und FSH (Follikelstimulierendes Hormon) auch erhöht und können die Diagnose labormäßig sichern.

Eine gewisse Aktivierung der Östrogenproduktion gelingt auch zeitweilig für einige Tage oder Wochen und manchmal sogar überschießend, anfangs häufiger, später immer seltener. Viele Frauen spüren noch unterschwellige Hormonrhythmen.

Perimenopause bedeutet: »um die Menopause herum«. Diese Jahre erleben sehr viele Frauen als eine Zeit intensiver Veränderungen, die von zahlreichen Beschwerden und Störungen begleitet wird.

Typische Beschwerden

Deshalb durchleiden viele Frauen in solchen Jahren »um die Menopause herum« (daher der Begriff »Perimenopause«) ein wahres Wechselbad von Veränderungen. Zu den häufigsten gehören:

▶ Gefühlsveränderungen (psychische Beschwerden) wie Unruhe, verstärkte Reizbarkeit, Leistungsminderung und Depressivität

▶ Vegetative Störungen wie Hitzewallungen, Schweißausbrüche und Schlafstörungen

▶ Somatische (körperliche) Beschwerden wie unregelmäßige Blutungen, zeitweilige Wassereinlagerungen, Brustspannen und urogenitale Probleme (z. B. Harnwegsbeschwerden, trockene Scheide).

Dieses wechselhafte Geschehen in der perimenopausalen Übergangsphase führte zur populären Bezeichnung »Wechseljahre«.

Die Hormone versiegen nicht gleichzeitig

Die Eierstöcke produzieren viele verschiedene Hormone, zu denen Androgene (Hormone mit männlichem Wirkprofil), Östrogene und auch das Progesteron gehören. In den Wechseljahren fallen sie nicht alle zur gleichen Zeit aus, eine bestimmte Reihenfolge und Größenordnung wird eingehalten. Das hat erhebliche Konsequenzen für die Gesundheit und das Beschwerdebild der betroffenen Frau.

Das hormonelle Drei-Stufen-Schema der Wechseljahre (Perimenopause)

▶ Im Eierstock muss zunächst ein Ei heranreifen (Stufe 1, Abb. 5a, nächste Seite). Als Zeichen der Reife werden zunehmend Östrogene gebildet, die den Organismus und die Psyche auf diesen Prozess aufmerksam machen und zu Anpassungen an die kommenden Ereignisse anregen.

▶ Ist das Ei reif (hohe Östrogene), fordert es selbst das Signal zum Eisprung an (Stufe 2), die »reife Frucht« muss nun zur Befruchtung freigegeben und zur Einnistung weitertransportiert werden. Gleichzeitig stoppt der weitere Östrogenanstieg.

▶ Unter Mithilfe des hinzukommenden Progesterons (Stufe 3), das der Eierstock nach dem Eisprung in großen Mengen im so genannten Gelbkörper bildet, wird die Schleimhaut der Gebärmutter (Endometrium) auf die Einnistung vorbereitet, viele weitere körperliche und psychische Veränderungen zur Förderung einer Schwangerschaft werden daraufhin hormonell angestoßen.

Zu den Hormonen, die von den Eierstöcken produziert werden, gehören Hormone mit männlichem (Androgene), weiblichem (Östrogene) Wirkprofil und Progesteron (Mutterschaftshormon). In den Wechseljahren fallen sie in einer bestimmten Reihenfolge und Menge aus.

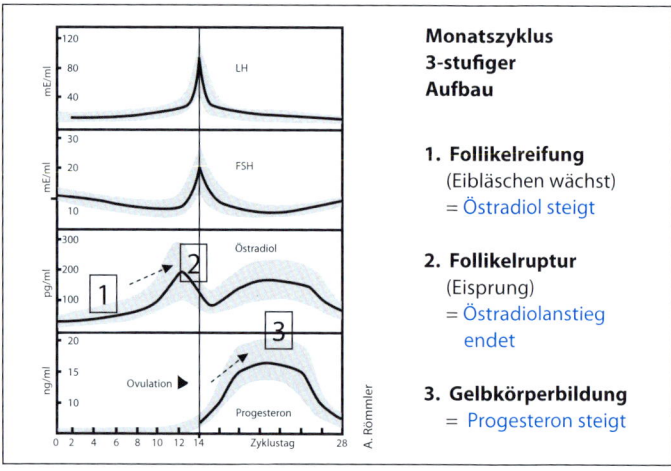

Abb. 5a: Der hormonelle Monatszyklus einer gesunden Frau verläuft in den Schritten 1–3, die aufeinander aufbauen.

Man kann leicht verstehen, dass die Stufe 3 auf der vorangegangenen Stufe 2 und diese wiederum auf der abgelaufenen Stufe 1 aufbaut. Daher macht sich das allmähliche Erlöschen der Eierstockfunktion in den Wechseljahren auch zuerst bei der 3. Stufe durch seinen Progesteronmangel (prämenstruelles Syndrom) bemerkbar, da sie die meisten Entwicklungsschritte benötigt (Abb. 5b). Dann folgen Störungen der Stufe 2 mit ausbleibendem Eisprung, aber noch normalen und sogar oft erhöhten Östrogenspiegeln, und zuletzt auch bei der Stufe 1 durch ungenügende oder fehlende Eireifung und damit zu wenig Östrogen.

Wenn im Eierstock ein Ei heranreift, werden zunehmend Östrogene gebildet. Ist es reif, wird es zur Befruchtung und Einnistung weitertransportiert.

Diese Reihenfolge führt zu ganz typischen und unterschiedlichen Beschwerdebildern, die eine Frau in dieser Zeit durchläuft und daher auch kennen sollte.

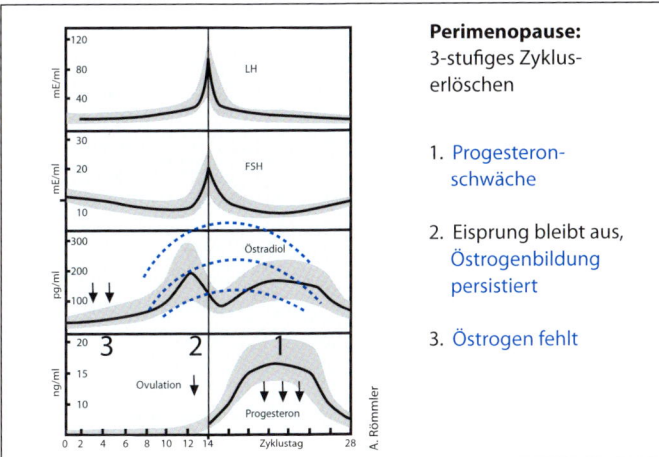

Perimenopause:
3-stufiges Zyklus-
erlöschen

1. Progesteron-
schwäche

2. Eisprung bleibt aus,
Östrogenbildung
persistiert

3. Östrogen fehlt

Abb. 5b: In den Wechseljahren erlischt die Eierstockfunktion in umgekehrter Reihenfolge wiederum in 3 Schritten.

Frauen in den Wechseljahren, vor allem in der Perimenopause, sollten über die typischen und unterschiedlichen Beschwerdebilder informiert sein, die durch Progesteronmangel und zu viel oder zu wenig Östrogen verursacht werden.

Die Beschwerden der Stufe 1: Ursache Progesteronmangel

Normalerweise wird Progesteron für 12 bis 14 Tage nach einem Eisprung in hohen Mengen produziert und an das Blut abgegeben. Als leichteste Form einer Progesteronschwäche verkürzt sich diese Zeitspanne, oder es werden nicht ausreichend hohe Progesteronspiegel erreicht.

Das prämenstruelle Syndrom (PMS)

Dadurch kann sich bereits einige Tage vor der erwarteten Regelblutung (daher prämenstruell) eine Progesteronschwäche – aber nicht gleichzeitig eine Östrogenschwäche – bemerkbar machen (Abb. 5b). Als typische Zeichen gelten zu früh beginnendes Abbluten der Schleimhaut in der Gebärmutter (Schmierblutungen), vermehrte und deutlich wahrnehmbare Wassereinlagerungen (Gewichtszunahme,

Ödeme wie angeschwollene Füße oder Finger), Spannungsgefühl in der Brust und innere Unruhe oder gar Migräne. Dies sind deutliche Anzeichen eines nicht ausreichenden Schutzes durch Progesteron gegenüber noch vorhandenen Östrogenen.

Der Mensch ist keine Maschine, seine funktionellen Abläufe unterliegen vielen Einflüssen. Daher kann das prämenstruelle Syndrom mal mehr oder weniger stark ausgeprägt sein oder sich über einige Zyklen auch gar nicht bemerkbar machen. Fallen später auch noch die Östrogene stärker ab, wird sich auch das prämenstruelle Beschwerdebild weiter abschwächen und durch das klimakterische Beschwerdebild mit seinen östrogenbedingten Entzugssymptomen abgelöst.

Schmierblutungen, Ödeme, Spannung in der Brust, Angst oder nervöse Unruhe sind deutliche Zeichen dafür, dass der Schutz durch Progesteron gegenüber noch vorhandenen Östrogenen nicht ausreicht.

Ein natürlicher Vorgang – aber ernst zu nehmen

Gelbkörperschwächen sind nicht harmlos, auch wenn sie »so natürlich« sind. Progesteronschwächen oder gar ein kompletter Mangel kommen in Gegenwart von Östrogenen zwar natürlicherweise vor (wie typischerweise in der Perimenopause), sie sind aber dennoch kein normaler Vorgang im Sinn von gesund oder nicht behandlungsbedürftig. Sie führen nämlich zu ernsthaften Nebenwirkungen und Folgeerkrankungen. Folglich handelt es sich bei diesem natürlichen Prozess um Störungen eines vorher normalen und gesunden Ablaufs, also um hormonelle Funktionsstörungen!

Zu den gravierenden Folgen gehören die nachlassende Schutzfunktion des Progesterons zum einen für die Brust und zum anderen für die Gebärmutter. Folge: Natürlicherweise entsteht ein höheres Risiko für Brustzysten, knotige Brust (Mastopathie) und für Brustkrebs, auch das Risiko für Endometriumkrebs (Endometrium = Gebärmutterschleimhaut) erhöht sich. Beide Krebsarten beginnen daher auch in den Wechseljahren zahlenmäßig deutlich anzusteigen.

Schon lange bekannt: Frauen, die noch die Gebärmutter haben, sollten Östrogene niemals allein einnehmen. Wer das fälschlicherweise macht, hat ein mehrfach erhöhtes Risiko für Gebärmutterkrebs.

Ohne Progesteron höheres Krebsrisiko

Es wird allen Frauen dringend geraten, bei vorhandener Gebärmutter niemals Östrogene ohne ausreichend zugeführtes Progesteron einzunehmen. Die Studienlage ist hier eindeutig und unbestritten: Wer Östrogene fälschlicherweise alleine nimmt, hat ein um das drei- bis zehnfach erhöhtes Risiko, Gebärmutterkrebs zu bekommen.

Nun macht das die Natur in den Wechseljahren genauso falsch: Östrogene werden noch weiterproduziert, die Progesteronbildung lässt aber nach und fällt dann ganz aus. Das Auftreten von Endometriumkrebs steigt in diesen Altersgruppen umso mehr an, je länger solch ein Zustand anhält. Mehr noch, der Abfall des Progesterons scheint auch das Brustkrebsrisiko zu begünstigen!

Dennoch glauben manche, solche altersbedingten Funktionsstörungen seien nicht behandlungsbedürftig, weil sie »natürlich und normal« seien. Solche ideologisch geprägten Sprüche sind irreführend zum Schaden der Frauen.

Die Beschwerden der Stufe 2: ausbleibender Eisprung

Das anfängliche Schwächeln der Progesteronsekretion kann schließlich ganz auf null zurückgefahren werden. Ergebnis: Zyklen ohne Eisprung, unregelmäßige Blutungsabstände. Wenn also trotz der Eireifung kein Eisprung (Ovulation) stattgefunden hat, liegt ein anovulatorischer Zyklus (Zyklus ohne Eisprung) vor, bei dem folglich auch kein Progesteron gebildet wird (Abb. 5b, Seite 79). Da aber noch teils hohe Östrogenspiegel vorhanden sind, bestehen diesbezüglich auch keine Mangelerscheinungen.

Die hohen Östrogenspiegel stimulieren weiterhin die Brust und die Gebärmutterschleimhaut, die sich recht stark verdickt. Irgendwann fallen die hohen Östrogenspiegel aber wieder ab, was zum ungeregelten Abbluten der Schleimhaut führt.

> *Zur Prävention ernsthafter Folgeerkrankungen wird geraten, das fehlende Progesteron im Klimakterium (prämenstruelles Syndrom, anovulatorische Zyklen) auszugleichen.*

Die Beschwerden der Stufe 3: Ursache Östrogenmangel

Mit Fortschreiten der Eierstocksschwäche kommt es schließlich auch zum Schwächeln der Östrogensekretion (Abb. 5b, Seite 79). Dies eröffnet eine neue Dimension.

Klimakterische Beschwerden (Klimakterium, akuter Östrogenentzug)

Fallen die Östrogenspiegel für eine kurze Zeit unter bestimmte niedrige Schwellenwerte, dann leidet der ganze Organismus an akuten Entzugserscheinungen, den so genannten klimakterischen Beschwerden. Hitzewallungen, Schweißausbrüche nachts und/oder tagsüber, depressive und manchmal auch ängstliche Stimmungslage, Gereiztheit, Nervosität und Schlafstörungen gehören dazu. Es handelt sich hierbei um psychovegetative Beschwerden, die im Gehirn, genauer im vegetativen Hypothalamus entstehen, von wo aus beispielsweise Stimmungen, Wärmehaushalt und Schlafarchitektur gesteuert werden. Dies zeigt eindrucksvoll, wie wichtig Östrogene bei der Modulation der

Botenstoffe im Gehirn sind. Heute weiß man recht genau, an welchen Stellen die Östrogene eingreifen und warum ihr Ausfall dann solche Turbulenzen (Dysbalancen der Neurotransmitter) auslöst.

Hält ein Östrogenmangel länger an, treten weitere Mangelsymptome hinzu, die dann organischer Natur sind (siehe Abb. 1, Seite 36). Dazu gehören anfangs die Veränderungen der Schleimhäute wie trockene Scheide, Blasenschwäche, vermehrter diffuser Haarausfall und durch verringerte Wasserbindung auch welkere Haut. Natürlich verlängert sich auch der Abstand der Regelblutungen, bis diese dann ganz ausbleiben. Später kommen degenerative Erscheinungen an anderen Organsystemen hinzu, die zum Postmenopause-Syndrom führen, wie nachstehend besprochen wird.

Die Zeit nach den Wechseljahren

Ist eine Frau in den Wechseljahren seit einem Jahr blutungsfrei, ist die Perimenopause zu Ende, die Postmenopause hat begonnen.

Die Postmenopause: langfristiger Östrogenmangel

In der Postmenopause sind die Östrogenspiegel so niedrig, dass seit über einem Jahr auch keine uterinen Blutungen mehr eingetreten sind. Zusätzlich sind die hypophysären Hormone LH (Luteinisierendes Hormon) und FSH (Follikelstimulierendes Hormon) in dem Versuch, die schwächelnden Eierstöcke zur Arbeit anzutreiben, stark erhöht, wenn auch meist erfolglos. Dennoch sind die Ovarien nicht »tot«.

Wenn ein Östrogenmangel fortdauert, treten Mangelerscheinungen auf, die organischer Natur sind. Dazu gehören anfangs Haarausfall, Blasenschwäche, Scheidentrockenheit, Veränderungen der Schleimhäute u. v. m.

Sie können noch kleinste Östrogenmengen produzieren, wie hochempfindliche Bestimmungen aus den Blutgefäßen der Ovarien deutlich zeigen. Vor allem aber sondern sie noch geringe Mengen an männlichen Hormonen (Androgene) ab, vorwiegend Androstendion und Testosteron. Diese können als biochemische Vorstufen der Östrogene in Geweben des übrigen Körpers wie dem Fett auch noch in kleine Spuren von Östron und geringfügiger auch in Östradiol umgewandelt werden.

Die Ovarien können auch in fortgeschrittenem Alter noch geringe Östrogenmengen produzieren. Sie sondern in geringen Mengen auch noch männliche Hormone (Androgene) ab, die im Körperfett in kleine Spuren Östron und noch geringer in Östradiol umgewandelt werden.

Die zweiten Wechseljahre

Auch diese restliche Androgenproduktion versiegt im sechsten Lebensjahrzehnt. Dann fallen auch die hieraus gebildeten geringen Spuren von Östrogenen weg, unabhängig davon, ob eine Frau nun viel oder wenig Fettgewebe hat. Denn wenn die Vorstufen fehlen, kann das Fettgewebe auch keine Östrogene bilden. So können Frauen manchmal noch einmal flüchtige klimakterische Beschwerden bemerken, die so genannten zweiten Wechseljahre. Sie befinden sich in der späten Postmenopause, die Ovarien sind jetzt praktisch funktionslos.

Das Greisenalter

Auch die Hypophyse kann ihre hohe Produktion der antreibenden Hormone LH und FSH nicht auf Dauer aufrechterhalten. Im höheren Lebensalter fallen deren Blutspiegel wieder ab, ihre Hypophysensegmente schrumpfen genauso wie die funktionslosen Eierstöcke, das Senium ist erreicht.

Das Postmenopause-Syndrom

Mit diesem Begriff werden die langfristigen Folgen eines chronischen Östrogenentzugs zusammengefasst. Man kann dabei den Verlauf in mehrere Phasen aufteilen.

Frühe Phase

Ein akuter Östrogenabfall unter niedrige Schwellenwerte führt zunächst zu den bekannten unangenehmen klimakterischen, also östrogenmangelbedingten psychovegetativen Beschwerden. Sie sind eine direkte Folge des plötzlichen Östrogenentzugs. Sie beeinflussen nicht nur die zentrale Thermoregulation, sondern weitere vegetative Funktionen und psychische Faktoren wie Stimmung und Verhalten. Darauf beruht auch der leicht belebende Effekt von Östrogenen auf die Libido sowohl beim Mann als auch bei der Frau. Treten solche Östrogenausfälle nur für kurze Zeit auf, führt das zunächst kaum zu organischen, also körperlichen Folgen, denn es kann noch von der vorhandenen Substanz gezehrt werden.

Die psychovegetativen Beschwerden werden durch einen akuten Östrogenabfall unter niedrige Schwellenwerte verursacht. Sie wirken auf viele vegetative Funktionen und psychische Faktoren wie Stimmung und Verhalten ein.

Organische Veränderungen benötigen eine längere Zeit (Latenzzeit), bis sie sich entwickeln und fassbar werden. Sie beginnen sich aber nach einigen Wochen oder Monaten bemerkbar zu machen, wie beispielsweise durch trockene Schleimhäute und deutliche Schwächen im Blasen-Scheiden-Bereich.

Wer allerdings frühzeitig stirbt, noch bevor ein Großteil der Latenzzeit verstrichen ist, wird von solchen Spätfolgen natürlich verschont bleiben – eine wirklich nicht erstrebenswerte Alternative.

Latenzzeit

Man kann auf der Abbildung 1 auf Seite 36 erkennen, dass die klimakterischen Entzugssymptome sofort auftreten, während organisch bedingte Veränderungen je nach betroffenem Gewebe bzw. Organ eine bestimmte Anzahl von Jahren als Latenzzeit benötigen. Diese kann im Mittel für Blasen- und Scheidenveränderungen zwei Jahre betragen, für die Hautatrophie drei Jahre, für die Osteoporose etwa sechs Jahre, für die Arteriosklerose zehn Jahre und für die Altersdemenz etwa 20 Jahre.

Späte Phase

Gravierender sind die späteren Langfristfolgen eines Östrogenmangels, deren Entwicklungen manchmal mehrere Jahre benötigen. Dann bildet sich vieles im Körper weiter zurück, man wird im übertragenen Sinn »dünnhäutiger«, man welkt und schrumpft.

Wenn beispielsweise durch abnehmende Wasserbindung des Knorpels eine Bandscheibe nur um einen Millimeter dünner wird, kann ein Mensch bei 23 Bandscheiben bereits um 2,3 Zentimeter kleiner werden. Jeder Ältere kann das mehr oder weniger beobachten und bestätigen. Man braucht nur die aktuelle Körperlänge mit den Angaben im Personalausweis von vor 20 Jahren zu vergleichen.

Die Belastbarkeit der körperlichen Strukturen wie Stützgewebe oder Organfunktion nimmt ab, die Reparaturfähigkeit und der Neuaufbau unserer Gewebe (Regeneration) lassen nach, und chronisch degenerative Veränderungen machen sich mit Beschwerden bemerkbar. Degenerative

Die dauernden Folgen eines Östrogenmangels sind schwerwiegend, ihre Entwicklung dauert oft Jahre. Während dieser Zeit bildet sich im Körper vieles weiter zurück, beispielsweise kann die Bandscheibe schrumpfen oder die Belastbarkeit der Stützgewebe sich verringern.

Alterserkrankungen verstärken sich. Auch die psychische Leistungskraft lässt kontinuierlich nach.

Typische Alterserkrankungen stellen sich ein

Zu den Alterserkrankungen und typischen Sterbeursachen, die sich ab der Menopause entwickeln, gehören Erkrankungen des Herzkreislaufs einschließlich labilen Hochdrucks, Arteriosklerose, Infarkt und Schlaganfall, an denen jede zweite

Zu den Alterungsveränderungen tragen neben abfallenden Sexualhormonen auch eine verminderte Produktion von Androgenen und Wachstumsfaktoren bei.

Weitere Faktoren, die den Alterungsprozess beschleunigen

Andere Hormone, die ebenfalls im Alter abfallen, verstärken die Folgen eines Östrogenmangels. Dazu gehören die Androgene, eine Sammelbezeichnung für viele Hormone mit männlichem Wirkprofil (z. B. Testosteron, Androstendion, Dihydrotestosteron, DHEA). Auch sie steuern den Aufbau und Erhalt unserer Strukturen und körperlichen wie psychischen Funktionen. Ihre Blutspiegel nehmen im Alter um 50 bis 90 Prozent dramatisch ab, was nicht ohne Folgen bleibt (Abb. 2, Seite 47).

Ebenso vermindert sich die Produktion von Wachstumsfaktoren und vieler Botenstoffe (auch der Neurotransmitter im Gehirn) stark, was als weiterer Beitrag zu den Altersveränderungen zu werten ist.

Ferner sind ein altersbedingtes Schwächeln und Umfunktionieren des Immunsystems sowie örtliche Entzündungsreaktionen (Reizungen) und nachlassende biochemische Faktoren zum Schutz vor schädlichen Stoffwechselprodukten (z. B. vor freien Radikalen) in Altersprozesse bzw. Alterserkrankungen eingebunden. Nicht zuletzt vermindern sich Genfunktionen, die für die Erneuerung und Reparatur des Organismus verantwortlich sind (Epigenetik).

Frau heute stirbt, unnötigerweise vorzeitig. Aber auch Arthrose und Osteoporose mit zunehmender Frakturhäufigkeit gehören dazu, Minderung der Hautdicke, ebenso Veränderungen des Immunsystems (Autoimmunerkrankungen) sowie die zunehmende Krebshäufigkeit. Entgleisung der Blutfette, Gewichtsveränderungen und Minderung der Merkfähigkeit und weiterer kognitiver Fähigkeiten sind auch keine Kleinigkeiten.

Die Spätfolgen: nicht unterschätzen

Ein Östrogenmangel ist also nicht nur mit den oft flüchtigen klimakterischen Beschwerden abgetan, die sich später sogar meist von allein zurückbilden. Bedeutsamer sind die degenerativen Folgeerkrankungen. Diese gesundheitlich wichtigen Konsequenzen werden leider auch heute noch vielen Frauen nicht genannt. Sie lassen sich mit dem oben erklärten Begriff »Postmenopause-Syndrom« zusammenfassen. Sie entwickeln sich bei jeder Frau unterschiedlich stark und schnell, und nicht jedes Gewebe des Körpers »schrumpft« gleichermaßen, obwohl es hierbei auch Durchschnittszahlen, also einen »roten Faden« gibt; siehe die beschriebene Latenzzeit solcher Folgen.

Die Latenzzeit, die Zeit zwischen Beginn des Hormonabfalls und dem Einsetzen der Folgekrankheiten, sollte für die Prävention unbedingt genutzt werden, anstatt erst dann zu handeln, wenn die Folgen bereits schmerzhaft spürbar sind.

Präventionsmöglichkeiten nutzen

Konsequenzen und dringender Rat zur Alterungsprävention: Nutzen Sie die Latenzzeit für vorbeugende Maßnahmen, und handeln Sie nicht erst dann, wenn die Folgen offensichtlich geworden sind. Denn dann müssen teilweise schwere und belastende Maßnahmen ergriffen werden, die man sich größtenteils hätte ersparen können.

Solch ein Rat ist eigentlich selbstverständlich. Jede Hausfrau würde auch so handeln, z. B. indem der abgeblätterte Fensterrahmen gestrichen wird, ehe er durchgefault ist. Leider aber hören Frauen in der Postmenopause einen Rat zur Prävention so selten, »weil doch die Wechseljahre so natürlich und normal« seien.

Folgekrankheiten vermeiden

Bei solch überholten Ansichten handelt es sich um reine Ideologie, denn die Wechseljahre und ihre Folgen sind eben nicht gesund für die Frau! Die möglichen Langfristfolgen der Wechseljahre sind zwar alterstypisch, aber dennoch nicht erstrebenswert, sie sollten so weit wie möglich abgemildert oder gar vermieden werden. Viele Patientinnen kommen erst in die Praxen oder Kliniken (oder gleich ins Pflegeheim), wenn die Folgeerkrankungen und die dazugehörenden Beschwerden auftreten, statt die Latenzzeit für vorbeugende Maßnahmen sinnvoll zu nutzen.

Nach wie vor werden Frauen an einer Hormonersatztherapie mit dem Argument gehindert, dass diese Veränderungen naturgegeben und deshalb hinzunehmen seien. Wechseljahre sind nicht »gesund«, ihre Langfristfolgen sind durch eine rechtzeitige Hormonsubstitution vermeidbar.

Das Dilemma
der herkömmlichen Hormontherapie

Die frühzeitige Prävention hat sich in den letzten 20 Jahren immer mehr durchgesetzt. Eine Fülle von guten wissenschaftlichen Studien mit auch langfristigen Verläufen von über 25 Jahren haben den Vorteil einer Östrogengabe für fast alle Funktionen des Körpers vielfältig belegt; es wird nachstehend genauer darauf eingegangen. Etwa die Hälfte der betroffenen Frauen nehmen oder haben Östrogene eingenommen, wie beispielsweise die Umfrage zur Frauengesundheit in Deutschland oder auch die Statistiken über Verkaufszahlen der Apotheken belegen. ▶ ▶ ▶

Ursachen des Hormondilemmas

Viele informierte Frauen, einsichtig wie sie sind, würden auch weiterhin Hormone nehmen, wenn – ja wenn da nicht die Risiken wären, die mit einer Östrogeneinnahme verbunden sein können. Im Vordergrund stehen dabei erhöhte Brustkrebs- und Thromboseraten, auch Störungen der Gallenwege nehmen zu, die vermehrt zu Gallenblasenoperationen führen. Was soll eine aufgeklärte Frau tun? Sie befindet sich tatsächlich in einem Dilemma.

Können eigentlich die »Östrogene« so riskant sein? Oder wendet man sie nur falsch an? Drei Aspekte sollten nachdenklich stimmen:

▶ Zum Ersten ist wenigen Frauen bewusst, dass sie etwa vom 12. bis zum 50. Lebensjahr, also 38 Jahre lang, während ihres Monatszyklus natürlicherweise hohe Östrogenspiegel produzieren. Dennoch haben sie dadurch nicht innerhalb weniger Jahre nennenswert Thrombosen oder Brustkrebs bekommen. Ist das nicht eigenartig, wenn doch die Östrogene so gefährlich sein sollen? Offensichtlich haben die Frauen all diese Jahre trotz ihrer wachstumsfördernden hohen Östrogenspiegel durch das natürliche Progesteron, das für 14 Tage nach jedem Eisprung gebildet wird, einen hormonellen Schutzfaktor. Dieser schützt sie nicht nur bekanntermaßen vor einem Gebärmutterkrebs, sondern auch – wie wir heute wissen – vor Brustkrebs.

▶ Zum Zweiten soll daran erinnert werden, wann eigentlich

Viele Frauen wissen nicht, dass sie in ihrer fruchtbaren Lebensphase während des Zyklus hohe Östrogenspiegel produzierten. Trotzdem bekamen sie weder Thrombose noch Brustkrebs.

die Krebsrisiken für Gebärmutter und Brust schlagartig ansteigen. Es sind gerade die Jahre kurz vor und dann nach Eintritt der Wechseljahre, wo jedoch die angeblich »gefährlichen« Östrogenspiegel zurückgehen. Auch hier wurde gezeigt, dass ein wichtiger Grund für diese Risikoanstiege eher im Mangel des natürlichen Schutzhormons Progesteron zu suchen ist, das mit Eintritt der Wechseljahre nicht mehr nennenswert produziert wird.

▶ Wenn nun drittens Frauen mit Beginn der Wechseljahre zur »Therapie« Östrogene in Tablettenform (Östrogenersatztherapie) oder solche in Kombination mit körperfremden Gestagenen einnehmen (Hormonersatztherapie), treten schon nach wenigen Monaten bzw. wenigen Jahren erhöhte Thrombose- bzw. Brustkrebsrisiken auf, wie eine Fülle von Studien gezeigt hat.

Kann das eigentlich angesichts der zwei zuerst genannten Aspekte prinzipiell an den »Östrogenen« liegen? Wahrscheinlicher ist, dass mit der Dosierung der bisherigen Hormonanwendung und der ausgewählten Substanzen noch nicht der richtige Weg eines natürlichen Hormonersatzes gefunden wurde. Und genau das trifft zu, wie im Folgenden gezeigt wird.

Das Märchen vom natürlichen Hormonersatz in Tablettenform

Die Hormonersatztherapie in Tablettenform ist kein natürlicher Hormonersatz! Ein richtiger Hormonersatz soll lediglich einen Mangel exakt ausgleichen und nicht mehr. Man nennt das Substitution. Sie sollte dann auch nicht zu

Durch natürliches Progesteron, das nach jedem Eisprung gebildet wird, haben Frauen einen natürlichen hormonellen Schutzfaktor, der sie vor Gebärmutter- und Brustkrebs bewahrt. Dass die Risiken für diese Krebsarten nach den Wechseljahren ansteigen, liegt auch am Mangel dieses Schutzhormons.

Nebenwirkungen führen. Da bei der bisherigen Hormon-
ersatzbehandlung jedoch statistisch klar abgesichert erhöhte Risiken gefunden wurden, ist diese Vorgehensweise erkennbar noch nicht optimal.

Was soll ausgeglichen werden?

Die beiden wichtigsten Östrogene sind Östron (Estron E1)
und das daraus gebildete Östradiol (Estradiol E2). Frauen
haben zu Beginn ihres Zyklus von beiden Hormonen im Blut
etwa 50 pg/ml (Picogramm pro Milliliter), Männer übrigens
nur geringfügig weniger. Diese Mengen sind von der Natur
als gesundheitlich nötig und für Erwachsene als voll ausreichend vorgesehen (erste Säulengruppe in der Abb. 6, nächste
Seite). Bis zur Zyklusmitte (Zyklustag 11 bis 13) steigen sie
als Folge der Eireifung an (zweite Säulengruppe), um den
ganzen Körper auf eine Schwangerschaft vorzubereiten.
Tritt diese nicht ein, werden die hohen Östrogenspiegel wieder abgebaut, ebenso bilden sich deren organische Folgen
zurück, beispielsweise blutet die stark verdickte Schleimhaut der Gebärmutter ab.

Die Östrogenspiegel fallen mit Beginn der Wechseljahre so weit ab, dass noch geringere Spiegel als früher zu Beginn des Zyklus erreicht werden. Diese geringen Blutspiegel reichen für die Gesunderhaltung nicht mehr aus, es kommt zu körperlichen Problemen.

  Mit Beginn der Wechseljahre (dritte Säulengruppe) fallen
die Östrogenspiegel so weit ab, dass noch niedrigere Spiegel
als früher zu Beginn des Zyklus erreicht werden. Diese
niedrigen Blutspiegel reichen für die Gesundheit nicht mehr
aus, der Körper reagiert mit unangenehmen Veränderungen. Die ersten lästigen Folgen sind üblicherweise klimakterische Ausfallserscheinungen, später kommen dann noch
die schwerwiegenden chronisch-degenerativen Organfolgen

hinzu. Beides möchte man nun behandeln. Dazu sollten lediglich die fehlenden Hormone wieder ersetzt, also substituiert werden, mehr nicht.

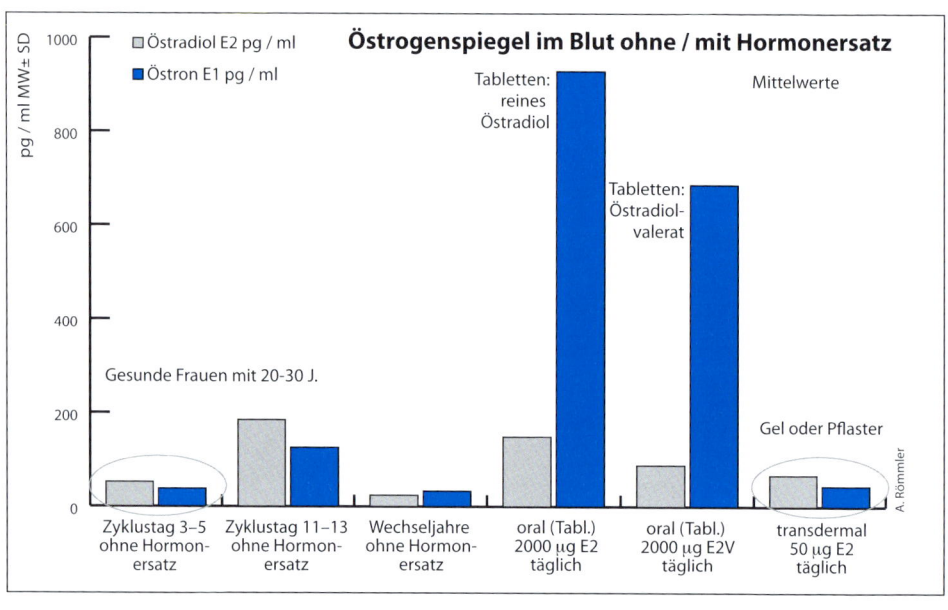

Abb. 6: Mittlere Östradiol- und Östronspiegel im Blut, ohne/mit Hormonersatz.
Säulenpaare 1–3: Mittelwerte bei gesunden Frauen ohne Östrogengabe am Zyklustag 3–5 und 11–13 sowie in der frühen Postmenopause (Wechseljahre)
Säulenpaare 4–6: postmenopausale Frauen unter oraler (Tabletten) oder transdermaler (Pflaster, Gel) Östrogengabe
Ziel einer Substitution:
Der kleine Östrogenabfall zwischen den Blutspiegeln am 3.–5. Zyklustag (Säulenpaar 1) gegenüber denen in den Wechseljahren (Säulenpaar 3) soll ausgeglichen werden, was transdermal gelingt (Säulenpaar ganz rechts), oral jedoch hohe Östrogendosierungen erforderlich macht, die zu hohen Östradiol- und exzessiv hohen Östronspiegeln führen.

Östrogen wird massiv überdosiert

Die Wirklichkeit sieht erschreckend anders aus. Eine korrekte und natürliche Östrogensubstitution würde lediglich den kleinen Unterschied zwischen den zu niedrigen Konzentrationen in den Wechseljahren und den normal-niedrigen zu Zyklusbeginn ausgleichen. Das geschieht aber nicht mit einer Darreichung in Tablettenform: Durch 2 Milligramm (= 2000 Microgramm) Östradiol bzw. Östradiolvalerat, eine häufig verwendete Dosis bei der bisherigen Hormonersatztherapie, entstehen nachfolgend etwa 60 bis 100 Picogramm Östradiol pro Milliliter Blut und etwa 300 bis 600 und mehr Picogramm Östron pro Milliliter. Solche Blutspiegel sind also im Mittel beim Östradiol fast doppelt so hoch wie zu Zyklusbeginn und beim Östron sogar exzessiv erhöht (vierte und fünfte Säulengruppe in Abb. 6). Damit stellt diese Form der Östrogenzufuhr eine hoch dosierte Medikamententherapie dar, die meist auch noch viele Monate und Jahre lang erfolgt. Es ist folglich ein Märchen, wenn manche behaupten, eine Hormonersatztherapie in Tablettenform würde wieder natürliche Östrogenverhältnisse herstellen.

Eine Hormonersatztherapie in Tablettenform mit 2 Milligramm Östradiol bzw. Östradiolvalerat ist eine überdosierte Medikamententherapie, die die natürlichen Östrogenverhältnisse keineswegs wiederherstellt.

Die Leber wird überlastet

Die Östron- und Östradiolspiegel im Blut zeigen erst gemeinsam an, welche hohe Gesamtbelastung an Östrogenen vorliegt. Auch wenn Östron meist viel schwächer als das Östradiol wirkt, sind dennoch beide Östrogene für den Organismus bedeutsam, da sie in allen Geweben, wo Östrogene wirken, ineinander umgewandelt werden können. Weiterhin belegen die hohen Östronspiegel eine hohe Leberbelastung, denn vorzugsweise erfolgt dort die Umwandlung und damit Speicherung des als Tablette zugeführten Östradiols in das Östron. Diese Umwandlung ist eine Folge der so genannten ersten Leberpassage, da das Hormon nach einer Tabletteneinnahme über den Magen-Darm-Trakt zuerst über das Pfortadersystem durch die Leber geschleust wird. Wie im Folgenden noch besprochen wird, werden durch eine solche Östrogenbelastung viele weitere Prozesse der Leber aktiviert, was in den meisten Fällen für die Gesundheit nachteilig ist.

Hohe Östronspiegel sind eine große Belastung für die Leber, da dort die Umwandlung des Östradiols in das Östron erfolgt. Durch diese Belastung werden weitere gesundheitsschädliche Prozesse der Leber in Gang gesetzt.

Abhilfe wäre auch durch eine Dosisreduktion kaum zu erreichen, sondern erst durch ein anderes Anwendungsprinzip, also durch eine andere Darreichungsform, die die Leber umgeht.

Östrogene »über die Haut« besser als Tabletten

Eine hohe östrogene Gesamtbelastung ist als Substitution medizinisch unnötig und dazu risikobehaftet, wie man heute weiß. Dabei gibt es bessere Alternativen. Die Östrogene können über die Haut zugefügt werden, sei es als Pflaster oder als Gel bzw. Creme (Abb. 6, Seite 94, Säulenpaar ganz rechts). Hier genügen kleinste Mengen (z. B. eine Östrogenfreisetzung von 25 bis 50 Mikrogramm Östradiol täglich), um natürliche Östron- und Östradiolspiegel im Blut zu erzielen, da mit diesem Anwendungsprinzip die Leber umgangen wird. Im Vergleich zur oralen Gabe mit ihren 1000 bis 2000 Mikrogramm können bei der transdermalen Darreichung nun 20- bis 80fach (!) niedrigere Tagesdosierungen verwendet werden. Die transdermale Östrogenzufuhr stellt einen tatsächlichen Fortschritt der pharmazeutischen Medizin dar.

Eine längst bekannte Tatsache

Man könnte fragen, ob solche Unterschiede zwischen beiden Darreichungsformen neue Erkenntnisse sind oder ob sie umstritten sind. Nein, beides trifft nicht zu. Seit über 25 Jahren sind solche Daten gesichertes medizinisches Wissen, vielleicht wurden sie von manchen verdrängt, da nur an die gut vermarkteten »Östrogentabletten für die Wechseljahre« gedacht wurde. Manche fortschrittliche Firmen bieten aber schon seit vielen Jahren auch Östrogenanwendungen durch Pflaster oder Gel an. Manche Ärzte mögen vielleicht auch spekulativ gemeint haben, diese drastischen Unterschiede hätten keine medizinische oder gar gesundheitliche Bedeutung. Solche Meinungen sind

> *Östrogenanwendungen über die Haut, d. h. durch Pflaster oder Gel, sind ein großer medizinischer Fortschritt. Hierbei genügen kleinste Mengen, um natürliche Östron- und Östradiolspiegel im Blut zu erzielen.*

»Konjugierte« Östrogene

Die konjugierten Östrogene in Tablettenform (aus Stutenurin oder aus Pflanzen gewonnen, meist in den amerikanischen Studien zum Hormonersatz verwendet) bewirken insgesamt niedrigere Östrogenspiegel im Blut, stellen aber nur scheinbar eine bessere Alternative dar. Sie enthalten überhaupt kein Östradiol. Dieses wird erst aus dem zugeführten Östron und Östronsulfat in der Leber und im übrigen Körper umgewandelt, daher sind die Blutspiegel nicht so extrem erhöht. Die Gesamtbelastungen sind aber ähnlich, weshalb niedrige Dosierungen verwendet werden sollten, wenn man sich für diese Anwendung entscheidet. Zu den hohen Belastungen tragen auch die vielen zusätzlichen östrogenartigen Bestandteile der Pferdeöstrogene bei, die für den Menschen artfremd und in ihren Wirkungen meist unbekannt sind. In den Hormonbestimmungen werden sie aus technischen Gründen gar nicht miterfasst und bleiben somit fälschlicherweise unbeachtet.

heute aber angesichts der Risikoaussagen von Studienergebnissen nicht mehr haltbar.

Weitere östrogene Darreichungsformen

Ähnlich ungünstige Östrogenprofile wie die Tabletteneinnahme kann auch die Darreichung über die Mundschleimhaut (Tropfen, Spray, Pastillen) oder die Nase (Tropfen, Spray) bewirken. Sie alle benötigen hohe Östrogenmengen, um nach der auch hierbei erfolgten ersten Leberpassage überhaupt noch wirksame Blutspiegel von Östradiol zu erzielen. Diese täuschen aber wiederum, denn der Rest des zugeführten Östrogens bleibt durch die Umwandlung in Östron dem Körper erhalten, was aber erst durch die Messung beider Östrogenspiegel festgestellt werden kann.

Östrogenimplantate

Östrogenimplantate unter die Haut oder intramuskuläre Östrogenspritzen stellen Depotformen dar. Auch sie bewirken oft zu hohe Blutspiegel und haben wegen der nicht immer gleichmäßigen Freisetzung des Östrogens ihre Besonderheiten. Das mag dazu geführt haben, dass die Implantate bei der britischen Brustkrebsstudie zum Hormonersatz (»Millionenfrauenstudie«, 2003) von den verglichenen Darreichungsformen der Östrogene keineswegs ein niedrigeres, sondern sogar das höchste Risiko ergaben.

Transdermal schont die Leber

Bei der transdermalen Darreichung gelangen die Östrogene über das Kapillarsystem der Haut sofort in den großen Blutkreislauf. Deshalb reichen auch die niedrigen Östrogen-

Ähnlich ungünstig wie die Tabletteneinnahme muss die Einnahme von Hormonen über die Mundschleimhaut oder die Nase betrachtet werden. Auch hierfür sind hohe Östrogenmengen erforderlich, um nach der Leberpassage wirksame Blutspiegel von Östradiol zu erreichen.

dosierungen aus, um wieder weitgehend normale Östrogenverhältnisse im Blut herzustellen. Bei der oralen Darreichung erfolgt die Aufnahme dagegen über den Darm und das Pfortadersystem, um dann die Leber zu erreichen. Diese wird durch die anflutenden großen Östrogenmengen erheblich belastet. Das kann man an Lebermarkern feststellen, also an Veränderungen von Substanzen, die unter Östrogeneinfluss in der Leber gebildet werden.

Und nun kommt die unangenehme Feststellung: Die meisten dieser Veränderungen sind als Risikofaktor mit ernsthaften Erkrankungen im Organismus verbunden (Tabelle 1, Seite 96). Sie erklären damit auch zahlreiche Nebenwirkungen, die bei der oralen Hormonersatztherapie auftreten können.

Da bei einer transdermalen Darreichung sehr viel niedrigere – und praktisch normale – Östrogenkonzentrationen die Leber im Rahmen der allgemeinen Blutzirkulation erreichen, sind bei ihr eben genau diese Risiken nicht zu befürchten, wie dies durch zahlreiche Vergleichsstudien heute abgesichert ist.

> *Durch die transdermale Gabe sind Nebenwirkungen wie durch die Einnahme von Hormontabletten nicht zu befürchten, was durch zahlreiche Vergleichsstudien gesichert ist. Nennenswerte Leberbelastungen sind nicht bekannt.*

Das Fazit

Zahlreiche biochemische Marker zeigen, dass durch eine orale, aber nicht durch eine transdermale Östrogenersatztherapie die nennenswerten Leberbelastungen entstehen, die sich auf viele Funktionen des Körpers sehr ungünstig auswirken können. Dadurch werden viele der Folgen verständlich, die unter einer oralen Hormontherapie in den Wechseljahren auftreten können.

Tab. 1: Wichtige Risikomarker der Leber, die sich bei einer oralen, aber nicht transdermalen Östrogenersatztherapie ungünstig (-) oder günstig (+) verändern können. (Nach Römmler A, 2004)

-	Anstieg Östron	belegt hohe Östrogenbelastung, führt zusammen mit synthetischen Gestagenen zu hoher Brustdichte und Brustkrebsrisiko
-	Anstieg Katecholöstrogene	Abbauprodukte der Östrogene; einige gelten als schützende Antioxidanzien, andere als krebsauslösende Substanzen
-	Anstieg Bindungsproteine	beeinflusst den Transport von Hormonen und Vitaminen im Blut; macht die Überwachung auch anderer Hormonsysteme (z. B. Schilddrüse, Androgene) und Vitamin D erforderlich
-	Anstieg und Änderungen der Gallensekrete	führen vermehrt zu Gallensteinen und Operationen der Gallenwege
-	Anstieg Angiotensinogen	in Regulation des Blutdrucks eingebunden; kann für Blutdruckanstieg verantwortlich sein
-	Veränderungen von Gerinnungsfaktoren	verändert Blutgerinnung und Verklumpung von Thrombozyten (Blutplättchen); Thrombose-, Embolie- und Schlaganfallrisiko
+	Absenken von PAI-1	Plasminogen-Inhibitor, in die Bildung von Blutgerinnsel eingebunden
-	Anstieg CRP	C-reaktives Protein (CRP) als akuter Marker für Entzündungsreaktionen, steigt 2–3fach an; fördert Thrombose/Arteriosklerose
+	Anstieg von HDL-Cholesterin	der gesundheitlich »günstige« Cholesterinanteil; sein Anstieg wird durch Gestagene teilweise wieder verringert
+	Absenken von LDL-Cholesterin und Lipoprotein (a)	die zwei eher »ungünstigen« Fettpartikel im Blut können verbessert werden
-	Anstieg Triglyzeride	ungünstige Fettpartikel im Blut, fördern Arteriosklerose
-	Abfall IGF-1 (Insulin-like-Growth-Faktor-1)	vermittelt einen Großteil der Wirkungen des Wachstumshormons; sein Abfall fördert Muskelabbau, Knochenschwund sowie Bindegewebsschwäche mit Faltenbildung und steigert den Fettansatz

Orale Einnahme belastet auch ein vorgeschädigtes Blutgefäßsystem

Neben der Leber und dem Brustgewebe werden auch die Gefäßinnenwände (Endothel) durch Östrogene und Gestagene beeinflusst, was Folgen für die Entstehung einer Arteriosklerose hat. Sind die Gefäßwände noch gesund, schützen die Östrogene auf vielfältige Weise. Daher führt ein Wegfall des Schutzes wie mit Beginn der Wechseljahre zu höheren Risiken bei Herzinfarkt, Schlaganfall und der Arteriosklerose. Wartet man aber zu lange mit einer Substitution, schreiten krankhafte Gefäßveränderungen schneller voran. Bei einem geschädigten Gefäßsystem können dann Östrogengaben ihre Schutzwirkungen nicht mehr voll entfalten. Mehr noch, Studien haben gezeigt, dass bei einer erst spät begonnenen Östrogenersatztherapie in Tablettenform anfangs sogar stark vermehrt Thrombosen und Schlaganfall auftreten können. Von einer transdermalen Östrogendarreichung sind solche erhöhten Risiken nicht bekannt. Zusätzlich können auch synthetische Gestagene zu erhöhten Gefäßrisiken beitragen.

> *Ein bereits geschädigtes Gefäßsystem kann durch Östrogengaben nicht mehr ausreichend geschützt werden, vor allem nicht, wenn die Einnahme erst spät oder die Östrogengabe in Tablettenform erfolgt.*

Mammografische Brustdichte und Brustkrebsrisiko

Die Mammografie ist eine röntgenologische Untersuchungsmethode zur Früherkennung und Diagnose eines Brustkrebses. Die mammografische Dichte der Brust nimmt nicht unter transdermaler, sondern nur unter oraler Hormonersatztherapie deutlich zu, was mit der Höhe der

Östronspiegel sowie der zusätzlichen synthetischen Gestagengabe (Progestagene, nicht in der Natur vorkommende progesteronähnliche Substanzen) zusammenhängt. Auch viele der körperfremden (synthetischen) Gestagene sind ein Risikofaktor und kein natürlicher Hormonersatz.

Die mammografische Dichte der Brust nimmt nur unter oraler Hormonersatztherapie deutlich zu, woran die zusätzliche Gabe von synthetischem Gestagen beteiligt ist. Bei einer dichteren Brust ist die Aussagekraft einer Mammografie möglicherweise ungenau und zudem ein Risikofaktor.

Hauptverdächtige: synthetische Gestagene

Solche Dichteveränderungen der Brust sind nicht nebensächlich, indem sie »nur« gewisse Beschwerden machen können. Denn einerseits leidet bei einer dichteren Brust die diagnostische Aussagekraft einer Mammografie, wodurch möglicherweise riskante Befunde erst spät entdeckt und häufiger auch Gewebsentnahmen erforderlich werden, wie Studien zeigten. Zudem ist eine höhere mammografische Dichte als eigenständiger Risikofaktor zu werten, da sie mit einer bis zu fünffach höheren Rate von Brustkrebs verbunden ist.

Höheres Brustkrebsrisiko bei höherer Brustdichte

Im Ontario Krebsinstitut in Toronto/Kanada wurde berechnet, dass für jedes Prozent Dichtezunahme ein etwa 2 Prozent höheres Brustkrebsrisiko zu erwarten sei (Boyd NF et al. 1998). Wenn man bedenkt, dass unter oraler Hormonersatztherapie die Brustdichte nicht selten um 25 bis 50 Prozent zunimmt, sind solche Risikosteigerungen durchaus bedeutsam. Sie spiegeln den ungünstigen Einfluss mancher körperfremder Gestagene auf die Regulation der Brustepithelien (Innenauskleidungen der Milchgänge) wider. Auch das von manchen Ärzten und Frauen geschätzte Tibolon (ein synthetisches Gestagen und Bestandteil z. B. von

Liviella®) scheint keine bessere Alternative zu sein. Es führt zwar nicht zu einer Dichtezunahme der Brust, soll aber genauso wie andere synthetische Gestagene mit einem höheren Brustkrebsrisiko und möglicherweise auch Gebärmutterkrebs- sowie Schlaganfallrisiko verbunden sein.

Alles andere als natürlich

Über die Veränderungen der Brustdichte hinaus zeigen die Studien zum Brustkrebsrisiko zweierlei: Zum einen kann bereits die orale Östrogenersatztherapie mit einem erhöhten Brustkrebsrisiko verbunden sein, dessen Ausmaß von der östrogenen Gesamtbelastung und persönlichen Gegebenheiten abhängt. Zum anderen führt der Zusatz eines synthetischen, also körperfremden Gestagens (Progestagen) zu einer weiteren und viel stärkeren Steigerung dieses Risikos, abhängig von der Anwendungsdauer etwa um das Doppelte. Für das natürliche Progesteron trifft das nicht zu, wie die bisherige Studienlage zeigt (ab Seite 171).

Folglich muss auch bei den Gestagenen ein »Märchen« aufgedeckt werden: Synthetische Gestagene, die natürlicherweise im Körper gar nicht vorkommen und mit dem natürlichen Progesteron nicht identisch sind, sind ebenfalls kein natürlicher Hormonersatz und außerdem nicht harmlos!

Es sind die synthetischen Gestagene, die zu einer Steigerung des Brustkrebsrisikos führen. Sie kommen im Körper nicht vor und sind nicht identisch mit dem natürlichen Progesteron. Sie sind deshalb kein natürlicher Hormonersatz und auch nicht harmlos.

Untragbare Risiken

Die Risiken einer Hormonersatztherapie in Tablettenform werden nun verständlich – das sind aber keine Einzelfälle. Da unter einer solchen Hormonersatztherapie der Orga-

nismus über Monate und Jahre mit übergroßen Östrogenmengen belastet wird, sollte man froh sein, dass eine solche
Vorgehensweise nicht zu einer medizinischen Katastrophe
geführt hat. Manche Kritiker sprechen auch von einem der
»umfangreichsten medizinischen Experimente« bei gesunden Frauen. Man kann nur anerkennen, dass Frauen evolu-
tionsbedingt eine Menge an Östrogenen verkraften und dass
deshalb die Nebenwirkungsraten nicht noch höher ausgefallen sind als bisher beschrieben.

An der hohen Zahl der Brustkrebsfälle hat die bisherige Hormon-ersatztherapie durch Tabletten einen Anteil von etwa 27 Prozent. Weitere Nebenwirkun-gen einer östrogenen Überdosierung sind Bluthochdruck, Gewichtszunahme oder Gallenblasen-erkrankungen.

Einzelschicksale nicht vernachlässigen

Eine drei- bis vierfache Steigerung des ansonsten geringen
Thromboserisikos und eine etwa 1,5- bis 2fache Erhöhung
der Brustkrebsrate sind nicht als Einzelschicksale zu
vernachlässigen. Denn angesichts der großen Anwenderzahlen summieren sich die Fälle dennoch auf erschreckend
hohe Zahlen. Eine kürzlich veröffentlichte umfangreiche
Studie aus Norwegen folgert, dass von den vielen Gründen,
die im Alter zwischen 45 und 64 Jahren zu einem Brustkrebs
führen können, allein die bisherige Hormonersatztherapie
einen Anteil von etwa 27 Prozent ausmachen kann (Bakken
K. et al. 2004). Wenn heute noch ein ärztlicher Berater von
»Einzelfällen« beim Brustkrebsrisiko unter solchen Hormongaben spricht, verdrängt er zynischerweise die medizinischen und statistischen Fakten.

Zusätzlich noch andere leichte Nebenwirkungen

Viele andere Nebenwirkungen einer solchen östrogenen Überdosierung kommen noch hinzu, sie werden zu den leichteren

gezählt. Dazu gehören Bluthochdruck, Wassereinlagerungen, Blähbauch, Brustspannen und Zunahme der Brustdichte, Gallenblasenstörungen und ungünstige Gewichtsveränderungen. Nicht jede Frau trifft es gleichermaßen. Kommen zusätzliche Belastungen durch genetische Besonderheiten oder aus einer persönlichen ungesunden Lebensführung hinzu, ist man unter einer Hormontherapie in Tablettenform schnell ein »Krankheitsfall«. Sind darüber hinaus schon degenerative Veränderungen speziell an den Gefäßwänden fortgeschritten, was bei älteren Patientinnen ohne frühzeitig begonnener Östrogenbehandlung meist zutrifft, können die Hormonrisiken besonders deutlich zu Buche schlagen, wenn die Hormongaben jetzt in der bisherigen Anwendungsform begonnen werden. Man denke hierbei nur an die Studienberichte über erhöhte Thrombose-, Lungenembolie-, Schlaganfall- und Altersdemenzrisiken bei solchen Spätstarterinnen.

Wer in fortgeschrittenem Alter mit einer Hormontherapie in Tablettenform beginnt, wird schnell ein »Krankheitsfall«, vor allem, wenn bereits Veränderungen an den Gefäßwänden oder anderen Organen eingetreten sind.

Marker geben Hinweise auf Erkrankungsrisiken

Die ungünstigen Veränderungen von biochemischen Markern und Organstrukturen (z. B. Lebermarker, Brustdichte, Gefäßwände bei Spätanwenderinnen) sind einerseits Folgen einer zu hohen Östrogenbelastung und andererseits Folgen der Verwendung eines körperfremden (synthetischen) Gestagens. Beide Bestandteile einer herkömmlichen Hormonersatztherapie in Tablettenform sind also mit erhöhten Risikomarkern verbunden. Solche Veränderungen stellen für sich alleine betrachtet zwar noch keine Erkrankung dar, sie sind aber ernst zu nehmen, da sie einer Erkrankung Vorschub leisten können. Nun zeigen aber die Studien der letzten Jahre, dass eine orale Hormonersatztherapie nicht nur Marker ungünstig verändert, sondern tatsächlich auch direkt mit nennenswerten Erkrankungsraten verbunden ist. Nachstehend sollen einige kurz aufgelistet werden. (Quelle: Römmler A, 2004)

Auch Studien belegen gehäuftes Auftreten von Erkrankungen

Bereits die Fülle der hier angeführten Belege lässt auch einen medizinischen Laien verstehen, dass die orale Östrogengabe und der Zusatz körperfremder Gestagene keinen

Tab. 2: Zunahme wichtiger Erkrankungsrisiken im Zusammenhang mit einer herkömmlichen oralen Hormonersatztherapie aus Östrogenen und synthetischen (körperfremden) Gestagenen in Tablettenform.

Erkrankungen der Gallenblase und deren Operationen	Risiko bis 2,5fach erhöht, mit Dauer der Anwendung ansteigend
Schlaganfall	Risiko etwa verdoppelt, sowohl bei Erst- als auch Zweiterkrankungen
Thrombose und Embolie (venös)	Risiko 3–4fach erhöht im ersten Anwendungsjahr, dann über Jahre langsam nachlassend; sowohl bei Erst- als auch Zweitereignissen
Eierstockkrebs bei alleinigen Östrogengaben	Risiko vermutlich 2fach erhöht, ansteigend mit der Anwendungsdauer; einige synthetische Gestagene und das natürliche Progesteron scheinen zu schützen
Brustkrebs bei alleiniger oraler Östrogengabe	Risikozunahme etwa 10–30% innerhalb von 5–10 Anwendungsjahren; jeweils mit der Anwendungsdauer und Dosis ansteigend
Brustkrebs bei Gabe oraler Östrogene kombiniert mit synthetischen Gestagenen	Risikozunahme etwa 2fach innerhalb von 5–10 Anwendungsjahren; Risikoanstieg bereits ab dem ersten Jahr nachweisbar, mit der Dauer ansteigend

natürlichen Hormonersatz darstellen und zu Risikosteigerungen bei ernsthaften Erkrankungen beitragen. Wer angesichts solcher Erkenntnisse heute noch anderes verbreitet, verdrängt die wissenschaftliche Datenlage (Tab. 2).

In der Tabelle links ist das relative Risiko dargestellt, d. h. Nichtanwenderinnen gleicher Alters- und Risikozusammensetzung (z. B. Gewicht, Rauchen, Genetik, Geburten) haben das Risiko 1, ein Risikoanstieg bei Hormonanwenderinnen beträgt dann im Vergleich dazu mehr als 1, z. B. bei einer Risikoverdopplung das relative Risiko 2.

Keine Angst vor Hormonen

Tragisch ist, dass wegen der Folgen einer solch ungünstigen herkömmlichen Medikation nun eine an sich notwendige und für die Gesundheit förderliche Östrogensubstitution in Verruf gekommen ist. Dennoch: Keine Angst vor Hormonen! Statt Östrogenanwendungen zu verbannen, sollten Wege zur Risikoreduktion beschritten werden. Und da gibt es nun Auswege: Ein richtiger, d. h. risikoarmer und natürlicher Hormonersatz ist durch transdermal verabreichte Östrogene und das natürliche Progesteron bereits erreichbar! Über die vielversprechenden Studienergebnisse dazu wird in den nächsten Kapiteln berichtet.

Die Hormonersatztherapie ist durch die negativen Folgen der Tablettenmedikation in Verruf geraten und hat viele Frauen verunsichert. Doch die transdermale Anwendung ist ein Ausweg aus diesem Dilemma, und die Studienergebnisse dazu sind vielversprechend.

Große Auswahl:

Aber die richtigen
Hormone müssen es sein

Es besteht eine große Auswahl an östrogenen und gestagenen Hormonen, die zur Hormonbehandlung, zur Schwangerschaftsverhütung oder als Hormonersatz verwendet werden – dazu auch noch in verschiedenen Darreichungsformen. Deshalb muss erklärt werden, worin sich solche Hormone unterscheiden, welche natürlicherweise beim Menschen vorkommen und welche für einen risikoarmen Hormonersatz in den Wechseljahren geeignet sind. Und zwar sowohl für den Mann als auch für die Frau. ▶ ▶ ▶

Die Großfamilie der Östrogene

Synthetische Östrogene

Die in einer Antibabypille üblicherweise enthaltenen Östrogene sind chemisch leicht verändert, damit sie vom Darm besser aufgenommen werden können (z. B. Äthinylöstradiol). Gegenüber dem natürlichen Östradiol sind sie sehr potent, weshalb sie nur in kleinsten Dosierungen eingesetzt werden. Darüber hinaus haben sie ein anderes Wirkprofil, belasten den Organismus mehr und können zu Nebenwirkungen führen, die auch in den Beipackzetteln der Präparate aufgeführt sind. Jüngere Frauen mit ihrer höheren Anpassungsfähigkeit verkraften das besser, bei älteren nimmt die Häufigkeit ernsterer Nebenwirkungen aber zu, z. B. Bluthochdruck, Leberbelastungen, Thromboseneigung und Schlaganfall. Deshalb werden den Frauen mit Beginn der Wechseljahre möglichst nur natürliche, d. h. körperidentische, und nicht synthetische, d. h. chemisch abgeänderte, Östrogene als Ausgleich verordnet.

Natürliche Östrogene, körperidentische oder artfremde

Östradiol (17β-Estradiol): Dieses Östradiol ist für den Menschen artgerecht, da es völlig identisch ist mit dem körpereigenen Östradiol. Es kann als Kapsel oral zugeführt und

Die Auswahl an östrogenen und gestagenen Hormonen ist sehr groß. Dazu kommen noch die verschiedenen Darreichungsformen. Es ist wichtig zu wissen, worin sich die Hormone unterscheiden und welche für eine risikoarme Therapie in den Wechseljahren sowohl für die Frau als auch für den Mann geeignet sind.

durch eine besonders feine Zubereitungsform (mikronisiert im Gegensatz zu kristallin) auch vom Darm aufgenommen werden. Alternativ gibt es orales Östradiolvalerat. Das Valeratanhängsel schützt das Östradiol vor einem vorzeitigen Abbau im Magen und erleichtert ebenfalls die Aufnahme über den Darm. Beim Durchgang durch die Darmwand und die Leber wird das Valerat abgespalten, sodass das natürliche 17β-Estradiol rein zur Verfügung steht. Östradiol in beiden Anwendungsformen ist ein artgerechtes, völlig natürliches Hormon für Menschen.

Weil Östradiolvalerat ein artgerechtes und natürliches Hormon für Menschen ist, wurde es als Tablette für den Hormonersatz bei klimakterischen Beschwerden eingesetzt, bis die negativen Folgen bekannt wurden.

Daher wurde es auch beim Hormonersatz in den Wechseljahren bisher üblicherweise als Tablette eingesetzt – bis in dieser Darreichungsform die nachteiligen Leberbelastungen mit ihren Folgen offenbar wurden.

Konjugierte Östrogene

Sie sind weit verbreitet, meist tierischen (aus dem Harn trächtiger Stuten), seltener aber auch pflanzlichen Ursprungs. Hierbei handelt es sich um ein Gemisch von etwa 100 hormonähnlichen Substanzen, darunter vorwiegend Östron und Östronsulfat, Equine und vielen mehr.

Noch viele Unbekannte

Viele dieser Substanzen kennt man noch nicht genau, erst recht nicht ihre Wirkung auf Menschen. Manche Bestandteile werden sehr lange im Körper gespeichert, ohne dass man heute weiß, was sie anrichten können. Es ist kein 17β-Estradiol enthalten, dieses kann aber im Körper aus dem im Gemisch enthaltenen Östron hergestellt werden. Die Einnahme solcher konjugierten Östrogene stellt also keinen natürlichen, artgerechten Hormonersatz, sondern ein komplexes und artfremdes Hormongemisch mit viel und unbekanntem Ballast dar. Dennoch wird es – vor allem in den USA – vorwiegend zum Hormonersatz in den Wechseljahren als Tablette verwendet, was sich in den meisten Studien aber inzwischen als sehr nachteilig herausgestellt hat.

Pflanzliche Östrogene

Ähnlich ist es mit so genannten pflanzlichen Östrogenen, z. B. Pflanzenextrakten und Phytoöstrogenen. Sie haben auch beim Menschen östrogenähnliche Wirkungen, teilweise nur an bestimmten Organen und Rezeptoren, aber eben möglicherweise auch andere günstige oder ungünstige Effekte. Sie sind von der Natur für die Pflanze entwickelt worden, aber beim Menschen scheinen die mit der Nahrung aufgenommenen Substanzen und Mengen nicht optimal und nicht ausreichend zu sein.

Daher hat die Evolution Drüsen entwickelt, mit deren Hilfe die notwendige Menge an menschlichen Östrogenen bestens hergestellt werden kann. Lässt diese Produktion im Alter nach, stellen pflanzliche Östrogene keinen natürlichen, artgerechten Hormonersatz dar. Wo und wie sie aus anderen Gründen und durch ihre sehr speziellen Teilwirkungen für uns nutzbar zu machen sind, wird derzeit wissenschaftlich intensiv untersucht.

Bei konjugierten Östrogenen handelt es sich um eine Mischung verschiedener Substanzen, die ähnlich wie die Östrogene aufgebaut sind. Gewonnen werden sie aus Pflanzen oder dem Harn trächtiger Stuten. Für eine Hormonersatztherapie sind sie nicht geeignet.

Synthetische Gestagene mit östrogener Wirkung

Es gibt Substanzen wie Tibolon (beispielsweise in Liviella®
enthalten), die als Abkömmlinge von synthetischen, also
körperfremden Gestagenen im Körper weiter umgebaut
werden. Dabei entstehen hormonähnliche Substanzen, die
teils gestagene (progesteronähnlich), androgene (männliches Hormonprofil) und östrogene Teilwirkungen haben.
Das natürliche 17β-Estradiol entsteht hieraus nicht, daher
bleiben dessen Blutspiegel unter einer solchen Einnahme

*Wie Hormone einge-
nommen werden, spielt
eine entscheidende
Rolle für mögliche Risi-
ken. Tabletten oder
Kapseln, aber auch
Tropfen, die über die
Nase zugeführt
werden, nehmen den
Weg über die Leber, was
immer mit Leberbelas-
tungen und deren
Folgen verbunden ist.*

Tabletten und weitere Darreichungsformen

Bei den bisher angeführten Möglichkeiten werden Tabletten oder
Kapseln oral (d.h. über den Mund) eingenommen, die nach der
Darmaufnahme den Weg durch die Leber nehmen, um dann erst ins
Blut zu gelangen. Damit sind, wie im vorigen Kapitel dargestellt, stets
gewisse Leberbelastungen zu erwarten, die beim Wirkungs- und
Nebenwirkungsprofil miteingerechnet werden müssen. Dies trifft
auch für eine Anwendung über die Mundschleimhaut (Tropfen,
Pastillen) oder über die Nase (nasal) zu.

Es gibt auch andere Anwendungsformen. Östrogene können intramuskulär (durch Spritze in die Muskulatur), als Implantat im Unter-
hautfettgewebe, über die Scheide (vaginal) oder über die Gebärmutter (intrauterin) und vor allem über die Haut (transdermal, perkutan)
angewendet werden. Hierbei sind natürliche sowie synthetische
Substanzen im Einsatz, die einzelnen Alternativen haben ihre gewissen Vor- und Nachteile. Entscheidend aber ist: Nur über die Haut
(Pflaster, Gel, Creme) kann die Zufuhr natürlicher Östrogene (Östradiol) zu einem richtigen und individuell dosierten Hormonausgleich
im Blut führen!

auch unverändert niedrig. Tibolon ist damit auch kein natürlicher Hormonersatz, sondern ein Medikament mit Hormonwirkungen. Hieraus sind entsprechende Vor- und Nachteile abzuleiten.

Gestagene

Die Hormongruppe der Gestagene ist zur Beeinflussung des Endometriums, also der Schleimhaut in der Gebärmutter, erforderlich. Werden Gestagene als Bestandteil einer Hormonersatztherapie verabreicht, ist zunächst zwischen dem natürlichen, also körpereigenen Progesteron sowie den synthetischen Gestagenen (Progestagenen) zu unterscheiden. Letztere sind chemisch veränderte Hormone, um die Aufnahme im Darm zu erleichtern sowie einen zu schnellen Abbau in der Leber zu verhindern. Durch weitere Veränderungen am Molekül können spezielle Eigenschaften erreicht werden, z. B. die Androgene zu hemmen, also antiandrogen zu sein (so zur Behandlung einer Akne).

Bei der Hormonersatztherapie mit Gestagenen als Bestandteil muss zwischen dem natürlichen Progesteron und den synthetischen Gestagenen unterschieden werden.

Die synthetischen Gestagene können sich vom körpereigenen Testosteron ableiten (19-Nortestosteron-Derivate), was zu einer minimalen androgenen Teilwirkung führen kann. Sie können auch Progesteronabkömmlinge sein (C17-Progesteron-Derivate), die den Mineral- und Wassergehalt des Körpers beeinflussen können.

Synthetische Gestagene sind in allen kombinierten Antibabypillen enthalten. Auch bei der Hormontherapie der Wechseljahre hat man diese – und nicht das natürliche Progesteron – bisher fast ausschließlich eingesetzt, was für manche der beobachteten Risiken verantwortlich zu machen ist.

Das natürliche Progesteron kann in kristalliner Form nur wenig über den Magen-Darm-Trakt aufgenommen werden. Daher wird es in mikronisierter, also chemisch besonders kleiner Form dargereicht, was eine gute Resorption ermöglicht. Da es fettlöslich ist, kann die Aufnahme über den Darm noch zusätzlich verbessert werden, wenn es beispielsweise in Nussöl gelöst ist.

Progesteron (ein Hormon aus der Gruppe der Gestagene) kann vom Magen-Darm-Trakt besonders gut aufgenommen werden, wenn es in Öl gelöst ist.

Eine solche Darreichung als Fertigarzneimittel kann man in Deutschland als Utrogest® (und in der Schweiz als Utrogestan®) in jeder Apotheke bekommen.

Hormonersatztherapie: ERT und HRT

Bei der Östrogenersatztherapie (Estrogen Replacement Therapy; ERT) wurden bisher vor allem in den USA fast ausschließlich orale Präparate aus konjugierten Östrogenen oder weniger häufig aus mikronisiertem Östradiol bzw. aus Östradiolvalerat eingesetzt. Daher basieren die meisten Studienergebnisse auch auf diesen Substanzen.

Von Hormonersatztherapie (Hormon Replacement Therapy; HRT) spricht man dann, wenn zusätzlich Gestagene gegeben werden. Diese Zugabe kann mit jeder Tagesdosis erfolgen, also kontinuierlich oder nur sequenziell, d. h. z. B. 10 bis 14 Tage lang in jedem Anwendungsmonat. Bei den meisten Studien wurden bisher die synthetischen Gestagene (Progestagene), die meist zu erhöhten Brustkrebsrisiken führen, und nicht das natürliche Progesteron eingesetzt. Letzteres gewinnt erst neuerdings besondere Aufmerksamkeit, da seine Verwendung beim Hormonersatz in den Studien zu keinen nennenswerten Risiken geführt hat.

Synthetische Gestagene gelten als riskant

Synthetische Gestagene sind oft riskant, beispielsweise an den Gefäßen und am Brustgewebe, natürliches Progesteron dagegen schützt. Die Studien zur Hormonersatztherapie zeigen, dass viele synthetische Gestagene in Kombination mit Östrogenen oder auch alleine wie beim Tibolon mit nennenswerten Brustveränderungen (Dichte) bzw. einem höheren Brustkrebsrisiko verbunden sind. Durch solche körperfremden Substanzen scheint es eher zu Störungen in der Balance zwischen zellwachstumsfördernden und damit auch krebsgefährlichen Prozessen sowie zellschützenden Mechanismen zu kommen.

Das Progesteron als natürliches Gestagen scheint dagegen ein vor Krebs schützendes Hormon zu sein, zumindest an der Gebärmutterschleimhaut und an der Brust (aber auch an manchen weiteren Organen, wie neuere Studien beschreiben). Das ist für viele mit die wichtigste und entscheidende Erkenntnis der letzten Jahre zu diesem Thema!

Progesteron als natürliches Gestagen ist ein vermutlich vor Krebs schützendes Hormon. Das gilt zumindest für die Gebärmutter und die Brust. Dass es möglicherweise auch weitere Organe schützt, zeigen neuere Untersuchungen.

Progesteron schützt vor Gebärmutterkrebs

In der ersten Zyklushälfte fördern die ansteigenden Östrogenspiegel in der Gebärmutter das Dickenwachstum der Schleimhaut (Wachstumsphase des Stütz- und Versorgungsgewebes). Dann wird nach dem Eisprung deren weiteres Wachstum durch Progesteron gestoppt (obwohl noch hohe Östrogenspiegel vorhanden sind), und die Schleimhaut wandelt sich drüsig um, d. h. es sprossen unzählige winzige Drüsenschläuche zur Schleimbildung aus, was die

Aufnahme des befruchteten Eis erst ermöglicht (sekretorische Umwandlungsphase).

Progesteron ist hier also teilweise ein Gegenspieler des Östrogens, indem es die Zellteilungen zum weiteren Dickenwachstum bremst. Aber es bildet die Schleimhautdicke nicht zurück, sondern »veredelt« sie, d. h. entwickelt sie zu neuen drüsigen schleimbildenden Aufgaben, die eine Einnistung und Versorgung des befruchteten Eis ermöglichen. Eine ähnliche Bremse des Dickenwachstums an der Gebärmutterschleimhaut bewirken auch synthetische Gestagene, die ja genau für diese Funktion entwickelt worden sind; hier stören diese also nicht.

Frauen, die in den Wechseljahren Östrogene allein nehmen, fehlt der wachstumsbremsende Schutzeffekt des Progesterons. Es entwickeln sich Wucherungen in der Gebärmutterschleimhaut, und daraus entsteht häufig ein Krebs.

Fehlt in der zweiten Zyklushälfte das Progesteron (was mit den beginnenden Wechseljahren typisch ist) oder gibt man Frauen in den Wechseljahren Östrogene alleine, dann fehlt ein solch wachstumsbremsender Schutzeffekt. Bekanntermaßen entwickeln sich in einem hohen Prozentsatz Wucherungen in der Gebärmutterschleimhaut, und bis zu zehnfach häufiger entwickelt sich ein Krebs.

Daher dürfen Frauen mit Gebärmutter auf keinen Fall für längere Zeit Östrogene alleine, also ohne den Schutzeffekt des Progesterons oder eines synthetischen Gestagens einnehmen.

Progesteron schützt auch vor Brustkrebs

Einen vergleichbaren Schutzeffekt gibt es auch am Brustgewebe, allerdings nur durch das natürliche Progesteron. Dieser wichtige Unterschied zwischen natürlichem Progesteron und artfremden Progestagenen an der Brust ist schon lange durch biologische Untersuchungen vermutet worden, aber erst jetzt durch Studien mit synthetischen Gestagenen im Vergleich zum natürlichen Progesteron belegt worden. Das ist ganz neu und eine epochale Erkenntnis!

Die Erklärung ist einfach: Die Brustdrüse wird ähnlich wie die Schleimhaut der Gebärmutter zunächst durch Östrogene zum Dickenwachstum angeregt (Stütz- und Versorgungsgewebe), dann durch zusätzliches Progesteron »veredelt«, d. h. zur drüsigen Ausreifung bzw. Aussprossung für die Milchproduktion vorbereitet. Daher ist auch die Brust einer Frau in der zweiten Zyklushälfte sowie in der Schwangerschaft durch den Progesteroneinfluss dichter und fester als zu Beginn ihres Zyklus, da zusätzliche Unmengen kleinster Drüsenbläschen ausgesprosst sind. Aber entscheidend ist: Das Dickenwachstum nimmt trotz der hohen Östrogenmengen nicht mehr weiter zu, der Zellteilungsrhythmus wird durch das Progesteron (nicht aber durch die meisten synthetischen Gestagene) gestoppt, und damit entsteht ein Schutz vor einer hormonellen Krebsentwicklung.

Progesteron bremst manche Östrogenwirkungen

Es sind einige der Mechanismen bekannt, wie Progesteron seine krebsschützenden Wirkungen an der Brust bewerkstelligt. So bremst es die wachstumsfördernde Wirkung der Östrogene ab, indem beispielsweise das Östron nicht mehr so gut in das wachstumsfördernde Östradiol umgewandelt werden kann. Auch hilft es mit, dass es bei einer ungesunden (oder entarteten) Zelle leichter zum natürlichen Zelltod kommen kann. Insgesamt scheinen – einer soeben publi-

> *Progesteron bremst die wachstumsfördernde Wirkung der Östrogene ab, indem das Östron schlechter in das wachstumsfördernde Östradiol umgewandelt werden kann. Progesteron fördert auch den Zelltod ungesunder oder entarteter Zellen.*

Schwangerschaften verringern das Brustkrebsrisiko

Nicht nur bei Nagetieren, auch beim Menschen lässt sich durch die hohen Progesteronspiegel, wie sie im letzten Drittel der Tragzeit bzw. Schwangerschaft natürlich sind, eine kräftige Abnahme des Brustkrebsrisikos erreichen. Eine ausgetragene Schwangerschaft möglichst früh im Leben halbiert (!) das Brustkrebsrisiko bei Frauen für das weitere Leben, was inzwischen für alle ethnischen Gruppen nachgewiesen ist.

Auswirkung späterer Schwangerschaften

Wird eine Frau erst später im Leben schwanger, z. B. nach dem 30. Lebensjahr, fällt dieser Schutz geringer aus. Hatte sie dagegen mehrere Schwangerschaften ausgetragen, was noch bis vor einiger Zeit üblich war, bewirkt das noch einen zusätzlichen Schutz vor Brustkrebs, unabhängig davon, ob gestillt wurde oder nicht (Lancet 2002; 360: 187–195). Derartige Untersuchungsdaten über Gebärmutter- und Brustkrebs sind außerordentlich beeindruckende Beispiele dafür, dass Hormone durchaus einen bedeutsamen Schutz vor Krebs bewirken können!

Schwangerschaftsstudie zeigt: Progesteron vermindert, Östron erhöht das Brustkrebsrisiko

Es gibt in der Schwangerschaft viele Hormone, die ansteigen. Ist es nun wirklich das Progesteron, das wesentlich am Brustkrebsschutz beteiligt ist? Die oben angeführten Tierexperimente belegen das. Nun gibt es auch beim Menschen eine interessante Studienauswertung, die im Jahr 2002 in Zusammenarbeit von US-amerikanischen Universitäten mit dem nationalen Gesundheitsinstitut veröffentlicht wurde (Peck JD et al. 2002):

Von 12.525 Frauen wurden die im letzten Drittel ihrer Schwangerschaft (1959 bis 1966) bestimmten Hormonspiegel im Blut ausgewertet und mit dem Vorkommen eines Brustkrebses nach einer durchschnittlichen Beobachtungszeit von 20,5 Jahren verglichen. Die Frauen waren durchschnittlich 50,9 Jahre alt, und es wurde eine Stichprobe mit bereits eingetretenem Brustkrebs einer anderen Gruppe ohne Erkrankung (Kontrollgruppe) gegenübergestellt.

Es stellte sich heraus, dass anhand der früheren Schwangerschaftshormone für später nun ein unterschiedliches Brustkrebsrisiko vorhersagbar war. Die unterschiedliche Höhe der Östradiolspiegel hatte keine erkennbare Vorhersagekraft. Hier scheinen sich denkbare Vor- und Nachteile auszugleichen.

Das Ergebnis bei hohen Östronspiegeln

Dagegen hatten hohe gegenüber niedrigen Östronspiegeln ein 2,5-fach erhöhtes Brustkrebsrisiko ergeben. Das ist eine wichtige Beobachtung. Wurde doch in den vorigen Kapiteln gezeigt, dass es gerade das Östron ist, das bei der oralen Hormonersatztherapie unnatürlich hoch im Blut ansteigt, dies bei der transdermalen Anwendungsform nicht der Fall ist und dass es hierbei auch besonders hoch in der dichten Brust sowie in Brustkrebszellen angetroffen wird. Hohes Östron scheint also ein Risikofaktor zu sein.

Das Ergebnis bei Progesteron

Was ergab sich aber beim Progesteron? Die Gruppe mit den höchsten Progesteronspiegeln hatte gegenüber der mit den niedrigsten eine halbierte bis gedrittelte Brustkrebsrate, je nach Altersgruppe! Es scheint also tatsächlich das natürliche Progesteron zu sein, das in der Schwangerschaft einen wirksamen Schutz vor Brustkrebs bewirkt.

Weitere Untersuchungen

Es gibt noch weitere vergleichbare Untersuchungen, die zu ähnlichen Aussagen kommen. Solche Zusammenhänge sind mittlerweile gut abgesichert. Auch unter einer Hormonersatztherapie, also außerhalb von Schwangerschaften, ließ sich experimentell durch Feinnadelgewebsproben aus der Brust und Dichteuntersuchungen der Brust der mögliche Schutzeffekt des natürlichen Progesterons – aber nicht der von synthetischen Gestagenen – belegen (Barrat J et al. 1990; Foidarz JM et al. 1988).

zierten Studie zur Folge – 151 Gene an den schützenden Progesteroneffekten beteiligt zu sein, so wichtig ist dieser evolutionäre Mechanismus offensichtlich für die menschliche Entwicklung gewesen (Leo JC et al. 2005). Viele der synthetischen Gestagene können das nicht steuern und sind daher an der Brust in bestimmten Konstellationen gefährlicher.

Der Mangel an natürlichem Progesteron ist bei der Entstehung von Brustkrebs beteiligt und trägt zum Anstieg der Brustkrebshäufigkeit in den Wechseljahren bei. Fehlt Progesteron bei der Hormonersatztherapie, erhöht sich das Risiko sogar.

Unverzichtbar in den Wechseljahren

Somit spielt in den Wechseljahren neben vielen anderen Mechanismen auch ein Mangel des natürlichen Progesterons eine wichtige Rolle bei der Entstehung von Brustkrebs:

▶ Sein Fehlen trägt zum natürlichen Anstieg der Brustkrebshäufigkeit in diesem Alter bei (Micheli A et al. 2004).

▶ Sein Fehlen bei einer Hormonersatztherapie erhöht ebenso dieses Risiko; hierbei ersetzt die Gabe von körperfremden, synthetischen Gestagenen (Progestagenen) den Schutzeffekt des natürlichen Progesterons nicht, sondern erhöht sogar das Risiko (siehe Abb. 8, Seite 175).

Die Progesteronerfahrungen vieler Frauen

Viele Frauen und Ärzte haben ähnliche Erfahrungen wie die Wissenschaftler gemacht: Schwächelt in der zweiten Zyklushälfte die Progesteronproduktion, kommt es zu einem prämenstruellen Syndrom, das sich an der Brust durch Schmerzen, Spannungen und Zystenbildungen bemerkbar machen kann.

Solche Erscheinungen können langfristig zu einer höheren Brustkrebsrate führen. Wird etwas Progesteron als Gel oder Creme auf die schmerzende Brust aufgetragen, tritt – gegebenenfalls nach anfänglich leichter Verschlimmerung (wissenschaftlich belegter Dualeffekt) – nach wenigen Tagen die Linderung ein. Genauso löst ein solcher Mangelzustand auch Instabilitäten an der Gebärmutterschleimhaut aus, was sich äußerlich bereits in Schmierblutungen und mikroskopisch in Wucherungen äußern kann. Hieraus entwickelt sich bei längerem Verlauf dann die höhere Krebsrate der Gebärmutterschleimhaut. Ausreichend hohe Progesteronspiegel schützen an beiden Geweben vor Fehlentwicklungen, an der Brust und an der Gebärmutter.

Östrogenersatz für Männer?

Ja, auch Männer brauchen Östrogene. Aber erst muss die Ursache geklärt werden – dann folgt die gezielte Ersatztherapie. Bei der Frau ist das einfach, ein Östrogenmangel wird vorwiegend durch eine verminderte Eierstockfunktion verursacht. Beim Mann fällt die Hormonproduktion der Hoden im Altersverlauf nur allmählich ab, weshalb genau untersucht werden muss. Östrogene können nur aus den männlichen Hormonvorstufen gebildet werden, die vorwiegend als Testosteron aus den Keimdrüsen und als DHEA (Dehydroepiandrosteron) aus der Nebennierenrinde kommen.

> *Wenige wissen, dass auch Männer Östrogene benötigen. Die Abklärung der Ursache ist bei Frauen einfacher als bei Männern, da die Hormonproduktion der Hoden im Alter nur allmählich absinkt.*

Wie hoch sind eigentlich die Östrogenspiegel im Blut beim Mann?

Viele schätzen, dass sie im Vergleich zu Frauen wesentlich niedriger seien, vielleicht nur einen Bruchteil davon ausmachen. Das ist falsch. Bei gleichaltrigen jungen Männern und Frauen sind sie insgesamt gesehen fast gleich (siehe

> *Der größte Unterschied in der Produktion von Hormonen bei Männern und Frauen liegt beim Testosteron, wovon der Mann mehr als das Zehn- bis Zwanzigfache produziert.*

Tab. 3 unten). Prüft man genauer, dann ist im Durchschnitt das Östradiol beim Mann geringfügig niedriger, dafür aber Östron geringfügig höher als bei der Frau. Letzteres liegt wohl daran, dass der Mann in den Nebennieren, wie bereits erwähnt, wesentlich mehr DHEA produziert, aus dem dann vorwiegend Östron gebildet wird. Der größte Unterschied zwischen den Sexualhormonen bei Mann und Frau liegt demnach nicht bei den Östrogenen, sondern beim Testosteron. Hier produziert der junge Mann etwa zehn- bis zwanzigmal so viel wie die junge Frau, was ihn ja auch viel kräftiger, kämpferischer und aggressiver macht.

Tab. 3: Blutspiegel von Östrogenen und Androgenen bei Mann und Frau (morgens)

	Östradiol pg/ml	Östron pg/ml	Testosteron ng/ml	DHEA-S µg/ml
Frauen (25 J) 3.–5. ZT	35–55	20–40	0,2–0,4	1,5–2,8
Männer (25 J)	18–42	26–55	3,5–10	3,5–5,2
ZT=Zyklustag; Hormone als jeweilige Gesamtfraktion im Blut gemessen; DHEA-S = Deydropindrosteron-Sulfat; 1µg = 1000 ng; 1 ng = 1000 pg (nach Römmler A, 2002)				

Andropause: Stress mindert die Hormonproduktion

Auch beim Mann kann, durch eine Blutprobe belegt, ein Östrogenmangel mit entsprechendem Leidensdruck (klimakterische Beschwerden, Seite 35) vorliegen. Ihm werden aber nicht Östrogene verordnet, sondern erst wird die Ursache geklärt. Diese kann in erniedrigten Vorstufen der

Östrogene zu finden sein, also in niedrigen Testosteron-
(Andropause) oder DHEA-Spiegeln (Adrenopause).

Sind tatsächlich die Testosteronspiegel als eine der Östro-
genvorstufen sehr niedrig, kann ein Ausgleich erwogen
werden. Was ist aber der Grund für einen solchen Testosteronabfall? Ein alterungsbedingter Mangel wäre möglich, ist
jedoch nicht sehr häufig die Ursache, da die Andropause des
Mannes recht allmählich verläuft. Aber stressbelastete
Männer können einen erheblichen Einbruch ihrer Testosteronproduktion erleiden, was in der heutigen belasteten Ar-
beits- und Familienwelt oft vorkommt. Diagnosen wie die
des Burn-out-Syndroms sind dann zu berücksichtigen. Man
kennt das auch besonders gut von jungen Frauen, die unter
Stress (Elternhaus, Schule, Freund, Leistungssport) plötzlich
Zyklusstörungen bis zum Aussetzen der Periode bekommen
können (Amenorrhöe). In Analogie hierzu sind so bedingte
Potenz- und Libidostörungen beim Mann dann die »männliche Amenorrhöe«.

Die Adrenopause beim Mann

Meist ist DHEA sehr niedrig und damit der »Übeltäter«, denn
hier führt der normale Altersgang bereits in den Fünfzigern
zu einer Halbierung bis Drittelung der Blutspiegel (Adrenopause). So ein drastischer Abfall macht sich im Körper
nachteilig bemerkbar, beispielsweise durch erniedrigte Östrogenspiegel und seine Folgen. In solchen Fällen raten wir zu
einem Ersatz dieser wichtigen Substanz. Sind beide Bereiche
deutlich betroffen (Testosteron und DHEA) und äußern sie
sich auch durch das Beschwerdebild, kann eine Kombination
beider therapeutischen Maßnahmen bedacht werden.

> *Auch beim Mann führen absinkende Hormonspiegel (Androgene und in Folge davon auch Östrogene) zu typischen Beschwerden und degenerativen Veränderungen.*

Mit einer solchen ursachenbezogenen Vorgehensweise wird also nicht nur der vorgeschaltete Androgenmangel, sondern gleichzeitig wie nebenbei auch der Östrogenmangel beseitigt. Der Patient merkt den positiven Unterschied in wenigen Tagen.

Östrogengaben für den Mann niemals als Tablette!

Wenn in Einzelfällen wie bei seltenen Gendefekten, wodurch Androgene nicht in Östrogene umgewandelt werden können, dennoch natürliche Östrogene gegeben werden müssen, dann besser über die Haut als Creme, Gel oder Pflaster, niemals jedoch in Tablettenform.

Östrogene als Tabletten eingenommen beeinflussen – wie bei Frauen – die Leber ungünstig, was erhebliche gesundheitliche Nachteile haben kann. Über solche Konsequenzen wurde bereits ausführlich berichtet, diesbezüglich unterscheidet die Biochemie wenig zwischen Mann und Frau.

Gefahren bei oraler Östrogenzufuhr für den Mann

Zum einen werden durch die Leberpassage von dem zugeführten Östradiol große Mengen in Östron umgewandelt und im Körper gespeichert. Da Östron in vielen Geweben (z. B. im Brustgewebe) wieder in das hochwirksame Östradiol zurückgewandelt werden kann, erklären sich dadurch auch die beobachteten Nebenwirkungen wie Brustzysten bei ungünstig behandelten Männern.

Zum anderen werden durch die Leberbelastungen auch beim Mann die Blutgerinnung, die Blutdruckregulation und vieles mehr ungünstig verändert, ebenso Entzündungspro-

Die Einnahme von Östrogenen in Tablettenform sollte für den Mann wegen der gesundheitlichen Nachteile ebenso tabu sein wie für die Frau. Die transdermale Anwendung durch Creme, Gel oder Pflaster ist auch für den Mann optimal.

zesse direkt an den Gefäßen (Reizungen der Gefäßinnen-wände). Solche Effekte erhöhen das Nebenwirkungsprofil einer oralen Östrogenzufuhr erheblich.

> ## Das Östrogenexperiment wurde zum Desaster
>
> Anfang der 1970er Jahre haben Wissenschaftler und Ärzte in den USA Männer mit bestehenden arteriosklerotischen Veränderungen (Arterienverkalkung) zur Vorbeugung eines Fortschreitens dieser Erkrankung hohe orale Östrogendosen verordnet (2,5 bis 5 Milligramm konjugierte Östrogene). Das Experiment wurde ein Desaster. Wegen erheblicher Nebenwirkungen und teilweise doppelt so hoher tödlicher Thromboseraten musste das Projekt schon nach kurzer Zeit eingestellt werden (Coronary drug project).
>
> Als wenn man aus solchen negativen Erfahrungen nichts lernen wollte, werden heute von manchen noch immer orale Gaben natürlicher Östrogene bei Männern oder Frauen bevorzugt. Dabei gibt es ungefährlichere Alternativen durch die transdermale Darreichung oder, wenn möglich, viel besser noch durch die Beseitigung der Ursachen.

Warum nicht alle Männer klimakterische Beschwerden bekommen

Für diese Tatsache gibt es mehrere Gründe, die drei wichtigsten Ursachen sind folgende:

▶ Schleichend abfallende Östrogenspiegel im Alter: Verläuft der Östrogenabfall im Alter oder beim Burn-out-Syndrom sehr langsam und schleichend, dann können sich die Sensoren im vegetativen Hypothalamus des Gehirns an diese allmählichen Veränderungen gut anpassen, es kommt zu keinen akuten und damit bemerkbaren klimakterischen

Fallen Östrogenspiegel nur langsam ab, können auch beim Mann die typischen klimakterischen Beschwerden ausbleiben.

Symptomen. Auch ohne psychovegetative Beschwerden trägt der Östrogenmangel aber zur Fortentwicklung degenerativer Erkrankungen bei.

▶ Unveränderte Östrogenspiegel im Alter: Bei älteren Männern müssen die Östrogenspiegel nicht immer abfallen. Wenn beispielsweise das DHEA und/oder Testosteron auch im fortgeschrittenen Lebensalter nur wenig vermindert ist, kann nachfolgend noch genug Östrogen produziert werden.

▶ Erhöhte Östrogenspiegel im Alter: Oft kommt aber im Alter sogar eine höhere Östrogenproduktion aus der extraglandulären Hormonquelle (außerhalb von Drüsen) hinzu. Bei hoher Fettansammlung im Alter (beispielsweise Zunahme des Bauchumfangs) können viel Östrogene gebildet werden, die dann zu hohen Östradiol- und besonders Östronspiegeln im Blut führen. Erfreulicherweise bleiben dann klimakterische Beschwerden aus – teuflischerweise können solche Überbelastungen zu Wassereinlagerungen, einem Brustansatz beim Mann (Gynäkomastie), Abnahme der Libido oder sogar zu einem Brustkrebsrisiko beim Mann führen.

Im Alter können sich beim Mann erhöhte Östrogenspiegel auch durch eine Gewichtszunahme (Fettansammlung am Bauch) bilden. Dadurch bleiben die klimakterischen Beschwerden zwar aus, führen bei ihm aber auch zu Brustansatz, Abnahme der Libido oder sogar zu einem Brustkrebsrisiko.

Entgleisungen weiterer Hormonsysteme bei Mann und Frau im Alter

Beim hormonell alternden Mann sind neben den besprochenen östrogenabhängigen Beschwerden meist auch andere Hormonsysteme betroffen – wie bei der Frau.

▶ Zu den androgenabhängigen Symptomen (Testosteron, DHEA) gehören eine geringe Stressbelastbarkeit, stärkerer

Leistungsknick und Müdigkeit, auch Niedergeschlagenheit, trockene Haut sowie das Nachlassen von Muskelkraft, Libido und Aggressivität. Ebenfalls zählen nachlassender Haarwuchs, verminderte Hautdicke und Blutarmut dazu.

▶ Auch Mangelsymptome des Wachstumshormons können sich hinzugesellen, das ähnlich wie die Androgene ein natürliches Anabolikum ist. Bei Erwachsenen ist es für die ständige Erneuerung des Körpers zuständig. Ein Mangel trägt zur Bindegewebsschwäche, dünnerer Haut und Faltenbildung bei, ebenso zum Fettansatz mangels hormoneller Mobilisierung und zum Muskelabbau mangels ausreichenden Neuaufbaus. Krankheiten wie Arthrose und Osteoporose, Blutarmut sowie das Nachlassen vieler mentaler Funktionen wie Gedächtnis, Schlaf und Libido sind weitere schwerwiegende Folgen.

▶ Darüber hinaus spielen die Schilddrüsenhormone und Neurotransmitter des Gehirns wie Serotonin/Melatonin (Depression, Schlaf, Essregulation), Stresshormone u. v. m. für den Spezialisten eine beachtenswerte Rolle.

Solche Abweichungen sollten nicht nur bei Frauen, sondern auch beim hormonell alternden Mann (Männer in der Andropause) neben Testosteron, Prostata und Erektionsfähigkeit ebenfalls bedacht werden. Man wird leicht verstehen, dass man sonst zu kurz greift, also viele seiner medizinisch-hormonellen Probleme nicht erkennt und dann nicht ursachenbezogen behandeln kann. Auch der älter werdende Mann hat bessere und mehr medizinische Betreuung zur Gesunderhaltung und Alterungsprävention verdient.

Zu den androgenabhängigen Symptomen beim alternden Mann gehört u. a., dass er häufig müde und niedergeschlagen ist, stressanfälliger wird und dass Kraft und Libido nachlassen.

Die Hormon-sprechstunde –

Hormonanwendungen und Praxistipps

Der erfahrene Arzt wird zunächst den Grund für Ihren Besuch wissen wollen. So kann er rasch einschätzen, ob Sie bei ihm richtig sind, ein akuter Fall vorliegt, Sie langwierige Probleme quälen oder ob Sie lediglich über Aspekte der Vorbeugung informiert werden wollen. ▶ ▶ ▶

Der Erstbesuch

Mit seiner Erfahrung wird der Arzt bereits in Sekunden einen ersten Eindruck bekommen, ob Sie lebensfroh oder bedrückt, krank oder gesund wirken, Gewichts- und Behaarungsprobleme haben, vorgealtert oder sehr stattlich für Ihr Alter erscheinen u. v. m. Vorab haben die Helferinnen meist schon verschiedene Körpermaße und den Blutdruck erfasst. Dann werden gezielt Fragen gestellt.

Durch das Erstgespräch, die Anamnese, erfährt der Arzt von dem Patienten mehr über dessen vorhergehende Krankengeschichte, seine Beschwerden, Belastungen und Lebensgewohnheiten.

Die familiäre und die persönliche Anamnese

Vor der Diagnose steht der Teil des ärztlichen Gesprächs, der sich mit der Vorgeschichte gesundheitlicher Probleme beschäftigt. Dazu gehören auch die familiären, also die erblichen Belastungen bzw. Prädispositionen.

Meist werden Checklisten verwendet, um die wichtigsten Bereiche zu erfassen und zu dokumentieren. Die Fragen erfassen die Familien- und die eigene Anamnese (Krankengeschichte), die familiäre und die persönliche Lebenssituation und Gepflogenheiten inklusive Stress, Ernährung, Sport, Genussmittel sowie die Einnahme von Vitalstoffen und Medikamenten, den Vorsorgestatus und bei Frauen auch den Zyklus.

Dann wird der persönliche körperliche Status erfasst, von äußerlichen Veränderungen bis hin zur Messung des Körperfetts.

Einen großen Umfang können dann Fragen einnehmen, die Hinweise auf Hormonstörungen geben sollen. Diese Fragen sind gewissen Drüsen und Hormongruppen bereits zugeordnet, sodass ein Überblick über mögliche Ursachen leichter gewonnen werden kann. Dazu gehören die anabolen Hormongruppen, die Östrogene und das Progesteron, die Schilddrüse, die Stress-, Stimmungs- und Schlafhormone u. v. a. m.

Die Krankengeschichte des Patienten gibt dem Arzt die Möglichkeit für eine erste Verdachtsdiagnose, die jedoch durch gezielte Labortests und medizinisch-technische Untersuchungen erhärtet werden muss.

Verdachts- und Differenzialdiagnosen

Angesichts der Krankengeschichte, der Beschwerden und der erhobenen Befunde ist der Arzt in der Lage, die Verdachtsdiagnosen zu stellen. Diese ersten Befunde geben nur Hinweise, erst objektive Belege sichern sie ab.

Während bei jungen Patienten häufig eine isolierte und akute Störung oder Erkrankung vorliegt, sind im Alter meist mehrere Systeme betroffen, die zu den Klagen beitragen können. Dies ist vergleichbar mit einem älteren Haus, in dem auch fast alle Gewerke mehr oder weniger in Mitleidenschaft gezogen sein können.

Bei der endgültigen Diagnosestellung hilft kein Raten und kein Spekulieren, mit objektiven Mitteln muss (müssen) die vermutete(n) Ursache(n) für die Beschwerden belegt und der Schweregrad sowie die »Reparaturbedürftigkeit« erfasst werden.

Medizinisch-technische Untersuchungen, Laborstatus

Zur Objektivierung der Verdachtsdiagnosen können speziell erarbeitete (validierte) Fragebögen und medizinisch-technische Untersuchungen veranlasst werden (z. B. ein Elektrokardiogramm (EKG), eine Sonografie der Gefäße oder des Bauchraums, Röntgenaufnahmen, Kernspin, Magnetresonanz (MTR), Knochendichte, Koloskopie (Darm), virtuelle Gewebedarstellung u. v. a. m.). Ferner wird ein Laborstatus durchgeführt. Viele Patienten haben bereits die üblichen internistischen Blutwerte prüfen lassen, die fast immer übernommen werden können, aber auf jeden Fall zur erneuten Beurteilung vorgelegt werden sollten. Je nach Situation wird dann der eine oder andere Spezialwert aus dem Blut ganz gezielt ergänzt: Beispielsweise gelten die normalen Blutbestandteile Homocystein und Lipoprotein-a ähnlich wie Cholesterin im Falle einer Erhöhung als besondere Risikofaktoren für eine Arteriosklerose, eine Thrombose und einen Schlaganfall.

Bestimmung von Markern

Auch das hochempfindliche c-reaktive Protein (CRP) ist als Entzündungsmarker ein Risikofaktor für Arteriosklerose. Marker bezüglich der freien Radikale können anzeigen, ob mehr Vitamine und Antioxidanzien zum Schutz des Organismus erforderlich sind. Schließlich kann die Bestimmung des einen oder anderen Markers für Krebserkrankungen erwogen werden (Tumormarker), speziell wenn familiäre Belastungen oder verdächtige Befunde vorliegen, auch wenn sie eher zur Verlaufskontrolle als zur Erstentdeckung solcher Erkrankungen geeignet sind. So ist vielen in der Bevölkerung die Bestimmung des Prostataspezifischen Antigens (PSA) beim Mann bereits bekannt, die vor und während Hormongaben zur Überwachung der Prostata unabdingbar ist.

Auch die Auswahl der Hormonbestimmungen erfolgt unter Berücksichtigung der Beschwerden und der erhobe-

Ein Vitamin-D-Mangel kann das Risiko für den Ausfall der Kopfhaare, eine Osteoporose sowie für Brust- und Dickdarmkrebs erhöhen.

nen Befunde. Sind bei jüngeren Patienten mit ihren vorwiegend einfachen Regulationsstörungen oft nur einzelne Hormonanalysen erforderlich, sieht das bei älteren meist anders aus.

Systeme müssen geprüft werden

Bei diesen können allein schon alterungsbedingt zahlreiche Hormonsysteme entgleist sein, die sich in ähnlichen Symptomen äußern. Dann kann man nicht raten, welches Hormon oder welche Kombination die Ursache(n) der Störungen ist, sondern es müssen mehrere Systeme geprüft werden. Anderenfalls besteht die Gefahr, das Falsche oder das Unwesentliche zu behandeln.

Kosteninformationen, Erstattung durch Krankenversicherungen

Bei der Bereitschaft zur Kostenübernahme durch die Krankenkasse gibt es viele Grauzonen. Der Arzt kann oft nicht vorhersagen, welche Untersuchungen die Kasse zahlt und welche nicht.

Für die meisten Ärzte ist es selbstverständlich, alle geplanten Maßnahmen mit dem Patienten vorab zu besprechen. Dazu werden die Bedeutung und der Zweck der vorgeschlagenen Maßnahme oder Analyse und auch der Kostenrahmen erklärt.

Je eindeutiger Beschwerden und Krankheiten sind, desto sicherer ist auch die Kostenübernahme seitens der Krankenversicherungen. Hier gibt es aber auch Grauzonen. Bei einem völlig gesunden Menschen ohne familiäre oder individuelle Risiken bezüglich Herz-Kreislauf-Erkrankungen erstattet der Kostenträger sicherlich dennoch die Leistungen für die Prüfung des Cholesterins und der Triglyzeride, sehr wahrscheinlich aber nicht für die modernen Risikomarker für Arteriosklerose und Thrombose wie Homocystein. So sinnvoll die Bestimmung ist, als medizinisch absolut nötig wird sie in solch einfachen Fällen von vielen nicht eingestuft.

Haben aber schon einige aus der Verwandtschaft einen Herzinfarkt oder eine Thrombose erlitten, hat der Patient auch noch Übergewicht und einen leichten Bluthochdruck, werden viele Ärzte dringend auch zur Bestimmung von Homocystein, Lipoprotein-a und dem c-reaktiven Protein

Liegen bei einem Patienten bereits Risikofaktoren wie Bluthochdruck, Übergewicht oder Diabetes vor, wird die Kasse notwendige Untersuchungen voraussichtlich eher erstatten als bei einem Gesunden ohne medizinische Vorgeschichte.

Hinweis auf Kostenrisiken

Die Zufälligkeiten bei Kostenerstattungen von Krankenkassen sind nach unseren und anderen Erfahrungen derzeit sehr groß, damit sind Streitereien und endlose Schriftwechsel programmiert. Ein Patient muss also darüber informiert werden und dann frei entscheiden können, ob er die eine oder andere Maßnahme auch bei nicht erfolgender Erstattung wünscht.

Hier schützt auch kein Gummiparagraf wie: »Alles medizinisch Notwendige wird erstattet.« Häufig gibt es keine objektiven und unstrittigen Kriterien für das medizinisch Notwendige; der medizinische Fortschritt und Erfahrungsschatz befindet sich stets im Wandel, jeder Einzelfall ist anders, und jede ärztliche Einschätzung kann oft so oder anders beurteilt werden.

(CRP) raten. Kommen Auffälligkeiten bei diesen Risikofaktoren hinzu, erhöht sich das Gesamtrisiko für die genannten ernsthaften Ereignisse, und entsprechende Zusatzbehandlungen werden eingeleitet. Zahlen hier die Kostenträger? Kein Arzt kann das dem Patienten versprechen.

Praxistipps zur Anwendung von transdermalen Östrogenen

Eine Frau kann zwischen verschiedenen Darreichungssystemen für transdermal anzuwendende Östrogene wählen.

Östrogenpflaster

Ein Hormonpflaster (Östrogene) wird entweder ein- oder zweimal pro Woche gewechselt und steht in verschiedenen Dosierungen sowie diversen technischen Besonderheiten zur Verfügung. Dadurch können beispielsweise 25, 37,5 oder 50 Mikrogramm (µg) Östradiol pro Tag freigesetzt bzw. zugeführt werden, selten werden 75 oder gar 100 µg benötigt. Der Wechsel eines Wochenpflasters kann auf einen bestimmten Wochentag gelegt werden. Bei zweimal wöchentlich zu wechselnden Pflastern ist oft auch ein fünftägiger gleichbleibender Rhythmus möglich, sodass eine Frau beispielsweise jeweils am 5., 10., 15. und so fort eines Monats ihr Pflaster erneuert, was einfacher zu merken ist.

Zu beachten ist, dass zwischen reinen Östrogenpflastern (mit natürlichen oder mit synthetischen Östrogenen) sowie solchen in Kombination mit einem synthetischen Gestagen (in niedriger Dosierung) zu unterscheiden ist. Beim Hormonersatz in den Wechseljahren sollten zur Risikominderung nur solche mit natürlichem Östrogen (Östradiol) in Betracht kommen, aus unserer Sicht auch nur solche ohne synthetisches Gestagen, da wir das natürliche Progesteron bevorzugen. Pflaster haben einerseits den praktischen Vorteil, dass eine Frau nicht dauernd an die

Östrogenpflaster, die zweimal wöchentlich gewechselt werden müssen, werden von etwa 25 Prozent der Frauen in der Menopause benutzt. Es sollten jedoch nur Pflaster mit natürlichem Östrogen und ohne synthetisches Gestagen zur Substitution angewendet werden.

tägliche Anwendung denken muss. Dafür kann andererseits in wenigen Fällen eine Reizung an der Auftragungsstelle entstehen, die individuelle Dosis kann nicht kurzfristig angepasst werden, und einige Frauen sehen sich in ihrer Intimität beim Saunagang, Sport oder Sex gestört.

Östrogengel

Ein Hormongel (Östrogene auf alkoholischer Grundlage) wird einmal täglich beispielsweise auf den Arm aufgetragen und leicht eingerieben, wobei Problemzonen wie Brust, Oberschenkel-Hüft-Bereich und der Sonne ausgesetzte Bereiche ausgespart werden sollten. Wir empfehlen die abendliche Anwendung direkt vor dem Zubettgehen. Dadurch kann eine manchmal durch Sonnenlicht verstärkte Pigmentierung eher vermieden werden, am nächsten Morgen kann auch ohne Nachteil für die Wirkung geduscht werden. Auch sind klimakterische Beschwerden nachts meist stärker, was für die abendliche Anwendung spricht. Derzeit sind drei Gelsysteme als fertige Arzneimittel erhältlich.

▶ **Kleinflächig aufzutragendes Gel 0,5 und 1,0 g**

0,1 Prozent; 0,5 und 1 mg Östradiol; Sandrena-Gel®, Sisare-Gel®, GynPolar-Gel®; abgefüllt in kleinen Tagespäckchen: Es sollte nur handflächengroß aufgetragen werden, um eine gute Östrogenaufnahme zu erreichen. Es erfolgt ein kurzer Östrogenanstieg im Blut mit Gipfelwerten nach etwa ein bis zwei Stunden, dann fallen die Blutspiegel rasch wieder ab. Das hat zwar keinen nachteiligen Einfluss auf die Wirksamkeit, muss jedoch bei der Blutkontrolle beachtet werden, die damit zeitlich eingeengt ist. Werden Stunden nach

Eincremen statt schlucken: Das Östrogengel wird täglich wie eine Körperlotion auf dem Arm eingerieben, es zieht schnell ein, wirkt nach 30 Minuten und fettet nicht. Die Anwendung erfolgt am besten abends, weil dadurch eine mögliche, durch Sonne verursachte, Pigmentierung vermieden wird.

dem Auftragen noch höhere Östrogenspiegel im Blut gemessen, handelt es sich meist um eine körpereigene Produktion.

▶ **Mittelflächig aufzutragendes Dosiergel**

Estreva® Gel 0,1 Prozent; 1 Hub mit 0,5 mg Östradiol; abgefüllt in flachen, mittelgroßen Monatsdosierern: Wird doppelhandflächengroß aufgetragen, beispielsweise einfach auf den Unterarm; eine individuelle Dosierung ist möglich, die bei Bedarf ständig angepasst werden kann; die Blutspiegel sind dann über 24 Stunden recht gleichmäßig und daher gut kontrollierbar. Bei höheren Dosierungen ist bei längerer Anwendungszeit ein leichter Anstieg der durchschnittlichen Östrogenspiegel möglich (Kumulation), was am Monatsende durch einen Tag Pause ausgeglichen werden kann.

▶ **Großflächig aufzutragendes Tubengel sowie Dosiergel**

Gynokadin-Gel®/D, Estrogel®/A, Oestrogel®/CH, 0,06 Prozent; 1/2 Spatel mit 1,25 g Gel hat 0,75 mg Östradiol; 1 Dosierhub hat 0,6 mg Östradiol; abgepackt in größeren Monatstuben oder -dosierern: Dieses Gel sollte am besten großflächig, z. B. auf die Vorder- und Rückseite eines ganzen Armes von der Schulter bis zum Handgelenk, aufgetragen werden, um eine gute Östrogenaufnahme zu erreichen; auch hier ist eine individuelle Dosierung möglich, die bei Bedarf einfach angepasst werden kann; die Blutspiegel sind dann über 24 Stunden recht gleichmäßig und dadurch gut kontrollierbar.

Auch dieses Gel ermöglicht eine intime und persönlich dosierte Anwendung. Es hat wohl den geringsten Anteil an Konservierungs- und sonstigen Fremdstoffen, was für Frauen, die leicht zu Allergien neigen, natürlich ein weiterer Vorteil ist.

Monatsdosierer sind besonders praktisch, weil sich die erforderliche Menge einfach und genau abmessen lässt. Mittelflächig auftragen bedeutet, dass die Fläche, in die das Gel eingerieben wird, doppelhandflächengroß sein soll.

Östrogencreme

Neben den erwähnten Fertigarzneimitteln können viele Apotheken auf Rezeptur auch eine Östrogencreme in verschiedenen Konzentrationen zubereiten, z. B. 0,1 oder gar 1 bis 2 Prozent. Wir bevorzugen letztere Zubereitung in solchen Fällen, in denen eine Frau keine ausreichende Aufnahme des Östrogens über die Haut aus einem der alkoholhaltigen Gelpräparate erreicht.

Mögliche Probleme bei der transdermalen Östrogenanwendung

Unterversorgung

In Einzelfällen können transdermal keine ausreichenden Östrogenmengen aufgenommen werden, jede Haut hat eine individuelle Beschaffenheit.

Die Patientin sollte dann auch über passende Mangelsymptome klagen, d. h. beispielsweise über meist nächtliche klimakterische Beschwerden, leichten diffusen Haarausfall oder uterine Schmierblutungen. Trifft dies unter einem alkoholhaltigen Gel oder Pflaster zu, kann auf eine Creme in ein- bis 2-prozentiger Konzentration gewechselt werden.

Vor einer solchen Feststellung müssen aber mögliche anderweitige Fehler ausgeschlossen werden (siehe Tab. 4, Seite 139). So muss eine Hormonbestimmung tatsächlich einen Östrogenmangel belegen, und dann sollte die Dosis der bisherigen Anwendungsmethode für einige Tage versuchsweise erhöht werden, ferner sollte überprüft werden, ob für die spezielle Anwendung auch die richtige Größe der

Wenn die aufgenommene Östrogenmenge über die Haut nicht ausreicht und die typischen Wechseljahresbeschwerden wieder auftreten, wird oft eine Cremezubereitung mit höherer Konzentration verschrieben.

Auftragungsfläche gewählt wurde. Gerade das großflächig anzuwendende Gel wird von Patientinnen versehentlich öfter nur auf einen kleinen Hautbezirk aufgetragen, was dann die unzureichende Resorption erklärt.

Überversorgung

Wenn die Östrogenspiegel etwas zu hoch sind, führt das in seltenen Fällen zu Beschwerden, weshalb immer eine objektive Hormonkontrolle erforderlich ist. Ist die Blutkonzentration jedoch sehr hoch, klagen Patientinnen durchaus über Beschwerden wie geschwollene Finger, Blähbauch oder Blutdruckschwankungen.

Sind die Östrogenspiegel etwas zu hoch, wird die Dosis verringert (siehe Tab. 4). In diesen Fällen wird aber selten über entsprechende Beschwerden einer Überdosierung geklagt, was zeigt, wie wichtig objektive Hormonkontrollen sind. Sind die Blutkonzentrationen allerdings sehr hoch, treten zunehmend auch passende Symptome einer Überdosierung auf, zu denen hohe Körperwärme, Brustspannen, leichte Fingerödeme, Gewichtszunahme, Blähbauch, erhöhte Reizbarkeit sowie ein labiler Bluthochdruck gehören können.

In manchen Fällen können die Beschwerden sehr unangenehm sein. Die Ursache liegt dann meistens an einer wiederaufgelebten Eigenproduktion der Eierstöcke. Wir beobachten das sehr häufig noch bis zum 60./65. Lebensjahr, denn so lange können die Ovarien unter natürlichen Hormongaben offensichtlich ein wenig wiederbelebt werden, wie ja auch der übrige Körper. Hierbei kann eine Patientin leicht die Eigendiagnose stellen: Wird das Pflaster oder Gel weggelassen und die Beschwerden bleiben in den nächsten Tagen bestehen, dann liegt die Ursache der hohen Östrogenwirkungen eher an der Eigenproduktion und nicht an einer zu hohen Dosis, wonach die Beschwerden rasch abklingen würden. Eigentlich ist das Aufleben der eigenen Östrogenproduktion ein »Kompliment« an den Verjüngungseffekt des Östradiols auf

Tab. 4: Mögliche Probleme bei transdermaler Östrogenanwendung

Problem	Abhilfen
Keine ausreichend hohen Östrogenspiegel im Blut	Dosis erhöhen Auftragungsfläche anpassen Blutprobenzeitpunkt überprüfen Hautbeschaffenheit möglicherweise ungünstig: Wechsel auf Creme, anderes Gel, anderes Pflaster
Zu hohe Östrogenspiegel im Blut	Dosis verringern Falls Kumulation, einen Tag pro Woche/Monat pausieren Eigenproduktion aufgelebt: Maßnahmen ergreifen zur zeitweiligen Unterdrückung der überaktiven Eierstöcke

den Organismus, der sich hier auf die erwähnte Wiederbelebung des postmenopausalen Eierstocks bezieht. Da die Symptomatik lästig sein kann, der Zeitpunkt einer spontanen Rückbildung nicht vorhersehbar und eine Wiederholung wahrscheinlich ist, kann in solchen Fällen vom Frauenarzt/ -ärztin für einige Zeit eine Gegenmaßnahme zur Unterdrückung der überaktiven Eierstöcke ergriffen werden.

Symptome richtig interpretieren – die Dosis öfter anpassen

Frauen in den Wechseljahren lernen sehr schnell, ihren Körper zu verstehen. Sie müssen einfach die passenden Symptome richtig interpretieren: Hat eine Patientin eher (nächtliche) Hitzewallungen und Schweißattacken sowie eine

Hohe Östrogenspiegel können auch durch die wiederaufgelebte Eigenproduktion der Eierstöcke verursacht werden.

gewisse Stimmungslabilität oder Haarausfall, liegt wahrscheinlich ein Östrogenmangel vor. Sie kann und sollte ihre
Östrogendosis etwas steigern oder mit der Anwendung erneut beginnen. Kommt es dagegen zu sensiblen Mamillen,
Brustspannen oder gar Wassereinlagerungen, ist der Östrogenspiegel vermutlich viel zu hoch, und eine Dosisreduzie-
rung oder sogar zeitweiliges Pausieren ist angesagt. Da Ge-
fühle auch in dieser Beziehung manchmal täuschen
können, sollte eine hormonelle Blutkontrolle zur klaren Diagnosestellung erfolgen.

Der postmenopausale Eierstock kann durch Hormongaben noch für einige Jahre kleine Östrogenmengen produzieren. Treten dadurch Beschwerden auf, sollte die Geldosis verringert werden. Erfolgen daraufhin Mangelerscheinungen, wird die Dosis wieder gesteigert.

Nur so viel wie nötig

Wir raten Patientinnen in solchen Lebensphasen, anfangs
etwa 14-tägig ihre Geldosis versuchsweise etwas zu verringern, damit der Körper nur so viel zugeführt bekommt,
wie er gerade benötigt. Denn der postmenopausale Eierstock – sofern vorhanden – kann oft noch für einige Jahre
schwankend kleine Östrogenmengen produzieren. Treten
nach der Dosisverringerung wieder Mangelsymptome auf,
kann die Östrogendosis erneut schrittweise gesteigert werden, bis sich bei richtiger Dosierung der Erfolg bereits nach
1–2 Tagen zeigt.

Nach einiger Zeit bekommt man das lästige Anpassen
der richtigen Dosis an die persönlichen Erfordernisse gut in
den Griff und hat Freude daran, stets optimal versorgt zu
sein. Mit fortgeschrittener Postmenopause wird eine Dosis-
anpassung immer seltener erfolgen müssen, bis dann ab
Mitte der sechziger Jahre meist eine gleichbleibende niedrige Dauerdosis eingestellt bleiben kann.

Damenbart, Kinnhaare und verstärkter Ausfall der Kopfhaare

Sind die Östrogenspiegel sehr niedrig, dann können die alterstypisch niedrigen Androgenspiegel in Relation zu den Östrogenen dennoch überwiegen, was sich als Nebenwirkung in einer verstärkten Behaarung (Damenbart, Kinnhaare) oder einem verstärkten Haarausfall (androgenetisches Effluvium) am Kopf bemerkbar machen kann. Logischerweise werden dann aber nicht die Androgene (männliche Hormonwirkungen), die ja niedrig sind, medikamentös noch zusätzlich gebremst, sondern besser die zu niedrigen Östrogenspiegel ausgeglichen, d. h. etwas angehoben. Betroffene mögen beachten, dass manche synthetische Gestagene eine »antiandrogene« Wirkung haben, also die Wirkung der sowieso niedrigen Androgene der Frau in den Wechseljahren noch zusätzlich abbremsen, was sehr nachteilig für die Gesundheit ist. Nicht nur Vitalität, Muskulatur, Haut und Knochen benötigen normale Androgenspiegel zum Wachsen und Erhalt, sondern auch die Haare.

> *Wenn Nebenwirkungen wie verstärkte Behaarung (Damenbart) oder Haarausfall auftreten, liegt das in Gegenwart niedriger Androgenspiegel meist an noch niedrigeren Östrogenspiegeln.*

Praxistipps zur Anwendung von natürlichem (körperidentischem) Progesteron

Als Ergänzung zu einer Östrogensubstitution ist auch die Gabe eines Gestagens zum Schutz der Gebärmutter erforderlich. Von den Gestagenen bevorzugen wir das natürliche Progesteron, weil nur diese Substanz über ihre günstige Wirkung an der Gebärmutter und der Brustdrüse hinaus auch im gesamten Organismus viel Positives vermittelt.

Darreichungsformen

Die Hormonklasse Gestagene wird in synthetische Gestagene (Progestagene) und natürliches (körperidentisches) Progesteron unterteilt. Ein natürlicher Hormonausgleich kann nur durch das Progesteron erfolgen, was damit auch besonders nebenwirkungsarm ist. Hierfür gibt es verschiedene Darreichungsformen.

▶ Intramuskulär: Eine Progesteronspritze ist möglich, bleibt aber wegen ihrer Depotwirkungen besonderen Situationen vorbehalten.

▶ Vaginal: Für jüngere Frauen mit Kinderwunsch. Über die Scheide kann Progesteron sehr gut aufgenommen werden, was für die jüngere Frau manchmal ein Vorteil, für die ältere Frau aber stets ein Nachteil ist.

Das körperidentische Progesteron ist besonders nebenwirkungsarm und kann intramuskulär, transdermal oder oral verabreicht werden.

Zwei Besonderheiten: Zum einen haben die Scheidenbakterien kein spezielles Enzym, das einen Umbau des Progesterons ermöglicht. Da aber manche Umbauprodukte wie das Allopregnanolon für viele positive Wirkungen, beispielsweise die Stimmung und weitere Gehirneffekte, zuständig sind, ist die vaginale Anwendung bei der älteren Frau ein Nachteil.

Zum anderen wird vaginal verabreichtes Progesteron zuerst in der Gebärmutter und seiner Umgebung stark angereichert (erste Gebärmutterpassage), was bei der älteren Frau weniger gewünscht wird und wegen möglicher Gefäßkomplikationen auch risikobehaftet sein kann. Anders ist es bei jungen Frauen mit dringendem Kinderwunsch (Reproduktionsmedizin). Hier wird zur Förderung der Einnistung eines befruchteten Eis oft zusätzliches Progesteron in der Gebärmutter benötigt, weshalb hier die vaginale Anwendung von Vorteil ist und gut verkraftet wird.

▶ Transdermal über die Haut: Über eine Creme kann Progesteron auch transdermal aufgenommen werden, was über leicht angestiegene Progesteronspiegel im Blut nachgewiesen werden kann. Diese relativ niedrigen Blutkonzentrationen genügen aber nicht für einen ausreichenden Schutz an der Gebärmutterschleimhaut und weitere gewünschte Wirkungen im Körper inklusive des Gehirns. Beim Progesteron kann die transdermale Darreichung im Alter also höchstens eine Ergänzung, aber keine Alternative zur oralen Gabe darstellen. Dies ist ein wichtiger Unterschied zur Östrogenanwendung, bei der gerade die transdermale Darreichung die bei weitem vorteilhaftere ist.

Bei Östrogen ist die transdermale Anwendung die günstigste, bei Progesteron ist die orale Gabe im Alter empfehlenswert.

▶ Oral: Im Alter ist die orale Darreichung des Progesterons besonders vorteilhaft, wie schon oben dargelegt. Bei passender Dosis (z. B. 100 bis 200 mg mikronisiertes Progesteron abends) entstehen für einige Stunden ausreichend hohe Blutkonzentrationen; Dosierungen von 200 bis 300 mg täglich sind bereits bei zyklischer Anwendung (etwa 12 bis 14 Tage alle 4 Wochen) für einen Schutz der Gebärmutter als voll ausreichend belegt, 100 mg bei mindestens 25-tägiger Anwendung in Gegenwart niedriger Östrogenspiegel auch, wie wissenschaftliche Studien zeigen. Da die Ganzkörperwirkungen inklusive des Brustschutzes aber im Alter besonders erwünscht sind, empfehlen wir fast stets die abendliche Progesteronanwendung von 100 mg kontinuierlich für 25 und mehr Tage.

Orales Progesteron: besser in mikronisierter Zubereitung

Kristallines Progesteron (größere Molekülkomplexe) wird vom Magen-Darm-Trakt kaum aufgenommen, daher hat man die mikronisierte Form »erfunden« (kleinste Molekülkomplexe). Progesteron ist fettlöslich, weshalb es unter solchen Bedingungen besonders günstig aufgenommen werden kann. Eine Zubereitung von mikronisiertem Progesteron in Erdnussöl steht schon länger als zugelassenes Fertigarzneimittel zur Verfügung (Utrogest®/D; Utrogestan 100®/A + CH), das in der praktischen 100-mg-Dosierung für die orale, aber auch für eine vaginale Anwendung gut geeignet ist. Eine vaginale 200-mg-Dosierung soll zur Zulassung für die Reproduktionsmedizin in Vorbereitung sein, derzeit ist es nur in der Schweiz als Utrogestan 200® eingeführt.

> *Progesteron hat zahlreiche günstige und wünschenswerte Wirkungen im gesamten Organismus. Daher ist es für eine solche Substitution unerheblich, ob eine Frau noch eine Gebärmutter hat oder nicht.*

Was tun nach Gebärmutterentfernung?

Was soll eine Frau von der mancherorts geäußerten Empfehlung halten, ohne Uterus seien keine Gestagene einzunehmen, auch nicht unter einer Östrogensubstitution? Damit scheint man davon auszugehen, dass Gestagene wohl nicht nützlich sind und möglicherweise auch noch nachteilig sein können, weshalb sie allenfalls zum Schutz der Gebärmutter gerechtfertigt seien, ohne diese aber weggelassen werden sollen.

Kritische Aussagen überprüfen

▶ Dies trifft zu, wenn man nur die synthetischen Gestagene (Progestagene) damit meint, denn viele von ihnen sind für den übrigen Organismus nicht ideal und bei einer Hormonersatztherapie tatsächlich mit unnötigen Risiken behaftet. Aber: Wenn etwas ungünstig für den ganzen Körper ist, dann ist das auch mit und ohne Uterus der Fall und sollte zur Substitution überhaupt vermieden werden! Lediglich als Medikament bei bestimmten Hormonstörungen wäre im Alter der Einsatz von Progestagenen gerechtfertigt.

▶ Diese Aussage ist aber nicht auf das natürliche Progesteron zu übertragen. Wer sich die Fülle der oben (und auf Seite 63f.) dargestellten günstigen Progesteronwirkungen im Körper vor Augen hält, dem wird klar, dass es sich einige zu einfach machen, die eine Progesterongabe lediglich mit dem Uterus in Verbindung bringen wollen. Wer solche Aussagen macht, hat offensichtlich von der Endokrinologie des Progesterons nur wenig mitbekommen. Progesteron schadet an der Brust (auch ohne Uterus) nicht nur nicht, sondern übt dort offensichtlich entscheidende Schutzfunktionen aus, die sogar das östrogenbedingte Brustkrebsrisiko mindern. Daher kann das Weglassen des Progesterons bei Östrogengaben geradezu als grober Fehler angesehen werden, man beraubt die Frau um einen Teil ihres natürlichen Brustkrebsschutzes.

> *Progesteron ist keineswegs schädlich, sondern übt an der Brust offensichtlich wichtige Schutzfunktionen aus, die das östrogenbedingte Brustkrebsrisiko mindern.*

Eine Patientin sollte sich also auf keinen Fall irritieren lassen, wenn ihr zu Recht von einem gut informierten Endokrinologen das Progesteron empfohlen wird – mit oder ohne Uterus – und dann ein auf diesem Gebiet wenig Informierter wieder abrät, weil ihm der Unterschied zwischen Progesteron und Progestagen nicht geläufig ist. Progesteron also auch dann, wenn kein Uterus mehr vorhanden ist!

Progesteron als Medikament auch in höherer Dosierung

Es gibt Gründe, das Progesteron auch höher dosiert einzusetzen, um über eine Substitution hinaus, die ja nur einen
Mangel ausgleichen soll, gezielte Medikamentenwirkungen
zu erreichen. Bleibt man dabei im vernünftigen Rahmen, ist
auch nicht mit besonderen Nebenwirkungen zu rechnen.
Das wird verständlich, wenn man bedenkt, dass eine Frau
über die neun Monate einer Schwangerschaft fünf- bis
zehnfach höhere Progesteronspiegel im Blut als in der Mitte
der zweiten Zyklushälfte vorweist oder etwa 100fach höhere Werte als zu Beginn eines Zyklus. Eine Frau ist also an
hohe Progesteronspiegel natürlicherweise angepasst.

> *Für die Anwendung von Progesteron in höherer Dosierung gibt es gute Gründe. Leiden wie Migräne, Angststörungen oder Panikattacken können durch eine höhere Dosierung erfolgreich gelindert werden.*

Der Leidensdruck wird vermindert

Als Hormonersatz werden vaginal oder oral Dosierungen
von lediglich 100 bis 200 mg Progesteron täglich eingesetzt,
vorwiegend abends vor dem Schlafen. Als Medikament zur
Behandlung bestimmter Beschwerden wie Durchschlaf-
oder Angststörungen, Migräne und Panikattacken ist es in
höheren Dosierungen von drei- bis sechsmal je 100 mg über
den Tag verteilt bei vielen Ärzten erfolgreich im Einsatz. Unsere Arbeitsgruppe hat gerade bei Angststörungen viele positive Erfahrungen damit sammeln können, die hier angesichts des hohen Leidensdrucks solcher Patienten auf
keinen Fall unerwähnt bleiben sollen.

Eine orale Progesterongabe – besonders tagsüber – kann
auch leichte, aber harmlose Nebenwirkungen verursachen.
Progesteron greift nämlich auch in die Blutdruckregulation
ein (über den natürlichen Aldosteronrezeptor) und sorgt

damit auch für eine leichte Blutdruckabsenkung. Ein Progesteronmangel zu Beginn der Wechseljahre ist deshalb auch öfter die Ursache für einen labilen Bluthochdruck, der sich zu dieser Zeit bei vielen Frauen entwickelt. Wenn nun eine Progesteronkapsel eingenommen wird, dann flutet das Hormon wie eine aufgetürmte Wasserwelle plötzlich im Blut an und kann eine flüchtige Blutdruckabsenkung verursachen, die sich in einem leichten flauen Gefühl äußern kann (wie orthostatische Beschwerden nach dem Bücken). Nach ein bis zwei Tagen hat sich der Körper darauf eingestellt und kann sofort gegenregulieren, d. h. die Nebenwirkung tritt nicht oder kaum wieder auf.

Beachtenswertes bei Hormongaben

Hormone sind sehr potente Substanzen. Eine Substitution darf nur durchgeführt werden, wenn auch tatsächlich ein Hormonmangel vorliegt. Dazu ist also eine geeignete Hormonbestimmung erforderlich, die nach den gesetzlichen Eichgesetzen auch korrekt erstellt und fachkompetent interpretiert werden muss. Einfach blind irgendwelche Hormone einzusetzen und sie dann auch noch in Einheitsdosierungen und schließlich ohne Kontrollen anzuwenden, kann sträflich und gefährlich sein.

Nur mit einer exakten und kompetenten Hormonbestimmung kann festgestellt werden, ob tatsächlich ein Mangel vorliegt und eine Substitution erforderlich ist.

Werden keine dazu passenden Beschwerden oder Befunde angegeben, handelt es sich eher um eine vorbeugende Maßnahme, also um Prävention vor nachteiligen Folgeerkrankungen. Liegen jedoch typische Beschwerden oder bereits fassbare Erkrankungen vor, handelt es sich bei den Hormongaben stets um eine medizinisch notwendige Behandlung. Die Übergänge werden immer fließend sein und auch von der Gesundheitspolitik mitbestimmt werden.

Symptome müssen differentialdiagnostisch geklärt werden

Bestimmte Symptome sind Hinweise, aber keine Beweise für zugrunde liegende Hormonstörungen. Der Organismus kann nur in einer bestimmten Art auf verschiedene Störungen reagieren, sodass stets Differentialdiagnosen beachtet werden müssen.

Immer wieder hören Frauen in der Menopause, dass ihre Beschwerden normal und daher nicht behandlungsbedürftig seien. Aus endokrinologischer Sicht ist diese Auffassung nicht richtig und nicht haltbar.

Abklärung

Der Arzt veranlasst nach gezielter Befragung und Erfassung von Befunden schließlich eine Objektivierung seiner Einschätzung durch Labor und/oder medizinisch-technische Hilfen. Liegt dann eine oder eine Kombination von mehreren Diagnosen vor, sollte eine Abwägung bezüglich der möglichen Ursachen, Behandlungsalternativen sowie deren Prioritäten erfolgen.

Referenzbereiche

Von vielen Labors werden Referenzbereiche (Normalwerte) für Hormone angegeben, die in der Altersendokrinologie nicht zu verwerten sind. Was macht es denn für einen Sinn, wenn einer postmenopausalen Frau gesagt wird, ihre niedrigen, sogar nicht mehr messbaren Östrogenspiegel seien normal und damit nicht behandlungsbedürftig, weil alle solche Frauen keine messbaren Östrogenspiegel mehr hätten. Das ist aus unserer endokrinologischen Sicht Unsinn. Ähnlich ist es mit vielen anderen Hormonspiegeln, die einen charakteristischen Altersabfall aufweisen und dann entsprechend fehlinterpretiert werden im Sinne von nicht behandlungswürdig. Hier muss ein Bewusstseinswandel erfolgen. Die Evolution bzw. die Natur hat bestimmte Hormonmengen für das gesunde Funktionieren unseres Organismus vorgesehen. Fehlen diese wie häufig im Alter, treten Funktionsmängel, Beschwerden und Erkrankungen verstärkt auf. So wie man Sauerstoff, Wasser, Nahrung und alle Vitamine und Mineralien bis zum Lebensende in ausreichenden Mengen zum gesunden Leben benötigt, so gilt dies auch für die natürlichen Hormone.

Aufklärung/Voraussetzungen

Entscheidet man sich für Maßnahmen welcher Art auch immer, von Empfehlungen zur Änderung der Lebensweise bis zur Durchführung spezieller medizinischer Untersuchungen sowie Medikationen, werden diese mit dem Betroffenen abgesprochen. Genannt werden auch Alternativen, Erfolgschancen, Risiken, Nebenwirkungen, Kosten und Unannehmlichkeiten, die für einen Patienten damit verbunden sein könnten (z. B. Tabletten einnehmen, sich Spritzen geben, Gel auftragen oder klebrige Pflaster anbringen müssen, die Hautreizungen verursachen können).

Alle Maßnahmen, die ergriffen werden können, werden vom Arzt mit dem Patienten abgesprochen, einschließlich der Alternativen, der positiven Wirkungen, der Nebenwirkungen, der Probleme und der Kosten, die mit der Behandlung verbunden sein können.

Wenn Hormone in Betracht kommen

Kommen auch Hormongaben in Betracht, so macht es schon einen Unterschied, ob es sich um körperidentische oder körperfremde Substanzen handelt, um eine Substitution oder die Unterdrückung einer körpereigenen Produktion oder um unnatürlich hohe Dosierungen. Dann müssen Kontraindikationen beachtet werden, also Zustände, die eine solche Anwendung praktisch verbieten oder zumindest nur unter strengen Vorsichtsmaßregeln erlauben. Persönliche Risikofaktoren, seien es angeborene oder erworbene, müssen berücksichtigt werden. Dazu gehören auch Aspekte der persönlichen Lebensführung sowie der bisherigen Krankengeschichte und derzeitigen Begleitmedikationen.

Bei gynäkologischen Hormongaben müssen ein Brust- und Gebärmutterkrebs ausgeschlossen sein, die jeweils aktuell empfohlenen Vorsorgeuntersuchungen sind regelmäßig zu absolvieren.

Hormone zur Substitution werden nur dann verschrieben, wenn tatsächlich ein Mangel vorliegt. Die Dosierung muss individuell angepasst und immer wieder überprüft werden. Der behandelnde Arzt sollte viel Erfahrung haben und den aktuellen Stand der Hormonforschung kennen.

Ohne Verlaufskontrollen sind Hormongaben gefährlich

Jeder Mensch kann Hormongaben unterschiedlich aufnehmen und im Körper verarbeiten, das muss also überprüft werden, erst recht bei einer Substitution, die lediglich einen Mangel ausgleichen soll. Erst dadurch kann die persönliche Dosierung festgelegt und angepasst werden. Eigentlich ist das selbstverständlich und im Prinzip auch den meisten beispielsweise durch die Verschreibung von Schilddrüsenhormonen bekannt: Diese ist nur dadurch nicht ins Gerede gekommen, also so nebenwirkungsarm, weil vier Grundprinzipien der Endokrinologie beachtet werden, die auch für andere Hormongaben gelten:

▶ Nur derjenige bekommt Hormone ersetzt, bei dem auch ein Mangel vorliegt.

▶ Er bekommt eine individuelle Dosierung, die diesen Mangel wieder ausgleicht.

▶ Die Maßnahmen werden regelmäßig überwacht und gegebenenfalls angepasst.

▶ Der behandelnde Arzt hat Erfahrung mit solchen Hormongaben und verfolgt die aktuelle wissenschaftliche Literatur.

Werden solche Kriterien eingehalten, wird stets eine günstige Nutzen-Risiko-Relation vorliegen.

Ein weiterer häufiger Fehler bei der Hormonkontrolle ist die Blutprobe zu einem falschen Zeitpunkt. Was macht es denn für einen Sinn, die Östrogendosis (nicht die eigene Produktion) zu überprüfen, wenn gerade nichts eingenommen oder aufgetragen wurde? Oder wenn die Hormonaufnahme in den Körper zeitlich noch nicht erfolgt sein kann bzw. schon wieder ausgeschieden wurde? Der Arzt muss berücksichtigen, wann der jeweils günstige Zeitpunkt zur Überprüfung einer Hormongabe gegeben ist.

Das realistisch Machbare ausloten

Jeder Betroffene muss realisieren, dass stets nur das heute Machbare angeboten und genutzt werden kann, selbst wenn vielleicht in einigen Jahren noch bessere Möglichkeiten oder Erfahrungen vorliegen. Einem Patienten sollten die heute schon möglichen Alternativen aber auch eröffnet werden, für oder gegen die er sich dann selbst entscheiden kann. Dies ist sein individuelles Recht als mündiger Patient.

Die heute möglichen Behandlungen sollten auch heute angeboten werden, unabhängig davon, ob in einigen Jahren vielleicht bessere Therapien zur Verfügung stehen.

Der richtige Hormonersatz:

Warum es sich lohnt – was Studien belegen

Erfahrungen mit einem Hormonersatz in den Wechseljahren liegen seit über 20 Jahren vor. Neben den langjährigen Anwendungsstudien lassen zahlreiche biochemische, laborexperimentelle und genetische Daten erkennen, warum Östrogene und Progesteron so gut und wichtig für die Gesunderhaltung auch in der Postmenopause sind. Die herkömmliche Hormongabe hat aber auch Risiken erkennen lassen, die sie in Verruf gebracht haben. Dies ist fälschlicherweise so, denn es sind nicht die Hormone an sich, die risikobehaftet sind, sondern deren bisher nicht optimale Anwendungsform. Dies ist heute beweisbar und kann abgestellt werden, wie im Folgenden gezeigt wird. ▶ ▶ ▶

Hormonersatz statt Hormonbehandlung – ein wichtiger Unterschied

Viele Menschen haben bei einer Kortisonanwendung Angst vor Nebenwirkungen. Ist das berechtigt? Ja und nein. Die befürchteten Risiken hängen nämlich nicht vom Kortison an sich ab, sondern von der Menge, die im Körper wirksam ist. Wenige wissen, dass unser Körper jeden Tag große Mengen Kortison bildet, das wir zum Leben brauchen. Patienten mit einer erheblichen Unterfunktion der Nebennieren, in der das Kortison entsteht, sind schwer erkrankt. Unbehandelt müssen sie früh sterben.

Nehmen diese Patienten aber regelmäßig über den Tag verteilt ihre exakt dosierten Kortisontabletten ein, ist ihr Leben von dem der Gesunden nicht mehr zu unterscheiden. Sie verspüren auch keine Nebenwirkungen. Es wird nur das ersetzt, was natürlicherweise vorhanden wäre und bei ihnen fehlt. Solche Kortisongaben sind eine richtige Ersatztherapie, eine Substitution.

Kortison als Medikament

Liegen dagegen rheumatische Erkrankungen vor, kann man durch eine hoch dosierte Kortisongabe bestimmte Auswirkungen dieser Erkrankung dämpfen. Der Arzt macht sich spezielle Eigenschaften des Kortisons zunutze und verabreicht es als potentes Pharmakon (Medikament), ohne dass ein Kortisonmangel vorliegt. Im Körper sind dadurch weit

Hormone können aus zwei Gründen verordnet werden. Als Ersatz bei verminderter Eigenproduktion, was nur einen Mangel ausgleicht und dann praktisch nebenwirkungsfrei ist (Substitution). Oder als hoch dosierte Behandlung bei schweren Erkrankungen wie Rheuma, wobei Nebenwirkungen zwangsläufig hingenommen werden müssen, um schlimmere Folgen für den Patienten zu vermeiden (Pharmakotherapie).

übernormale Kortisonwirkungen vorhanden. Dies ist in diesem Fall beabsichtigt. Gleichzeitig hat diese Behandlung unweigerlich auch Nebenwirkungen. Sie kann beispielsweise eine Osteoporose oder eine Fettsucht auslösen. Man nimmt dies mehr oder weniger in Kauf, wenn der Nutzeffekt gegenüber noch schlimmeren Auswirkungen der Grundkrankheit überwiegt. Das nennt man eine Pharmakotherapie bzw. Hormonbehandlung. Sie unterscheidet sich also wesentlich von einer hormonellen Substitution bzw. Ersatzbehandlung.

> *Die Hormonersatztherapie ist die wirksamste Maßnahme gegen Beschwerden der Wechseljahre, weil sie deren Ursachen direkt beseitigt.*

Östrogengaben verbessern viele nachteilige Folgen der Wechseljahre

Klimakterische Beschwerden

Östrogengaben stellen die wirksamste Maßnahme gegen klimakterische Beschwerden dar und helfen bei fast allen Frauen (80 bis 90 Prozent). Dies ist logisch und plausibel, da solche Beschwerden direkt durch den Östrogenentzug ausgelöst werden und somit durch Beseitigung der Ursache auch die beste natürliche Abhilfe zu erlangen ist.

Erfolgsraten und Nebenwirkungen: Zur Beseitigung akuter klimakterischer Beschwerden von Physis und Psyche einschließlich Stimmungsverbesserungen, sexueller Parameter, Compliance (Verträglichkeit und daher Beibehaltung der Therapie) und Lebensqualität (Quality of Life) ist die transdermale Darreichung von Östrogenen sehr effektiv, was besonders gut in neueren kontrollierten Studien zum Ausdruck kommt, die beide Anwendungen (oral und transdermal) direkt miteinander verglichen und teilweise über mehrere Jahre verfolgten. Damit werden günstige Studiendaten bestätigt, die schon früher durch die orale Östrogendarreichung erzielt wurden.

Vegetative Beschwerden wie Hitzewallungen, Schweißausbrüche und ein labiler Blutdruck werden gelindert bzw. beseitigt wie auch psychische Probleme, sofern sie östrogenbedingt sind. Dazu können Depressivitäten und Schlafstörungen, Unruhe und Reizbarkeit, aber auch eine gewisse Belebung der Sexualität (Libido) durch die Aktivierung von Neurotransmittern gehören.

Wenn Östrogenspiegel zu stark ansteigen

Steigen die Östrogenspiegel zu stark an, können Wassereinlagerungen erfolgen, sodass beispielsweise die Ringe nicht mehr am Finger passen oder die Augenlider geschwollen sind. Ebenso können Spannungen oder Schmerzen in der Brust sowie Brustzysten auftreten. Häufig nimmt dann das Körpergewicht zu, sei es durch Wassereinlagerungen, Ernährungsfehler, Abbau der Muskel- oder Zunahme der Fettmasse. Lästig können unerwartete Blutungsstörungen sein, die in manchen Fällen sogar eine Ausschabung der Gebärmutter nahelegen. Kommen dann noch Sorgen wegen ernsthafter Risiken wie Blutdruckanstieg, Thrombosen, Schlaganfall oder gar Brustkrebs hinzu, nimmt der Grad der Unzufriedenheit zu.

Solche tatsächlichen oder vermeintlichen Nebenwirkungen, die überwiegend unter einer oralen Östrogengabe geschildert werden, tragen dazu bei, dass Östrogene auch

Die Schilderung der vielen Nebenwirkungen durch zu hohe Östrogenspiegel unter oralen Östrogengaben tragen dazu bei, dass viele betroffene Frauen die Behandlung durch Hormone nicht in Betracht ziehen oder sie bald wieder absetzen.

heute noch höchstens nur von der Hälfte der betroffenen Jahrgänge angewendet und meist schon nach wenigen Monaten oder Jahren wieder abgesetzt werden. Daher bezeichnen renommierte Ärzte und Wissenschaftler, die aus guten Gründen zu den führenden Verfechtern einer prinzipiellen Östrogensubstitution zählen, die orale Östrogen-Gestagen-Gabe als unbefriedigend, und sie bezweifeln wegen solcher Nebenwirkungen des damit zusammenhängenden Medikamentenkonsums und der belegten höheren Risiken insgesamt einen Vorteil, wenn sie Nutzen und Risiken gegeneinander abwägen.

Viele Klagen über Nebenwirkungen und Risiken können durch die transdermale Anwendung der Östrogene beseitigt und nachweislich gemindert werden.

Jedoch: Durch die transdermale Darreichung der Östrogene und die Kombination mit dem natürlichen Progesteron gelingt es, die meisten der Klagen und Risiken zu verringern bzw. zu vermeiden.

Manche urogenitale Beschwerden verbessert

Erfolgsraten und Nebenwirkungen: Zu den körperlichen Beschwerden, die nach einem akuten Östrogenentzug als Erstes auftreten, gehören solche im Urogenitalbereich. Einige können sich unter einer Östrogengabe sehr rasch verbessern: Trockene Schleimhäute, besonders im Scheidenbereich mit oft starken Schmerzen beim Sex, lassen sich normalisieren oder verbessern, ebenso die natürliche Bakterienflora. Bereits die vaginale Östrogenanwendung ist hierbei besonders effektiv, die transdermale Anwendung ebenso.

Nicht so gut lässt sich eine funktionelle Blasenschwäche (Inkontinenz) mit ihren atrophischen (schrumpfenden), infektiösen und inkontinenzbehafteten Komplikationen beeinflussen. Dies liegt daran, dass solche Schrumpfungsprozesse nicht nur durch einen Östrogenmangel, sondern durch den altersbedingten Abfall vieler weiterer Hormone, besonders durch den Mangel natürlicher Anabolika (aufbauende Hormone wie Androgene, Wachstumshormon) und von Progesteron, verursacht wird, der deshalb mitbehandelt werden sollte, was selten geschieht.

Klimakterische Arthritis verbessert

Klimakterisch entzündliche Gelenkschmerzen mit oft deutlicher Verdickung der Finger- und weiterer Gelenke können peri- und postmenopausal verstärkt auftreten.

Erfolgsraten und Nebenwirkungen: Schon örtlich aufgetragene Östrogene können lindern, erst recht die am Körper wirkende Östrogensubstitution. Bei den großen Gelenken kann eine Östrogengabe in oraler Form, die Entzündungsmarker verstärkt, anfangs zu einer Reizung und damit gewissen Verschlimmerung führen, wie Studien berichten. Erst nach längerer Anwendung setzen sich dann auch hier die heilenden Vorteile messbar durch. Daher sind auch bei solchen Beschwerden die transdermalen Östrogenanwendungen vorteilhafter.

> *Bei arthritisch entzündeten Gelenken, unter denen Frauen in den Wechseljahren verstärkt leiden, hilft Östrogengel bereits, wenn es örtlich aufgetragen wird.*

Prävention von Herz-Kreislauf-Erkrankungen, Schlaganfall, Gefäßschäden

Diese Erkrankungen sind in den industrialisierten Ländern wie Deutschland bei postmenopausalen Frauen mit etwa 50 Prozent die häufigste Todesursache. Hieran hat der Östrogenabfall ursächlich einen hohen Anteil. Werden beispielsweise die Eierstöcke schon Jahre vor den Wechseljahren operativ entfernt, steigt das Risiko eines Herzinfarkts um das Siebenfache an.

Erfolgsraten und Nebenwirkungen: Solche Risiken können nur dann durch eine Östrogengabe erfolgreich und nebenwirkungsarm gesenkt werden, wenn frühzeitig, d. h. gleich mit Beginn des Östrogenausfalls, und niedrigdosiert mit der Prävention begonnen wird, bevor sich also die ersten schädlichen und degenerativen Gefäßveränderungen entwickelt haben.

So ergaben die Sammelauswertungen zahlreicher Beobachtungsstudien für Östrogengaben im Schnitt eine Risikoreduktion um 30 bis 40 Prozent bei gefäßbedingten Alterserkrankungen. Besonders eindrucksvoll ist die durchschnittliche Risikoabsenkung bei Erkrankungen der Herzkranzgefäße um etwa 40 Prozent bei der Langfriststudie US-amerikanische Krankenschwestern.

Bei höheren Dosierungen oder einem Therapiebeginn bei über 60-jährigen Frauen nimmt unter oralen Östrogengaben das Schlaganfallrisiko zu. Wegen dieses Risikos kann die orale Darreichung zur Prävention von Herz-Kreislauf-Erkrankungen nicht mehr generell empfohlen werden.

Bei der transdermalen Östrogengabe werden die unnatürlich hohen Leber- und Gefäßbelastungen vermieden, was nicht mehr zu solchen Risikosteigerungen wie einen Schlaganfall führt. Erste Studienbelege sind bereits vorhanden. Auch lässt sich die arteriosklerotische Plaquebildung an den Halsschlagarterien (Carotis) besser durch eine transdermale als eine orale Östrogenanwendung vermindern.

70 533 postmenopausale Frauen, von denen mit Eintritt der Wechseljahre nur ein Teil Hormone, der andere Teil als Kontrollgruppe keine Hormone bekam, werden langfristig beobachtet. Alle paar Jahre werden Zwischenergebnisse zu unterschiedlichen Gesundheitsaspekten veröffentlicht, mittlerweile liegen über 20-jährige Beobachtungszeiträume vor (Grodstein F et al. 2003, Nurses Health Study).

Erfolgreiche Osteoprävention

Erfolgsraten und Nebenwirkungen: Der Anteil der Osteo-
porosekomplikationen an den Erkrankungsraten älterer
Frauen ist etwa so groß wie der durch Herz-Kreislauf-
Erkrankungen, die Sterberaten liegen aber viel niedriger.
Dennoch, jede dritte postmenopausale Frau wird unbehan-
delt eine osteoporosebedingte Fraktur erleiden, 80 bis 90
Prozent dieser Ereignisse sind durch den menopausalen
Östrogenabfall bedingt. Die Lebensqualität und Lebens-
erwartung werden dadurch erheblich beeinträchtigt.

Eine Fülle von guten kurz- und langfristigen Studien mit bis
zu 23-jährigen Beobachtungszeiten und meist großen Fallzahlen hat die gute Wirksamkeit von Östrogengaben zur Vorbeugung und zur Behandlung einer Osteoporose abgesichert. Dies
ist heute unbestritten. Hierbei wurden sowohl unterschiedliche Dosierungen als auch diverse Zielpunkte wie Knochen-
marker, Knochendichte und Frakturraten kontrolliert und als
jeweils statistisch signifikant verbessert befunden.

Beide Darreichungsformen der Östrogene, also die orale
und transdermale Gabe, erwiesen sich gleichermaßen als
erfolgreich. Aber nur die transdermale Anwendung war in
den Studien praktisch ohne Nebenwirkungen.

Weniger Frakturen

Im Durchschnitt etwa ein Drittel weniger Schenkelhals- und
Wirbelsäulenbrüche innerhalb nur weniger Anwendungsjahre ist schon ein schöner Erfolg. Ein früher Behandlungsbeginn am Anfang des Östrogenausfalls ist am besten.
Dadurch konnte in einer dänischen Studie zur Vorbeugung
einer Osteoporose bei über 2000 untersuchten Frauen

> *Die Osteoporose
> verursacht etwa ebenso
> viele Komplikationen
> wie Herz-Kreislauf-
> Erkrankungen, und
> jede dritte Frau erleidet
> nach den Wechseljah-
> ren einen durch Osteo-
> porose bedingten
> Knochenbruch. Zur
> Vorbeugung sind
> Östrogengaben gut
> geeignet.*

innerhalb von nur fünf Jahren eine Senkung des Risikos von Vorderarmfrakturen um 76 Prozent und eine Senkung aller Frakturen um knapp 35 Prozent erreicht werden (Mosekilde L et al. 2000). Auch ein Behandlungsbeginn erst jenseits des 65. Lebensjahrs bringt noch viel, wenn die Östrogensubstitution lange genug fortgeführt wird.

Östrogengaben können also Alterungsprozesse am Knochen verzögern und sogar teilweise wieder rückgängig machen; man kann also von echten und abgesicherten Anti-Aging-Maßnahmen sprechen.

Dennoch kann lediglich eine einzige Maßnahme nur zu Teilerfolgen führen, also nicht alle (Knochen-)Probleme lösen. Man darf das Zusammenspiel vieler natürlicher Faktoren, genetischer Risikofaktoren und die Art der Lebensführung nicht aus den Augen verlieren. Zusätzliche Maßnahmen wie die Zufuhr von Kalzium und Vitamin D, körperliches Training, in speziellen Fällen auch Medikamente wie Bisphosphonate (hemmen die Knochenresorption) sowie die Substitution anderer Hormondefizite (speziell Androgene und Wachstumshormon) liefern bessere Erfolge als die Einzelmaßnahmen.

Die Östrogensubstitution verzögert Alterungsprozesse am Knochenbau und kann sie sogar wieder rückgängig machen. Sie muss jedoch von zusätzlichen Schritten wie körperlichem Training, der Einnahme von Kalzium und Vitamin D und möglicherweise auch Medikamenten begleitet werden.

Auch eine Arthrose lässt sich verbessern

Eine Osteoporose verursacht zunächst keine Schmerzen und wird nachfolgend durch erhöhte Knochenbruchraten auffällig. Es wird oft vergessen, dass parallel dazu meist eine fortschreitende Arthrose zu beklagen ist.

Erfolgsraten und Nebenwirkungen: Durch ihre Schmerzen und Beeinträchtigung körperlicher Aktivitäten bewirkt die

Arthrose eine bedeutende Einschränkung der Lebensqualität, einen hohen Konsum an Medikamenten und häufig Gelenkoperationen. Durch den menopausebedingten Östrogenabfall wird ihre Entstehung noch begünstigt. Aus diesen Gründen sollte die Entstehung einer Arthrose durch vielfältige Maßnahmen vorbeugend beeinflusst werden.

Liegen bereits nennenswerte Veränderungen mit Gelenkreizungen vor, dann können Östrogene in oraler Form solche Reizungen (Inflammation) zunächst verstärken. Daher sind zunächst entzündungshemmende Begleitmedikationen erforderlich. Bei der transdermalen Darreichung sind entzündungsfördernde Nebenwirkungen kaum zu erwarten.

Der Studienlage nach kann das Risiko einer Hüftarthrose bereits durch eine mittelfristige Östrogengabe um etwa 38 Prozent und durch eine über 10-jährige Anwendung um 43 Prozent gesenkt werden, am Knie kann die Risikominderung sogar durchschnittlich 60 Prozent ausmachen. Auch eine (klimakterische) Arthrose bzw. Arthritis (akute Reizung) der kleinen Gelenke an den Fingern oder Zehen reagiert schnell mit einer deutlichen Verbesserung auf transdermale Östrogengaben.

Nachgewiesen ist, dass durch eine mittelfristige Östrogengabe das Risiko einer Hüftarthrose um fast 40 Prozent und am Knie um fast 60 Prozent gesenkt werden kann.

Prävention der Hautalterung möglich

Erfolgsraten und Nebenwirkungen: Das altersbedingte Schrumpfen des Bindegewebes äußert sich nicht nur an den Gelenken und an den Knochen, sondern besonders gut sichtbar an der Haut. Beide Prozesse verlaufen parallel. Neben anderen Hormonen beeinflussen Östrogene auch die Hautdicke, Feuchtigkeit, Elastizität, Blutversorgung,

Faltenbildung, den Kollagengehalt und sogar die Wundheilung positiv, deutlich und signifikant, was in guten Studien mehrfach belegt werden konnte. Die vorbeugenden Wirkungen der Östrogene auf Altersveränderungen der Haut sowie deren teilweise Rückbildung durch Östrogengaben wird von den Wissenschaftlern stets als positive Beeinflussung der Hautalterung benannt. Dies ist ein gutes Beispiel von vielen, dass schon seit Jahrzehnten erfolgreich eine Anti-Aging Medizin betrieben wird, belegt durch umfangreiche Studien.

Dass sich durch Östrogengaben das Hautbild im Alter verbessert, ist nachgewiesen. Hautdicke und Knochendichte nehmen zu. Die nachteiligen Folgen einer Kortisontherapie können gelindert werden.

Auch postmenopausale Frauen, die wegen anderer Erkrankungen unter längerer Kortisontherapie stehen, können Schrumpfungsprozesse an der Haut und am Knochen durch Östrogengaben eindrucksvoll verbessern. In einer 4-jährigen Studie verringerte sich ohne Östrogengaben die Hautdicke im Durchschnitt um 2,8 Prozent, die Knochendichte an der Hüfte um 4,5 Prozent und an den Lendenwirbeln um 5 Prozent, während die Gewebsdicke in der Hormongruppe jeweils beeindruckend zunahm, nämlich um 6,1 Prozent an der Haut bzw. 5,5 Prozent und 14,6 Prozent am Knochen (Baron YM et al. 1999). Die Unterschiede sind beachtlich.

Schlanker werden – nur mit transdermalem Hormonersatz

Erfolgsraten und Nebenwirkungen: Wenn Männer und Frauen älter werden, haben sie oft auch mit einer Gewichtszunahme zu kämpfen. Gerade viele Frauen empfinden mit Beginn der Wechseljahre einen verstärkten Umbau ihres Körpers, der sich in einer Abnahme der Muskelkraft, Muskelkonturen sowie der Muskelmasse, aber auch in einer Zunahme der Fettpölsterchen in den so genannten Problemzonen äußert, also vor allem an den Hüften, Oberschenkeln, am Unterbauch und an der Brust. Die Waage erfasst das Ausmaß solcher Veränderungen anfangs oft nicht richtig, da sich die Abnahme der Muskelmasse und Zunahme der Fettmasse rechnerisch ausgleichen können.

Genau diesen und weitere Aspekte prüfte eine australische Arbeitsgruppe unter einer oralen gegenüber einer transdermalen Östrogenanwendung (O'Sullivan et al. 1998). Das Körpergewicht der Teilnehmerinnen hatte sich unter beiden Darreichungsformen nicht verändert, trotzdem fühlten sich die Frauen unter der oralen Einnahme dicker. Die genaue Muskelfettanalyse brachte die Lösung. Die Fettmasse nahm – wie vermutet – bei oraler Östrogengabe deutlich zu, während sich gleichzeitig die Muskelmasse verringerte. Dadurch blieb das Gewicht zunächst unverändert, dennoch hatte sich die Muskel-Fett-Relation unangenehm verschlechtert. Bei der transdermalen Darreichung blieb der Fettanteil praktisch unverändert, die Muskelmasse nahm leicht zu, was zu einer gesünderen und als besser empfundenen Figur beitrug.

Die Erklärung für diese Befunde war einfach: Oral zugeführte Östrogene senken durch ihre Leberpassage das nützliche IGF-1 (Insulin-like Growth Factor I – Parameter des Wachstumshormons). Zu dessen Wirkungen gehören der Muskelaufbau, der Fettabbau, die Straffung des Bindegewebes (sonst verstärkte Hautalterung, Faltenbildung) u.v.m. Daher ist auch zur Verbesserung der Körperfigur die transdermale Darreichung von Östrogenen zu bevorzugen.

Für viele Frauen ist die Gewichtszunahme in den Wechseljahren besonders belastend. Eine australische Arbeitsgruppe fand heraus, dass nur bei Teilnehmerinnen, die Östrogene transdermal statt oral anwendeten, der Fettanteil unverändert blieb, die Muskelmasse jedoch leicht zunahm, was die Figur verbesserte.

Prävention von Darmkrebs belegt

Erfolgsraten und Nebenwirkungen: Darmkrebs ist in industrialisierten Ländern wie den USA die vierthäufigste Krebsart und nach Lungenkrebs die zweithäufigste Todesursache durch Krebs überhaupt (Grodstein F et al. 1999). Daher hat diese Erkrankung eine sehr hohe gesundheitsrelevante Bedeutung.

> *Der Schutzeffekt vor Darmkrebs bei der transdermalen Gabe von Östrogenen tritt schon nach drei Jahren ein. Das Risiko, Darmkrebs zu bekommen, ist um 30 Prozent und mehr geringer als bei Frauen, die keine Östrogene nehmen.*

Die Abnahme der Darmkrebshäufigkeit (kolorektal) unter oraler Östrogengabe ist durch Einzelstudien und Sammelstatistiken gut belegt. Sie macht etwa 20 bis 30 Prozent aus und lässt sich schon nach wenigen Anwendungsjahren beobachten.

Unter transdermaler Gabe ist der Schutzeffekt offensichtlich noch größer, wie in einem direkten Vergleich oral gegenüber transdermal und Placebo festgestellt wurde. Während sich unter transdermaler Östrogengabe schon innerhalb von drei Jahren die bekannte Risikoreduktion von rund 30 Prozent beobachten ließ, betrug sie bei längerer Anwendung im Mittel sogar beachtenswerte 66 Prozent (Csizmadi I et al. 2004).

Gebärmutterkrebs ist weitgehend vermeidbar

Die alleinige Östrogengabe führt bei vorhandener Gebärmutter zur bis zu zehnfach erhöhten Steigerung eines Krebses der Uterusschleimhaut, was auch von der Dauer der Anwendung abhängig ist.

Ebenso kann die zyklische Östrogen-Gestagen-Kombination im Vergleich zur kontinuierlichen ein etwas höheres Risiko haben. Durch ausreichend dosierte und ausreichend

lange Gestagengaben inklusive des natürlichen Progesterons ist dieses Risiko voll ausgleichbar (Schneider u
Lakisch 2001). Das von manchen Frauen eingenommene
niedrigdosierte Gestagen »Tibolon« alleine scheint hier
allerdings nicht auszureichen.

Bessere Prävention mentaler Beeinträchtigungen (Altersdemenz) möglich

Erfolgsraten und Nebenwirkungen: Auch manche geistige
Funktionen inklusive des Risikos einer Altersdemenz (Mor-
bus Alzheimer) lassen sich durch eine Östrogengabe verbessern, wenn die Prozesse noch nicht fortgeschritten sind, d. h.
frühzeitig mit Beginn des Östrogenausfalls, und lange genug
substituiert wird.

So zeigte eine Sammelauswertung von 14 Studien bei
postmenopausalen Frauen mit frühzeitigen Östrogengaben
eine Risikoverringerung um etwa 44 Prozent (LeBlanc et al.
2001). Eine ähnliche Analyse bei älteren Frauen (mittleres
Alter 74,5 Jahre) mit einer mindestens 10-jährigen Östrogengabe und einer Kontrolle nach dem 80. Lebensjahr ergab
eine Risikoreduktion gegenüber Unbehandelten von rund 60
Prozent (Zandi et al. 2002).

Werden Östrogene oral eingenommen, sind nachteilige
Gefäßwirkungen zu beachten, die bei fortgeschrittenen
Gefäßveränderungen, d. h. also bei einem zu späten Behandlungsbeginn im fortgeschrittenen Alter, sogar noch zu zusätzlichen Störungen führen können. Bei der transdermalen
Darreichung muss damit kaum gerechnet werden; Studien
liegen aber noch nicht vor.

Sehr positiv ist die Auswertung von 14 Studien bei Frauen nach den Wechseljahren, mit dem Ergebnis, dass auch geistige Funktionen durch die transdermale Gabe von Östrogenen erhalten oder verbessert werden können.

Prävention weiterer degenerativer Alterskrankheiten

Über die erwähnten Aspekte hinaus können noch weitere Folgen der Alterung durch eine frühzeitige Östrogengabe (Primärprävention) abgemildert werden. Dazu gehören Entgleisungen der Blutfette, Verschlechterung des Haarwuchses, labiler Hochdruck, Störungen im Hals-Rachen-Raum (trockene Schleimhäute, brüchige Stimme) und der Hörfunktionen, Augenveränderungen (trockenes Auge, Augeninnendruck), Autoimmunerkrankungen, Insulinresistenz und Altersdiabetes, aber auch viele der so genannten Befindlichkeitsstörungen wie Schlafstörungen, Depressionen, Gedächtnislücken und Vitalitätsmangel.

Die Östrogensubstitution gleich zu Beginn der Wechseljahre hat einen positiven Einfluss auf die Lebensqualität und die Lebenserwartung. Folgen der Alterung wie Entgleisung der Blutfette, geringeres Hörvermögen, Insulinresistenz u. a. können gemildert werden.

Östrogene erhöhen die Lebenserwartung

Die Fülle von nachgewiesenen positiven Wirkungen einer Östrogensubstitution mit Beginn der Wechseljahre wirkt sich insgesamt auch auf eine verbesserte Lebensqualität und eine längere Lebenserwartung aus. Das relative Risiko, an Krebs zu sterben (Krebsmortalität), reduziert sich für alle Karzinome zusammengenommen um etwa 27 Prozent, wie beispielsweise die über 20 Jahre laufende Studie an US-amerikanischen Krankenschwestern prospektiv zeigt (Grodstein F et al. 1997; 2006). Fasst man alle Sterberisiken zusammen, dann reduziert sich allein durch eine Östrogengabe das Risiko um etwa 37 Prozent.

Betrachtet man nur die Langfristanwenderinnen, dann verringert sich der Vorteil auf nur noch 20 Prozent durch einen Anstieg des Brustkrebsrisikos unter der oralen Hormonersatztherapie. Ähnliche Zahlen werden auch von anderen Auswertungen berichtet. Da sich das erhöhte Brustkrebsrisiko durch den Wechsel auf einen natürlichen Hormonersatz (Östrogen transdermal, Progesteron oral) wohl vermeiden lassen wird (siehe unten), ist mit einer weiteren Verbesserung der Lebenserwartung durch einen richtigen Hormonersatz zu rechnen.

Reduzierung wichtiger Nebenwirkungen

Bei den Nebenwirkungen einer herkömmlichen Hormongabe stehen vor allem Thrombose/Embolie und Brustkrebs im Vordergrund (Tab. 2, Seite 106).

Kein höheres Thromboserisiko unter transdermaler Östrogendarreichung!

Beim Thromboserisiko spielen zahlreiche Einflüsse eine Rolle. Maßnahmen der Lebensführung, das Gewicht, veränderte Blutfettwerte, fortgeschrittene Vorerkrankungen der Gefäße und eine eventuelle Zuckererkrankung gehören mit dazu. Liegen gar genetische Störungen im Gerinnungssystem vor, erhöht sich das Risiko für Thrombosen, Herzinfarkt oder Schlaganfall auf das Fünf- bis Achtzehnfache und mehr. Selbst ohne Nachweise solcher Prädispositionen erhöht es sich allein durch die orale Östrogenersatztherapie um den Faktor drei bis vier (d. h. 300 bis 400 Prozent!) im ersten Anwendungsjahr. Solche vielfach bestätigten Einschätzungen treffen sowohl für gesunde als erst recht auch für die Frauen zu, bei denen schon Gefäßveränderungen vorliegen oder die bereits venöse Krankheitserfahrungen gemacht haben.

Für Frauen, die Östrogene über die Haut, also transdermal zuführen, ist das Thromboserisiko nachgewiesenermaßen nicht höher als ohne Östrogenersatz. Bei der oralen Ersatztherapie jedoch steigt der Risikofaktor bereits im ersten Anwendungsjahr um 300 bis 400 Prozent.

> **Transdermal angewendetes natürliches Östrogen erhöht das Thromboserisiko nicht!**

Studienergebnisse

Nun liegen erste Daten aus Frankreich mit einem Vergleich orale zu transdermalen Östrogengaben und größeren Untersuchungszahlen vor (Scarabin PY et al. 2003). Die unter zusätzlichen Risikofaktoren sorgfältig adjustierten Ergebnisse wurden im renommierten Fachblatt »Lancet« veröffentlicht, in derselben Augustausgabe, in der auch über die »Millionen–Frauen–Studie« aus Großbritannien bezüglich eines Brustkrebsrisikos unter Hormongaben berichtet wurde.

Orale Östrogengaben erhöhen die Thromboserisiken beträchtlich. Erfreulich ist nun, dass allein die Umstellung auf eine transdermale Darreichung diese Risikosteigerungen völlig vermeidet.

Die Autoren können für die orale Östrogenanwendung das bekannte erhöhte Risiko mit etwa 3,5-fach gegenüber Nichtanwenderinnen bestätigen. Unter der transdermalen Gabe war das vergleichbare Risiko gegenüber Nichtanwenderinnen aber nicht mehr erhöht (mittleres Risiko mit 0,9 sogar geringfügig geringer als bei Nichtanwenderinnen mit 1,0). Der Vergleich oral zu transdermal ergab einen bedeutenden vierfachen (!) Risikounterschied. Die Östrogensubstanzen und Dosierungen entsprachen üblichen Vorgehensweisen bei einer Hormontherapie der Wechseljahre in Europa.

Diese Studie zeigt eindrucksvoll, dass die transdermale Östrogenanwendung kein erhöhtes Thromboserisiko bewirkt. Diese Aussage wurde in einer neueren und noch umfangreicheren Studie bestätigt (Scarabin et al. 2006). Zum anderen zeigen diese beiden Studien in der weiteren Analyse und ergänzend zu den anderen (Smith et al. 2004) außerdem, dass ein körperfremder Progestagenzusatz das Thromboserisiko nur in bestimmten Fällen zusätzlich steigern kann. Es sind also die oral angewendeten Östrogene mit ihren direkten Leber- und Gefäßwirkungen, die als besonderes Risiko bei Thrombosen unter Östrogengaben einzustufen sind. Von den Gestagenen sind nur einige bestimmte synthetische Progestagene – aber eben nicht das Progesteron – ein Zusatzrisiko.

Herkömmliche Hormontherapie: Brustkrebsrisiko bestätigt – in den USA ...

Aus den USA ist schon lange bekannt, dass sich das Brustkrebsrisiko für Frauen in den Wechseljahren durch Östrogengaben in Tablettenform leicht erhöht, sehr viel deutlicher aber noch, wenn zusätzlich ein synthetisches Gestagen in Kombination angewendet wird. Eine Auswertung von USA-Erfahrungen ist in der Abbildung auf Seite 166 sehr eindrucksvoll dargestellt.

... und auch in Europa

In den letzten Jahren sind weitere Studien aus den USA und nun auch mehrere aus Europa erschienen, die solche Risikosteigerungen – und das meist auch schon in den ersten Anwendungsjahren – bestätigen.

Mittlerweile zeigen sechs größere europäische Auswertungen tatsächlich eine etwa 1,2- bis 2-fache Zunahme des

> *Für alle Frauen in den Wechseljahren ist es wichtig zu wissen, dass ein höheres Brustkrebsrisiko nur dann besteht, wenn die Östrogene allein oder in Kombination mit synthetischen Gestagenen oral eingenommen werden. Der dadurch erforderliche Abbau über die Leber hat negative Folgen.*

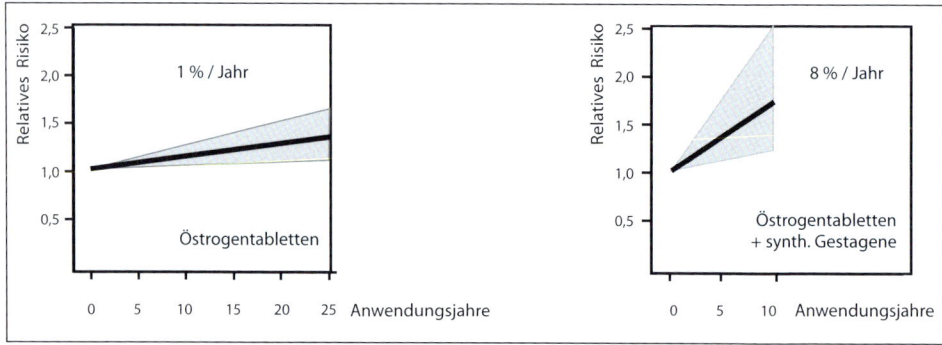

Abb. 7: Relatives Brustkrebsrisiko unter US-amerikanischen Verordnungsweisen. Leichter Anstieg unter oraler Östrogengabe, stärkerer in Kombination mit synthetischen Gestagenen (nach Santen RJ et al. 2001).

Immer wieder zeigen Studienergebnisse, dass die Einnahme von Hormontabletten zu einem Brustkrebsrisiko führen kann. Deshalb müssen die heute möglichen Schritte zur Risikominimierung eingeleitet werden, z. B. durch die transdermale Gabe von Östrogenen und natürlichem Progesteron.

Brustkrebsrisikos schon in wenigen Anwendungsjahren unter der Hormonkombination in Tablettenform (Bakken K et al. 2004; Beral V et al. 2003; Fournier A et al. 2005; Jernstrom H et al. 2003; Magnusson C et al. 1999; Stahlberg C et al. 2004).

In den Kapiteln eins und drei wurden viele der Gründe beschrieben, warum die Darreichung von Östrogenen in Tablettenform sowie der Zusatz von synthetischen Gestagenen statt des natürlichen Progesterons zu solchen beobachteten relativ großen Risikosteigerungen an der Brust führen können.

Hier hilft kein Abwiegeln mehr und auch kein Beklagen von nicht optimal durchgeführten Studien oder ungünstig ausgewählten Patientengruppen – es sollten vielmehr die schon heute möglichen, d. h. die richtigen Alternativen als Wege zur Risikoreduktion eingeleitet werden. Dazu gehören aus dem Bereich der persönlichen Lebensführung die Vermeidung von Übergewicht, zu viel Alkohol oder Nikotin sowie Bewegungsmangel und seitens der Hormonanwendung nun die Bevorzugung körperidentischer Hormone in niedrigster Dosis.

> ### Risiken einfach minimieren
>
> Angesichts der Datenlage gibt es bereits zwei gut begründete Konsequenzen zur Risikoreduktion:
> ▶ Östrogene transdermal und nicht mehr oral zuführen
> ▶ Natürliches Progesteron statt synthetische (körperfremde) Gestagene bevorzugen.

Die Alternative: Kein höheres Risiko durch transdermalen Östrogenersatz plus Progesteron

Erfreulich ist, dass nun drei Studienauswertungen vorliegen, die das begründete neue Anwendungskonzept bereits als risikoarm bestätigen: Transdermale Östrogengaben in Kombination mit Progesteronkapseln erhöhen nicht mehr das Brustkrebsrisiko, solche Anwendungen sind also nachgewiesenermaßen sicherer.

Transdermal angewendetes natürliches Östrogen in Kombination mit natürlichem Progesteron in einer Tageskapsel erhöht nicht das Brustkrebs- und auch nicht das Thromboserisiko!

Studie 1: »Französische Kohorte« (de Lignières B et al. 2002)

Frankreich gehört zu den wenigen Ländern, wo schon seit fast 30 Jahren viele Frauen die transdermale Östrogengabe bevorzugen, als Gestagen verwendet die Mehrheit natürliches Progesteron in Kapselform. Daher stößt eine erste und langfristige Beobachtungsstudie zu einer solchen Anwendung auf besonderes Interesse.

Eine Gruppe von 3175 Frauen mit oder ohne Hormongaben wurde vorausschauend (prospektiv) beobachtet. Das Lebensalter zu Beginn der Behandlung betrug im Mittel 50 Jahre, die durchschnittliche Beobachtungszeit machte bei den Hormonanwenderinnen 9,3 Jahre und bei den Kontrollen 8,9 Jahre aus. Bezüglich bekannter Risikofaktoren waren beide Gruppen gleich gewichtet. Von den Frauen verwendeten 83 Prozent transdermale Östrogene und 58 Prozent als Gestagen das natürliche Progesteron sowie weitere 10 Prozent das diesem sehr verwandte Dydrogeston, was damit der theoretisch geforderten idealen Anwendungsform schon sehr nahekommt. Die restlichen Probandinnen benutzten orale Östrogene bzw. synthetische Gestagene. Wenn auch das Studiendesign nicht ideal ist, weil verschiedene Komponenten einer Hormontherapie zusammengefasst wurden, lässt es doch wichtige Aussagen zu.

> *In der Studie »Französische Kohorte« wurden 3175 Frauen mit oder ohne Hormoneinnahme und einem Durchschnittsalter von 50 Jahren über einen Zeitraum von zehn Jahren beobachtet.*

Ergebnisse

▶ Das Brustkrebsrisiko in der Hormongruppe war gegenüber Nichtanwenderinnen nicht mehr erhöht.

▶ Auch die Dauer dieser Hormonanwendung spielte keine negative Rolle mehr. Sowohl kurz-, mittel- als auch langfristig über rund zehn Jahre Beobachtungszeit war kein Unterschied beim Brustkrebsrisiko zu Nichtanwenderinnen erkennbar.

Studie 2: »E3N-EPIC-Kohorte Frankreich« (Fournier A et al. 2005)

Diese französisch-europäische Arbeitsgruppe beschäftigt sich schon lange mit vorbeugenden Aspekten beim Brustkrebs. Daraufhin wurden 54548 postmenopausale Frauen in einem mittleren Alter von 55,9 Jahren vorausschauend (prospektiv) erfasst und über eine mittlere Beobachtungszeit von 5,8 Jahren kontrolliert. Es traten insgesamt 948 Brustkrebsfälle auf, die bezüglich Hormongaben und deren Zusammensetzung ebenso wie die Kontrollgruppen ohne Hormoneinnahmen analysiert wurden. Die Hormonanwenderinnen unter ihnen hatten eine durchschnittliche Anwendungsdauer von nur 2,8 Jahren.

Ergebnisse

▶ Das Brustkrebsrisiko war unter der Kombination von transdermalen Östrogengaben mit dem natürlichen Progesteron nicht mehr erhöht (Nichtanwender: mittleres Risiko 1; Östrogene alleine: mittleres Risiko 1,1; Östrogene kombiniert mit natürlichem Progesteron: mittleres Risiko 0,9).

Die Studie 2 zeigt als Ergebnis: Das Brustkrebsrisiko stieg bereits in wenigen Jahren um 40 bis 50 Prozent, wenn synthetische Gestagene zum Östrogen dazu eingenommen wurden.

Tab. 5: Relatives Brustkrebsrisiko unter Beachtung der Darreichungsart der Östrogene und Art des Gestagens nach 2,8 Anwendungsjahren, »E3N-EPIC-Kohorte« (nach Fournier A. et al. 2005).

Hormonanwendungsart (Anwendungsdauer 2,4 bis 3,1 Jahre)	Risiko
Kontrollen (Nichtanwenderinnen)	1,0
Östrogene allein	
▶ selten oral, meist transdermal	1,1
Östradiol transdermal	
▶ mit Progesteron (natürliches, oral)	0,9
▶ mit Progestagen (körperfremd, oral)	1,4
Östrogene oral	
▶ mit Progestagen (körperfremd, oral)	1,5
▶ mit Progesteron (natürliches, oral)	keine Daten
Studienbeschreibung und Erläuterungen siehe Text.	

Die Studie 3 hat ebenfalls ergeben, dass bei alleinigen Östrogengaben ohne schützendes Progesteron das Brustkrebsrisiko stieg, nicht jedoch bei Anwenderinnen von transdermalen Östrogenen in Kombination mit natürlichem Progesteron.

▶ Unter den gleichen Studienbedingungen zeigte sich jedoch eine Risikosteigerung von etwa 40 bis 50 Prozent bereits in der kurzen Anwendungszeit von etwa drei Jahren, wenn synthetische Gestagene zu oralen oder transdermalen Östrogengaben miteingenommen wurden (mittleres Risiko 1,5 bzw. 1,4).

Studie 3: »Erweiterung E3N-EPIC-Kohorte«

Dieselbe französisch-europäische Arbeitsgruppe E3N-EPIC hat im Oktober 2005 eine weitere, ausgedehntere Studie vorgelegt und 2006 veröffentlicht. Sie umfasst nun 69.647 Frauen mit einer durchschnittlichen Anwendungsdauer von 5,5 Jahren und Beobachtungszeit von 7,7 Jahren; dabei wurden 1896 Brustkrebsfälle registriert. Die bisherigen Ergebnisse bestätigten sich: Kein erhöhtes Brustkrebsrisiko bei Anwenderinnen mit transdermalen Östrogenen in Kom-

Tab. 6: Relatives Brustkrebsrisiko unter diversen Hormonkombinationen über durchschnittlich 5,5 Anwendungs- und 7,7 Beobachtungsjahre bei 69.647 Frauen (nach Clavel-Chapelon et al. Oktober 2005; 2006).

Hormonanwendungsart	Relatives Risiko
1. Ohne Hormone (Nichtanwenderinnen)	1,0
2. Alleinige Östrogengaben	1,4
3. Östrogene kombiniert mit natürlichem Progesteron oral	1,0
4. Östrogene kombiniert mit körperfremden Gestagenen	1,8
Studienbeschreibung und Erläuterungen siehe Text.	

bination mit natürlichem Progesteron erkennbar, dagegen etwa 40 Prozent höhere Risiken bei alleinigen Östrogengaben (also ohne schützendes Progesteron) und etwa 80 Prozent höhere Risiken unter Kombination mit synthetischen Gestagenen (Tab. 6). Weitere Auswertungen berücksichtigten auch die Art der verschiedenen synthetischen Gestagene (Progestagene). Hierbei zeigten sich zwar sehr deutliche Risikounterschiede, dennoch ließen alle bisher untersuchten Progestagene eine Risikoerhöhung erkennen (siehe Tab. 6 links).

> *Diese Auswertungen berücksichtigen auch das Risiko diverser synthetischer Gestagene.*

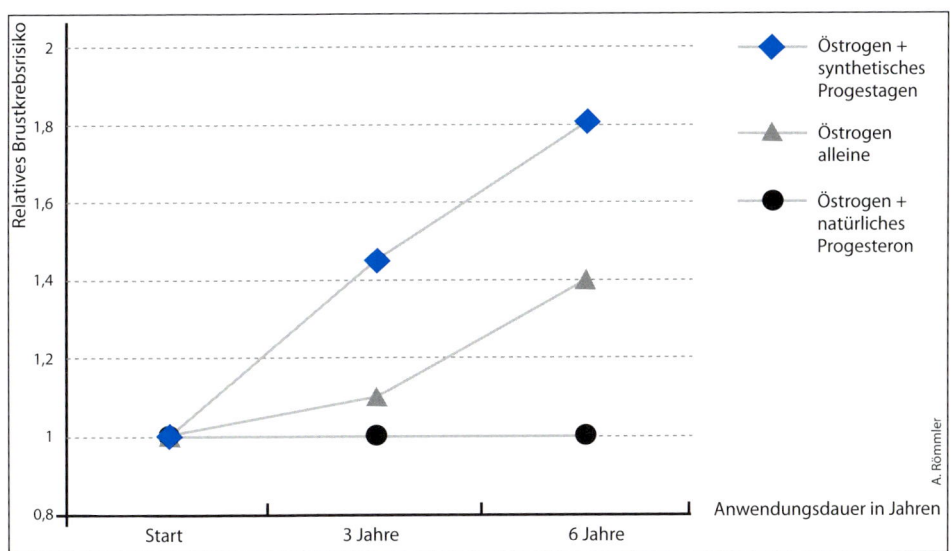

Abb. 8: *Brustkrebsdaten nach Fournier et al. 2005 u. Clavel-Chapelon et al. 2005/06 bei bis zu knapp 70 000 Frauen (Europa): keine Risikoerhöhung unter transdermalen Östrogenen und natürlichem Progesteron erkennbar.*

Nebenwirkungen bei Hormongaben müssen nicht sein

Vergleicht man diese drei Studien miteinander und setzt sie in Relation zu den bisher bekannten Studiendaten anderer Hormonanwendungen, dann kann man Folgendes zusammenfassen:

Natürliches Östrogen, transdermal angewendet, in Kombination mit dem körperidentischen Progesteron als Tageskapsel, verringert das Brustkrebsrisiko deutlich.

▶ Mit der Anwendungsdauer kann sich das Brustkrebsrisiko unter Östrogenen alleine leicht (mal mehr, mal weniger) und in Kombination mit körperfremden, also synthetischen Gestagenen beträchtlich erhöhen. Führt man dagegen natürliches Östrogen als transdermale Darreichung zu und kombiniert sie mit dem natürlichen, d. h. körperidentischen Progesteron als Tageskapsel, ist das Brustkrebsrisiko deutlich verringert, ja in den meisten Studien gar nicht mehr als erhöhtes Risiko erkennbar.

▶ Die orale Darreichung von Östrogenen belastet vor allem die Leber, was durch transdermale Anwendung zu umgehen ist. Oben wurde gezeigt, dass damit auch das erhöhte Risiko für Thrombosen und Embolien zu vermeiden ist. Weitere erhöhte Risiken, die mit der Leberpassage von Östrogenen verbunden sind (Tabellen 1 und 2; Seite 100 und 106), werden dadurch ebenfalls ausgeschaltet sein, beispielsweise Blutdrucksteigerungen, Gallenblasenoperationen, Gerinnungsstörungen und ungünstige Veränderungen der Körperfigur.

▶ Der Austausch körperfremder Gestagene durch das natürliche Progesteron beim Hormonersatz hat nicht nur bedeutsame Auswirkungen auf das Brustkrebsrisiko, sondern auch auf Gerinnungs-, Gefäß- und zahlreiche weitere körperliche und psychische Funktionen, wie gezeigt wurde. Nebenwirkungen lassen sich damit verringern, zusätzlich können die durch einen Progesteronmangel gestörten Normalfunktionen verbessert werden.

Viele der beobachteten Nebenwirkungen und Risiken unter einer herkömmlichen Hormon-»Therapie« der Wechseljahre müssen also nicht sein, wenn eine artgerechte Hormon-»Substitution« durchgeführt wird. Ein erfreulicher Fortschritt in der Medizin.

Dennoch muss man in der Wissenschaft vorsichtig und zurückhaltend sein. Einige passende Studienergebnisse mit großen Untersuchungszahlen und der dazu passende experimentelle Hintergrund lassen die günstigen Ergebnisse zwar als recht plausibel und glaubwürdig erscheinen, weitere längerfristige Bestätigungen und Differenzierungen sind aber noch erforderlich.

Schlussbetrachtungen mit Resümee

Östrogen und natürliches Progesteron sind von der Natur aus zum Aufbau und Erhalt des menschlichen Organismus und seiner gesunden Funktionen vorgesehen. Fallen diese Hormone aus, kommt es schon durch diesen einen Faktor vermehrt zu gesundheitlichen Beschwerden, zu Alterserkrankungen und zum vorzeitigen Tod. Viele Beispiele guter Studien wurden als Belege dafür angeführt, dass – wie sollte es auch anders sein – ein natürlicher Hormonersatz zahlreiche Altersfolgen verzögern oder gar rückgängig machen kann. Eine moderne Frau hat dies verstanden, sie würde gerne eine solche Substi-

Das neue Behandlungskonzept zeigt, dass Nebenwirkungen durch eine Hormonsubstitution in den Wechseljahren nicht sein müssen. Bei aller Freude darüber sind aber noch längerfristige Erfahrungen und Verfeinerungen wünschenswert.

tution als Chance zur längeren Gesunderhaltung nutzen, wenn nicht damit vielleicht Risiken verbunden wären, derentwegen auch die Öffentlichkeit bereits beunruhigt ist.

Heute wissen wir immer besser, dass ein großer Teil dieser beobachteten Risiken vermeidbar ist. Denn sie sind meist durch die bisherige Art der Hormonanwendungen mitbedingt, die keinen natürlichen Hormonersatz darstellen und daher als nicht artgerechte Versorgung zu höheren Risiken, speziell beim Vorliegen ungünstiger Ausgangssituationen, beitragen. Man hat lernen müssen, dass bei einer Hormongabe neben persönlichen Gegebenheiten nicht nur die Dosierung und Anwendungsdauer bedeutsam sind, sondern auch die Substanz (chemische Form wie Progestagene oder natürliches Progesteron) und die Darreichungsform (oral oder transdermal) eine wichtige Rolle spielen. Ärzte sollten sich solchen Erkenntnissen nicht verschließen. Nun wurde gezeigt, dass Abhilfe möglich ist. Bereits die biochemischen Studien an »Markern« zeigten, warum mit der heute überholten Hormon-»Therapie« solche Risiken entstehen und dass sie durch einen natürlichen Ersatz zu vermeiden sind. Jetzt kommen ständig große klinische Anwendungsstudien zur Veröffentlichung, die aus der bisherigen Theorie auch den praktischen »Beweis« erbringen. Auch wenn die ersten Daten noch weiter bestätigt und verfeinert werden müssen – »eine Schwalbe beweist noch keinen Sommer« –, sind sie dennoch als »Schwalbenschwarm« schon »sensationell« hoffnungsvoll.

Also: Keine Angst vor Hormonen, wenn sie richtig angewendet und die Hormongaben überwacht werden.

Das neue Behandlungskonzept ist plausibel: Biochemische und experimentelle Studien erarbeiteten die »Theorie«, neue große Anwendungsstudien bei Frauen brachten die »Beweise«. Keine Angst mehr vor den richtigen Hormonen!

Vorwort und Einführung zur 2. Auflage

Ende der 1990er-Jahre haben wir Gründungsmitglieder die Deutsche Gesellschaft für Prävention und Anti-Aging Medizin gegründet (www.gsaam.de). Unser Leitmotiv war von der Ansicht geprägt, dass Altersprozesse mit ihren nachteiligen Folgen für Gesundheit und Lebenserwartung zwar natürliche Entwicklungen seien, aber dennoch nicht einfach erduldet werden müssen – denn sie sind durch die jeweils zur Verfügung stehenden medizinischen Kenntnisse und Maßnahmen günstig zu beeinflussen. Hieran arbeitet die Wissenschaft weltweit auf Hochtouren.

Bei Frauen stehen die Wechseljahre schon immer als spürbare Zäsur im Vordergrund der beginnenden Altersprozesse. Bisher waren sie in ihrer Mehrheit auch bereit, die nachgelassene oder ausgefallene Hormonproduktion der Eierstöcke wieder auszugleichen, meist durch Östrogentabletten, ggf. kombiniert mit einem Gestagen. Die wissenschaftliche Datenlage hat aber einige von uns Endokrinologen bereits Mitte der 1990er-Jahre zunehmend beunruhigt: Die Östrogentabletten belasten die Leber, die Gestagene weichen in vieler Hinsicht vom Wirkprofil des natürlichen Progesterons ab, was unnötigerweise zu Nebenwirkungen und Risiken solcher Hormongaben beitragen müsste. Meine Arbeitsgruppe hat schon früh darüber berichtet. Nun, mit den Jahren 2002 und danach brachten größere Studien den offensichtlichen

Schon früh wurde darüber berichtet, dass Östrogentabletten die Leber belasten und verschiedene Gestagene vom Wirkprofil natürlichen Progesterons abweichen – was zu unnötigen Nebenwirkungen führte.

Beleg, dass der herkömmliche Hormonersatz tatsächlich risikobehaftet ist. Das Medienecho war groß und kritisch, viele Ärzte und Frauen waren verunsichert und wollten keine »Hormone« mehr nehmen, Hormone seien »out«.

Nicht erst und nicht zuletzt mit der ersten Auflage des Ratgebers »Die Wahrheit über Hormone« haben ich und einige andere dargelegt und wissenschaftlich begründet, dass ein Hormon»ersatz« anders als eine medikamentöse Hormon»behandlung« zu bewerten sei: Obwohl kein Hormonmangel vorliegt, soll Letztere eine Erkrankung durch bestimmte Wirkungen von meist potenten Hormonsubstanzen günstig beeinflussen, wobei auch Nebenwirkungen in Kauf zu nehmen sind. Ein Hormonersatz soll dagegen lediglich einen Hormonmangel wieder ausgleichen, was bei richtiger Vorgehensweise risikoarm sein sollte, da ja nur natürliche Verhältnisse wiederhergestellt werden. Also müssen körperidentische Substanzen und eine geeignete Dosis sowie Darreichung gewählt werden, um dieses Ziel zu erreichen.

Glücklicherweise haben inzwischen zahlreiche Studien klar gezeigt, dass Östrogene und Progesteron für die Gesundheit und das Wohlbefinden der Frauen in der Postmenopause wichtig sind. Die Risiken beziehen sich auf die bisher übliche Art der Hormongaben.

Dies hat sich bis heute zunehmend bestätigt. So mussten bei der vorliegenden 2. Auflage des Ratgebers keine inhaltlichen Änderungen vorgenommen werden, lediglich wenige redaktionelle Wortkorrekturen. Im zweiten Teil des neuen Ratgebers konnten aber weitere Ergebnisse aus nun größeren und teilweise sehr großen Studien zitiert werden, die belegen, dass im Gegensatz zur herkömmlichen Hormontherapie der körperidentische Hormonersatz tatsächlich risikoarm ist. Was einige von uns Ärzten vor über 10 Jahren erkannt und formuliert haben, beginnt nun Allgemeingut zu werden.

Ergänzungen mit praktischen Anwendungstipps, Hinweisen für Männer, nützlichen Adressen für weitere Informationen sowie eine kleine Auswahl auf Prävention und Anti-Aging Medizin spezialisierter Arztpraxen im deutschsprachigen Raum runden das Spektrum dieses informativen Ratgebers ab.

August 2010

Mit den ergänzenden Texten wird auch noch einmal der entscheidende Unterschied zwischen Hormonersatz und Hormonbehandlung dargestellt und erläutert.

Teil 2:

Update Hormonersatz-therapie (HRT)

Erfahrungen mit einem Hormonersatz in den Wechseljahren liegen seit über 40 Jahren vor. Neben den langjährigen Anwendungsstudien lassen zahlreiche biochemische, laborexperimentelle und genetische Daten erkennen, warum Östrogene und Progesteron so gut und wichtig für die Gesunderhaltung auch in der Postmenopause sind. Die herkömmliche Hormongabe hat aber auch Risiken erkennen lassen, die personen- und methodenabhängig sind und daher beeinflusst werden können. ▶ ▶ ▶

Körperidentische Hormongaben sind risikoarm

(1) Risikoarme Vorgehensweise interdisziplinär eingeläutet

Seit dem Jahr 2002 ist es »offiziell«: Herkömmlicher Hormonersatz in den Wechseljahren ist risikobehaftet!

In den Jahren 2002 und 2003 wurden zwei große Studien zum Hormonersatz (HRT) für postmenopausale Frauen veröffentlicht, die mit dem Namen »WHI-Studie« (US-amerikanische Women Health Initiative 2002ff.) und der britischen »Million Women Study« (2003) viel Furore gemacht haben. Deren wichtigste Erkenntnisse wurden durch Folgestudien bestätigt. Damit wurde von vielen Ärzten, den Medien und natürlich den betroffenen oder potenziellen Patientinnen erkannt, dass die herkömmliche HRT mit oralen Östrogengaben und ggf. kombiniert mit einem synthetischen (körperfremden) Progestagen neben Vorteilen auch nennenswerte Risiken hat.

> *Große Studien in den Jahren 2002, 2003 und danach haben bestätigt, dass die traditionelle Hormonersatztherapie mit oralen Östrogengaben, ggf. kombiniert mit einem körperfremden Progestagen, auch erhebliche Risiken birgt.*

▶ **Vorteile:** Zu den günstigen Auswirkungen, speziell des Östrogenanteils, zählen vor allem die Behandlungserfolge gegen klimakterische Beschwerden (z. B. Hitzewallungen, Schweißausbrüche, Stimmungs- und Schlaflabilität), trockene Schleimhäute (vaginal), Osteoporose, manche Arthrose und Dickdarmkrebs.

▶ **Nachteile:** Bei den Risiken solcher Hormongaben stehen vermehrt tiefe venöse Thromboembolien inklusive der Lungenembolie, Schlaganfall, Erkrankungen der Gallenwege sowie eine erhöhte Brustkrebsrate im Vordergrund. Solche Hormongaben sind demnach auch nicht zur Vorbeugung von Herz-Kreislauf-Erkrankungen geeignet.

Reaktionen von Patienten und Ärzteverbänden

Viele Frauen der betroffenen Altersgruppen setzten daraufhin ihre Hormoneinnahme ab oder begannen sie erst gar nicht, wie bald Studiendaten weltweit objektivierten. Ihr gefühltes Hauptargument gegen eine HRT war: »Hormone sind schlecht.« Parallel zur rückläufigen Anwendung gingen weltweit die Zahlen für neue Brustkrebserkrankungen zurück – aus welchen Gründen auch immer.

Viele Ärzte dagegen waren zunächst ungläubig, hatten sie doch überwiegend nützliche Auswirkungen der Östrogene in Erinnerung, was mit den Studiendaten nun nicht in Übereinstimmung stand. Ihr Motto lautete weiterhin »Hormone sind gut« – und damit wurden lediglich die nachteiligen Ergebnisse angezweifelt. Anfangs meinten manche »Experten«, die US-Daten würden nicht für europäische Verhältnisse und nicht für ähnliche andere Hormonsubstanzen zutreffen oder die Patientinnen seien vorab schon krank bzw. risikobehaftet gewesen, z. B. wenn schon Bluthochdruck oder Übergewicht vorgelegen hatte oder wenn zu spät mit der Hormonersatztherapie begonnen worden war. Im Übrigen hätten die Frauen ihre Hormone angeblich auch einfach zu lange eingenommen.

Die Reaktionen auf die nachteiligen Ergebnisse der großen Studien führten dazu, dass Frauen keine Hormone mehr einnahmen aus Sorge, dadurch ihr Brustkrebsrisiko zu erhöhen. Manche Ärzte wollten diese Ergebnisse aber nicht anerkennen, da sie lediglich die positiven Auswirkungen in Erinnerung hatten.

Individualisierung: Solche Diskussionen führten schließlich zu den von vielen Ärzten und deren Berufsverbänden empfohlenen Konsequenzen, die vorwiegend die »Schuld« bei den Patientinnen sahen und daher auf einer Einschränkung der Indikation zur HRT bestanden. Damit wollte man vermeintlich risikobehaftete Personen von einer Hormonbehandlung vorab aussortieren:

▶ Hormone (HRT) nicht mehr zur Prävention, sondern nur noch kurzfristig und niedrig dosiert zur Therapie klimakterischer Beschwerden.

▶ HRT nicht mehr bei Vorliegen persönlicher Risikofaktoren wie späterer Behandlungsbeginn, spezielle Vorerkrankungen (z. B. starke Erhöhung der Blutfette), bestimmte genetische Risiken wie Thrombophilie, Übergewicht, vermehrt Noxen wie Alkohol und Nikotin, Bewegungsarmut und mehr.

Reduktion personenabhängiger Risiken – mehr beachten

Genau genommen wurde mit den zitierten Ratschlägen lediglich auf individuelle, also in der behandelten Person liegende Risikofaktoren eingegangen, was aber nur einer von richtigen und wichtigen Teilaspekten ist.

▶ Die genannten personenabhängigen Risiken fördern bereits gewisse Erkrankungen, zu denen auch manche der als Nebenwirkungen einer HRT aufgeführten gehören, bevor überhaupt Hormone eingenommen werden.

Hier kann und sollte also jeder Patient seine persönliche Vorbeugung betreiben.

> *Die negative Debatte über die Hormonersatztherapie führte dazu, dass Hormone nur niedrig dosiert und für einen kurzen Zeitraum bei Wechseljahresbeschwerden verschrieben werden sollten. Allein schon dadurch hat man nur die individuellen Risikofaktoren der Patientinnen als Ausschlusskriterium berücksichtigt.*

Gerade in den betroffenen Altersjahrgängen der Frau ab 45 Jahren und dann besonders ab 55 Jahren aufwärts liegen ja oft schon gewisse Gewichtsprobleme, Bewegungsmangel oder beginnende Blutfettentgleisungen sowie labiler Bluthochdruck vor, die jeweils gesundheitliche Risiken bergen. Nähme man alle bekannten personenabhängigen Risiken als Ausschlusskriterien, kämen wohl nur wenige Frauen für eine herkömmliche HRT in Frage. Was sollen dann die vielen anderen Frauen machen, die im Raster als »ungeeignete Hormonkandidatinnen« hängen bleiben? Von Anfang an oder spätestens ab dem 60. Lebensjahr keine Hormone nehmen und ggf. weiter unter Hitzewallungen leiden bzw. der Entwicklung degenerativer Alterskrankheiten tatenlos zusehen?

Viele Frauen, die aus bestimmten Gründen gegen eine HRT sind, wissen nicht, dass es vor allem auf die Art der Einnahme und die Hormonsubstanz selbst ankommt, um die möglichen Risiken zu minimieren.

Reduktion methodenabhängiger Risiken – meist »vergessen«

Obige Empfehlungen lassen unberücksichtigt, dass bei Hormongaben auch die Art der Anwendungsmethode eine wichtige Rolle für Nutzen und Risiken spielen kann.

a) Gerade meine Arbeitsgruppe hat seit über zwölf Jahren in zahlreichen Artikeln, Vorträgen, Seminaren, wissenschaftlichen Arbeiten und Buchbeiträgen – wie auch schon in der Erstauflage des vorliegenden Buches – den wichtigen Aspekt der methodischen Modifikation der herkömmlichen HRT eindringlich herausgestellt:

▶ Bei Hormongaben sind auch die Art der Darreichung sowie die Art der verwendeten Hormonsubstanz, also me-

thodenabhängige Aspekte wichtige und von der Person un-
abhängige Kriterien für Nutzen und Risiken.

Nicht die Hormone sind stets »schuld« an Nebenwirkungen, sondern die Art ihrer Anwendung kann Risikounterschiede verursachen. Es gilt also beides, nämlich die perso-
nen- und die methodenabhängigen Risiken zu reduzieren.

b) Von Anfang an haben wir in Deutschland von einigen
internistisch-endokrinologischen Kollegen wie Professor
Arnim Heufelder (München) oder Professor Alfred O. Mueck
(Universität Tübingen) gleichgesinnte Unterstützung erhalten, ebenso von den vielen ärztlichen Mitgliedern der
GSAAM e.V. (Deutsche Gesellschaft für Prävention und Anti-
Aging Medizin) und den Absolventen des Masterstudiengan-
ges Präventionsmedizin der International University Dres-
den (DIU).

c) Kürzlich (im September 2009) wurden erstmals »S3-Leit-
linien zur Hormontherapie« in der Peri- und Postmenopause
(HT)« veröffentlicht, die interdisziplinär von 18 Fachgesellschaften erstellt worden sind (AWMF – Arbeitsgemeinschaft
der Wissenschaftlichen Medizinischen Fachgesellschaften).
Zaghaft wurde hier – lediglich bzw. wenigstens – in der Prä-
ambel der Kurzversion unter §2 formuliert:

▶ Substanzen, Darreichungsformen, Pharmakologie
»Zwischen den verfügbaren Östrogenen und Gestagenen
und Östrogen-Gestagen-Kombinationen sowie zwischen
den unterschiedlichen Darreichungsformen der HAT bestehen hinsichtlich des Nutzens und einiger Risiken klinisch

> *Positive Reaktionen für eine abgeänderte, risikoarme HRT kamen von Professoren der Universitäten München und Tübingen, von Mitgliedern der Gesellschaft für Prävention und Anti-Aging Medizin und auch von den gut informierten Ärzten des Masterstudiengangs Präventionsmedizin der Internationalen Universität Dresden.*

relevante Unterschiede, die individuell berücksichtigt werden sollten.«

Trotz der breiten wissenschaftlichen Datenlage konnte man sich in diesen Gremien zu mehr noch nicht durchringen, aber das ist ja schon mal ein Fortschritt: Erstmals wurde damit in Deutschland auf interdisziplinärer Fachebene anerkannt, dass auch die Methode einer HRT Einfluss auf Nutzen und Risiken haben kann. Ein Paradigmenwechsel weg von »die Patientin ist schuld an Nebenwirkungen« oder »Östrogen- und Progestagentabletten sind eine bestens geeignete Form einer HRT« ist eingeleitet. Mit Bezug auf solche Leitlinienformulierungen hat nun jeder Arzt und jede Patientin die Möglichkeit und den Anspruch, eine den modernen Erkenntnissen angepasste HRT (auch juristisch) einzufordern, inklusive gegenüber Kostenträgern.

Aufgrund der neuen Erkenntnisse wird immer mehr anerkannt, dass es die »Methode« der HRT ist, die wesentlichen Einfluss auf Erfolg und Risiken der Behandlung hat. Die transdermale Östrogengabe ist dabei der oralen vorzuziehen.

d) Schließlich wurde soeben (im Juli 2010) von der interdisziplinären endokrinologischen Gesellschaft der USA die zweite wissenschaftliche Stellungnahme zur HRT in der Postmenopause veröffentlicht (Santen RJ et al. 2010). Auch in diesem äußerst renommierten Gremium gibt man sich nun sehr fortschrittlich. Sachlich penibel und korrekt werden die Studienbelege aufgelistet, die beispielsweise den Vorteil einer transdermalen statt oralen Östrogendarreichung beschreiben. Ferner wird aufgelistet, dass durch die meisten der körperfremden Progestagene eine Erhöhung des Brustkrebsrisikos bereits ab dem dritten Einnahmejahr signifikant zu konstatieren sei, dies aber für das natürliche

Progesteron nicht zuträfe. Für letztere Aussage würden jedoch erst zwei größere Studien mit einer Dauer bis zu fünf Jahren heranzuziehen sein.

Vorsicht, wenn sich personen- und methodenabhängige Risikofaktoren kombinieren

Wie oben dargestellt, hat eine Frau mit persönlichen Risikofaktoren wie beispielsweise starkes Übergewicht auch ohne Hormongaben schon vermehrt gesundheitliche Nachteile zu erwarten. Kommen dann noch ungeeignete bzw. risikobehaftete Hormonanwendungen hinzu, kann die Häufigkeit von Nebenwirkungen »explodieren«, d.h. drastisch ansteigen. Dieser plausible Zusammenhang ist nun durch Studiendaten beeindruckend belegt, wie nachfolgend gezeigt wird.

(2) Was ist ein natürlicher bzw. körperidentischer Hormonersatz?

Pharmakotherapie versus Substitution in den Wechseljahren

Manche mögen sich fragen, wieso begründete Forderungen nach einer transdermalen Darreichung des Östrogens und der Bevorzugung des körperidentischen Progesterons zwar vor über zwölf Jahren formuliert werden konnten, sich dennoch solche Erkenntnisse erst jetzt beginnen durchzusetzen.

Eine Erklärung liegt in dem oft nicht beachteten Unterschied zwischen »Therapie einer Erkrankung mit Medika-

Wenn Frauen bereits übergewichtig sind, eventuell auch noch Diabetes und einen zu hohen Cholesterinspiegel haben, können durch ungeeignete Hormongaben deren Nebenwirkungsrisiken besonders drastisch ansteigen.

menten« (Pharmakotherapie) und »Ausgleich von Mangelzuständen« (Substitution, Replacement, Ersatztherapie).

▶ So wird von den meisten ärztlichen Fachverbänden
sowie in den erwähnten Leitlinien von »Hormontherapie«
(HT) gesprochen. Man geht mit der Bezeichnung – bewusst
oder unbewusst – von der Vorstellung aus, postmenopausale klimakterische Beschwerden seien so kurz wie möglich mit Hormonen oder hormonähnlichen Medikamenten
(ggf. auch hoch dosiert) wie eine Erkrankung zu therapie-
ren. So ähnlich setzt man auch Kortison oder hochwirksame Kortisonderivate zur Therapie von Rheuma ein (siehe
Seite 149). Bei jedem Medikament können Nebenwirkungen auftreten, das ist man ja gewöhnt, man hat daher
strenge Indikationen zur Abwägung von Nutzen und Risiken zu beachten und dann eben solche Risiken zu akzep-
tieren.

▶ Bei dem von uns und Gleichgesinnten vertretenen Konzept steht im Vergleich zu jüngeren Frauen nun ein Mangel
von Hormonen der Eierstöcke im Vordergrund der Wechseljahre. Obwohl dieser Zustand zwar »alterstypisch« und in
diesem Sinn »normal« ist, sind die kurz- und längerfristigen
Folgen des Hormonmangels für das Wohlbefinden und die
Gesundheit der Betroffenen nicht vorteilhaft (siehe Abb. 1,
Seite 36). Durch die modernen Entwicklungen der Pharma-
zie kann man heute solche fehlenden Hormone wieder ausgleichen bzw. substituieren. Der Begriff HRT als Abkürzung
für »Hormone Replacement Therapy« bezeichnet entsprechend treffend das Ziel einer Substitution bzw. eines Repla-
cements, nämlich den Ersatz lediglich des Fehlenden. Hier-

Eindeutig ist, dass die Folgen des Hormon-mangels durch die Wechseljahre weder gesund noch wün-schenswert sind. Die ehemals vorhandenen Hormonspiegel können durch eine »richtige« HRT aber wieder aus-geglichen werden.

mit sollen also natürliche, über Jahrzehnte eines Erwachse-
nenlebens vorhanden gewesene Verhältnisse lediglich
wiederhergestellt werden. Das sollte – im Gegensatz zu
einer »körperfremden« Pharmakotherapie – auch nicht zu
Nebenwirkungen führen.

Was sind »bioidentische« bzw. »körperidentische« Hormone?

Will man lediglich einen hormonellen Mangel ausgleichen,
dann sollte man solche Verhältnisse wiederherstellen, die
der/die Betroffene üblicherweise auch vorher hatte, die also
dem biologischen, artgerechten Milieu entsprechen.

Um dieses Ziel zu erreichen, müssen aber mehrere Bedingungen erfüllt werden:

▶ **Hormonsubstanzen** sollen identisch mit den menschlichen Hormonen sein (= artgerecht, körperidentisch, natürlich, physiologisch); damit sind die chemische Struktur,
räumliche Anordnung und Bindungsfähigkeit an Rezeptoren gemeint, die Herstellung dabei ist unerheblich (z. B. chemisch hergestellt aus dem Steroid-Grundgerüst der Yamswurzel).

Verabreichte Hormone zum Ausgleich eines Hormonmangels soll-ten jeweils mit dem menschlichen Hormon übereinstimmen, d. h. körperidentisch und natürlich sein.

a) Beim Östrogen ist dies das »17β-Estradiol«; andere Östrogene wie konjugierte equine Estrogene (aus Pferdeurin,
siehe Seite 93) oder Ethinylestradiol (vorwiegend in »Verhü-
tungspillen«) erfüllen nicht diese Voraussetzungen.

b) Beim Gestagen gehört das »mikronisierte Progesteron« als
einziges dazu, nicht aber andere Gestagene wie diverse syn-

thetische Progestagene. Letztere sind als Medikament bei jüngeren Frauen vertretbar, beispielsweise zum Schutz des Endometriums, zur Kontrazeption, zur Hormontherapie bei Akne und anderen Androgenisierungen oder auch zur Behandlung von uterinen Blutungsstörungen. Bei letzteren können auch ältere Frauen kurzfristig solche Medikamente anwenden.

Die Blutkonzentrationen von Östrogenen und Progesteron müssen genau überprüft werden, um die geeignete Dosis bei richtiger Darreichungsform des Hormons wählen zu können.

▶ **Hormonelle Blutspiegel/Wirkspiegel** sollen im niedrignormalen Bereich gesunder Erwachsener liegen

a) Bezüglich der Östrogene (Östradiol) sollte eine Blutkonzentration von 40–60 pg/ml meist ausreichend sein. Solche Konzentrationen hat eine gesunde Frau über Jahrzehnte zu Beginn eines Monatszyklus nebenwirkungsfrei vertragen. Höhere Konzentrationen, wie sie eine junge Frau kurzfristig zur hochaktiven Zyklusmitte beim Eisprung hat (siehe Abb. 3, Seite 62), sind für die Gesundheit nicht erforderlich und können bei längerer Dauer häufiger zu Nebenwirkungen wie Ödemen, Brustspannen, uterinen Blutungsstörungen und mehr führen.

b) Beim Progesteron sollten Konzentrationen von über 5 ng/ml für einige Stunden täglich erreicht werden. Solche Blutspiegel sind zum Schutz des Endometriums (Gebärmutterschleimhaut) erforderlich. Sie sind bei gesunden Frauen in der Geschlechtsreife über viele Jahrzehnte hinweg vorhanden und damit bestens verträglich und »normal«. Bei Frauen ohne Uterus und für andere erwünschte Progesteronwirkungen im Körper können die Blutspiegel auch etwas niedriger liegen. Zur Kontrolle kann 4–5 Stunden nach oraler Einnahme (hierzu morgendliche Einnahme) eine Blutprobe entnommen werden.

▶ **Darreichung:** Um die beiden oben genannten Bedingungen erfüllen zu können, ist auch eine geeignete Darreichung des jeweiligen Hormons zu wählen, eine von manchen Ärzten noch nicht berücksichtigte wichtige Erkenntnis.

a) Wird beispielsweise das Östradiol oral dargereicht, ist eine hohe Dosis erforderlich, die erhöhte Wirkspiegel in der Leber verursacht und damit viele Leberfunktionen stark aktiviert. Damit sind höhere Nebenwirkungsraten verbunden (siehe Seite 89); daher sollte Östradiol transdermal zugeführt werden, was besser als eine vaginale Zufuhr zu steuern und dosieren ist. Darreichungen über die Nase oder die Mundschleimhaut haben ähnliche Effekte wie die orale und sind daher für eine HRT nicht zu empfehlen.

Die Höhe der jeweiligen Hormondosis und die Art der Aufnahme müssen sorgfältig gesteuert werden, um Nebenwirkungen zu vermeiden bzw. möglichst gering zu halten.

b) Wird Progesteron empfehlungsgemäß in mikronisierter Form oral dargereicht, entstehen u. a. erwünschte Metabolite (Umbauprodukte wie Allopregnanolon), die für einen Teil der durch Progesteron bedingten und erwünschten Gehirnwirkungen (Regeneration, Psyche, Angstlösung; siehe Seite 63ff.) verantwortlich sind. Hohe Progesteronbelastungen der Leber sind für Erwachsene und vor allem Schwangere üblich, d. h. daran ist der Organismus natürlicherweise angepasst. Bei transdermaler Anwendung sind vorwiegend nur dermatologische Effekte zu erwarten. Bei vaginaler Darreichung erfolgt eine hohe Anreicherung in der Gebärmutter, was bei jungen Frauen als Schutz vor Fehlgeburten dienen kann, die im Alter erwünschte Metabolisierung entfällt aber durch diese Darreichung. Daher sollte bei einer HRT das Progesteron oral zugeführt werden.

Der Begriff *bioidentische oder körperidentische Hormone* beinhaltet also mehr als nur die Verwendung physiologischer, d. h. *körperidentischer* oder in diesem Sinn *natürlicher* Hormone, um deren evolutionär ausgewogenes, systemisches Wirkprofil nutzbar zu machen. Darüber hinaus sollen *niedrig-physiologische Konzentrationen* wiederhergestellt werden, was den Wirkspiegeln im Blut bzw. an Zielorganen von jungen Erwachsenen in Ruhephasen des Organismus entspricht. Somit sind neben der körperidentischen Hormonsubstanz auch eine adäquate Dosierung sowie eine spezifische Darreichung für jedes Hormon zu wählen und zu kontrollieren, wie im Vorabsatz ausgeführt wurde.

Neben der richtigen Hormonsubstanz und der angemessenen Dosierung muss auch die spezifische Ein- bzw. Aufnahme (Darreichung) richtig gewählt und auch überwacht werden.

▶ Um bei einer HRT dem Ziel »natürliche Verhältnisse« nahezukommen, kann heute nach dem Motto »Östrogen transdermal statt oral« und bezüglich des Gestagens »physiologisches Progesteron oral statt körperfremdes Progestagen« als Methode der 1. Wahl bezeichnet werden.

Im Folgenden untermauern einige exemplarische Studiendaten aus jüngster Zeit durch ein günstiges Nutzen-Risiko-Profil diese wichtigen methodischen Bevorzugungen.

(3) Neue Studiendaten zur körperidentischen, risikoarmen HRT

a) Thrombose- und Schlaganfallrisiken unter HRT

Speziell Studien aus Frankreich und Großbritannien belegen eindrucksvoll an nun größeren und großen Zahlen den unterschiedlichen Einfluss der Östrogendarreichung sowie der Art des Gestagens auf Thromboserisiken bei postmenopausalen Frauen:

Literatur: Canonico M et al. 2007 – siehe Tab. 7; Canonico M et al. 2008 – große Sammelanalyse bisheriger Studien; Canonico M et al. 2010 – Gesamtkollektiv 80.308 postmenopausale Frauen, Beobachtungszeit 10 Jahre; Renoux C et al. 2010a – Gesamtkollektiv 955.582 postmenopausale Frauen im Alter zwischen 50 und 79 Jahren, davon 23.505 Thrombosefälle und 231.562 Kontrollfälle aus den Jahren 1987 bis 2008.

Allen Auswertungen gemeinsam ist die in Tabelle 7 exemplarische Aussage, dass unter transdermaler Östrogendarreichung und natürlichem Progesteron keine erhöhten Thromboseraten zu erkennen sind. Im Gegensatz dazu ist bei oraler Östrogenanwendung dosisbezogen sowie bei einigen der »synthetischen«, also körperfremden Progestagene das Risiko speziell im ersten Anwendungsjahr etwa 3– bis 4-fach erhöht. Dies sind rein methodenabhängige Risiken, da gegen personenabhängige Belastungen rechnerisch ein Ausgleich (Adjustierung) vorgenommen wurde, was in guten Studien stets erfolgt.

> *Die Auswertung spezieller Studien in Frankreich und Großbritannien belegt, dass bei der transdermalen Östrogenaufnahme und natürlichem Progesteron die Thrombosegefahr nicht erhöht ist.*

Auch beim Schlaganfallrisiko konnten an großen Zahlen nun ähnliche Zusammenhänge für die Östrogenkomponente gezeigt werden, wobei dieses Risiko zusätzlich mit der Dauer der oralen Östrogeneinnahme anzusteigen scheint (Renoux C et al. 2010b). Damit vergleichbar sind auch die stärkeren Risikozunahmen von Erkrankungen der Gallenblase unter oraler Östrogenanwendung an größeren Zahlen bestätigt worden (Liu B et al. 2008; Hart AR et al. 2008).

Studien haben gezeigt, dass ein erhöhtes Schlaganfallrisiko und Probleme mit den Gallenwegen vor allem mit der oralen Form einer Östrogeneinnahme im Zusammenhang stehen.

Tab. 7: ESTHER-Studie Frankreich zu hormonabhängigen Thromboseraten in der Postmenopause zwischen 1999 und 2005; Frauen im Alter zwischen 45 und 70 Jahren; 271 Thrombosefälle, 610 Kontrollfälle (nach Canonico M. et al. 2007).

Risiko venöser Thromboembolien (Erstereignisse) aufgeschlüsselt nach Art der Östrogendarreichung und Typ des Gestagens		
H R T	OR/CI 95% Rohzahlen	OR/CI 95% adjustiert *
Hormon-Nichtanwender	1,0	1,0
Östrogen oral	3,6 (1,5–8,8)	4,2 (1,5–11,6)
Östrogen transdermal	0,8 (0,4–1,6)	0,9 (0,4–2,1)
Progesteron, natürliches	1,0 (0,4–2,3)	0,7 (0,3–1,9)
Progestagen, Pregnane	1,0 (0,4–2,3)	0,9 (0,4–2,3)
Progestagen, Nor-Pregnane	3,8 (1,6–8,7)	3,9 (1,5–10,0)

OR= Relatives Risiko Odds Ratio, CI 95%= Vertrauensbereich;

blaue Daten signifikant unterschiedlich zu Nichtanwenderinnen;

*Gruppenausgleich nach diversen personenabhängigen Risiken

Risikofaktoren Gewicht und Genetik mit sowie ohne HRT

Kombinieren sich beide Risikogruppen (personenabhängige und methodisch-anwendungsabhängige), kann es zahlenmäßig zu einer Potenzierung beim Auftreten von Nebenwirkungen kommen. Als treffendes Beispiel kann der Zusammenhang zwischen Körpergewicht und HRT-Risiken herausgegriffen werden:

So kann sich das thromboembolische Risiko bei Frauen mit Normgewicht, Übergewicht oder gar Fettleibigkeit (definiert durch den Body-Mass-Index BMI) entsprechend im Mittel von 1,0 über das 2,7- auf das 4,0-fache auch ohne Hormongaben erhöhen (personenabhängige Risiken). Unter transdermaler Östrogengabe erhöhen sich solche gewichtsbezogenen Häufigkeiten nicht zusätzlich, während unter oraler Darreichung (anwendungsabhängige Risiken) eine drastische Potenzierung des Risikos vom 5,9- über das 10,2- auf das 20,6-fache zu beobachten ist (Abb. 9, nächste Seite). Ähnliches ist beim Vorliegen genetischer Störungen im Gerinnungssystem und der HRT-Methode gezeigt worden.

Wenn bei bestimmten Patientinnen genetische Störungen im Gerinnungssystem oder Gewichtsprobleme mit einer ungeeigneten HRT-Methode zusammentreffen, erhöhen sich die Nebenwirkungen und Risiken der HRT beträchtlich.

Neben einem höheren Körpergewicht und genetischen Störungen im Gerinnungssystem sind auch fortgeschrittene arteriosklerotische Gefäßveränderungen erhebliche Risikofaktoren für Thromboembolien, Herzinfarkt und Schlaganfall unter einer HRT, wie schon lange bekannt ist (siehe Seite 97). Daher hatte man schon vor Jahren formuliert, dass Frauen so früh wie möglich nach der Menopause mit einer HRT beginnen sollten, bevor sich gefährliche bzw. risikobehaftete Gefäßveränderungen entwickelt haben. In den

Einfluss personen- (Gewicht) und methodenabhängiger (Östrogen-Darreichung) Risiken und deren Kombination

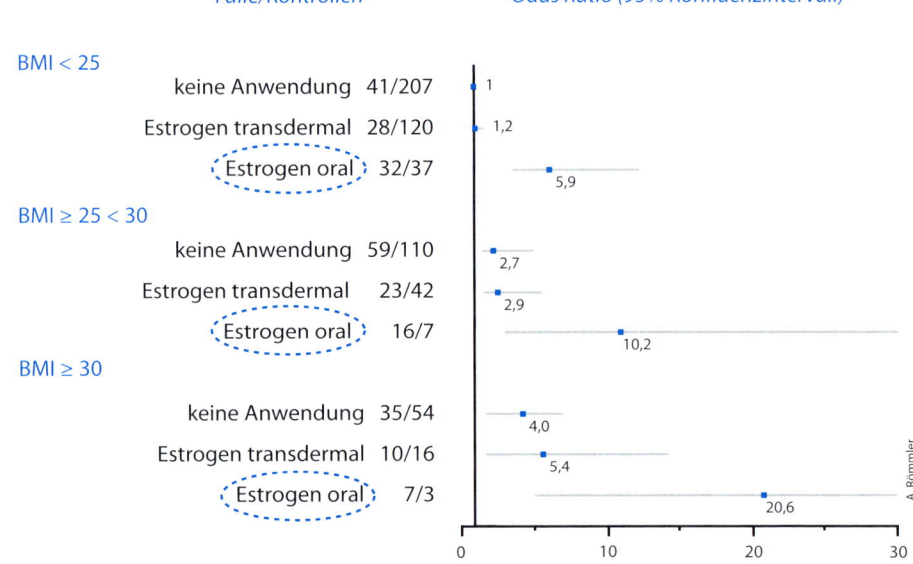

A. Römmler

Abb. 9: Einfluss personenabhängiger (Gewicht) und methodenabhängiger (Östrogendarreichung) Risiken und deren Kombination auf Thromboembolien bei postmenopausalen Frauen mit HRT in Relation zu Nichtanwenderinnen (nach Canonico M et al. 2006)
BMI = Body-Mass-Index (< 25 Normalgewicht, 25– < 30 Übergewicht, > 30 Fettleibigkeit)

> **Dass mit einer HRT nach der Menopause möglichst noch bevor sich Gefäßveränderungen zeigen begonnen werden soll, ist zwar gängige Meinung, die aber wegen des anfänglich erhöhten Brustkrebsrisikos relativiert werden muss.**

meisten Empfehlungen zur herkömmlichen HRT steht daher der Leitsatz »wenn eine HT/HRT, dann so früh wie möglich damit beginnen«. Im Abschnitt zum Brustkrebsrisiko auf der nächsten Seite wird gezeigt, warum dieser Satz zu relativieren ist.

Da viele Frauen in der Postmenopause bereits gewisse personenabhängige Krankheitsrisiken in sich bergen, wäre es fatal, wenn sie jetzt eine risikobehaftete Hormonanwendung statt einer risikoarmen bevorzugen würden. Das Beste wäre – für solche wie auch für offensichtlich gesunde Frauen – eine Kombination aus »körperidentischem Hormonersatz« und »Anpassung der Lebensführung«, um auch ihre persönlichen Risiken zu mindern bzw. weiterhin niedrig zu halten.

b) Brustkrebsrisiko unter HRT

In Tabelle 6 und Abbildung 7 (siehe Seiten 174 und 170) wurden französische Daten zum Brustkrebsrisiko unter etwa 5-jähriger HRT dargestellt; die Abhängigkeiten von der Darreichungsart des Östrogens und der Art des Gestagens sind heute noch gültig.

Mittlerweile gibt es nun Daten über einen etwas längeren Anwendungszeitraum sowie etwas größere Anwenderzahlen (Tab. 8, nächste Seite). Es zeigt sich erneut, dass unter europäischen Verordnungsverhältnissen das Auftreten von Brustkrebs unter einer HRT unterschiedlich stark sein kann: Östrogengaben alleine können es leicht steigern, nicht aber die Kombination mit natürlichem Progesteron innerhalb von acht Jahren. Die Klasse der körperfremden Progestagene zeigt einen deutlichen Anstieg, während Dydrogeston, ein Progestagen mit der dem Progesteron ähnlichsten Struktur, noch relativ neutral erscheint (wobei erste Detailstudien auch hier Risiken erkennen lassen).

Viele Frauen haben bereits in der Postmenopause einige Gesundheitsprobleme. Die könnten durch eine risikobehaftete Art der Hormonbehandlung verstärkt werden, was durch eine optimale HRT zu vermeiden ist.

Tab. 8: Brustkrebsrisiko aufgeschlüsselt nach Anwendungsmethode (Europa)

80.377 postmenopausale Frauen (meist Lehrerinnen); mittleres Alter 52,4 Jahre bei HRT-Start; 2354 Brustkrebsfälle; Anwendung im Mittel 7,0 Jahre, Beobachtung 8,1 Jahre.		
Hormonanwendungsart	RR	Vertrauensbereich 95%, adjustiert*
Östrogen allein	1,29	1,02–1,65 p<0,001
Östrogen mit Progesteron	1,00	0,83–1,22 n.s.
Östrogen mit Dydrogeston	1,16	0,94–1,43 n.s.
Östrogen mit Progestagen	1,69	1,50–1,91 p<0,001
Ohne Hormone	1,00	

nach Fournier A et al. 2008, E3N-Kohorte Frankreich

RR = relatives Risiko; *adjustiert nach personenabhängigen Risiken zum Ausgleich von Gruppenunterschieden

n.s. = nicht signifikanter Unterschied zu Nichtanwenderinnen

p = Irrtumswahrscheinlichkeit für Signifikanz

Zahlreiche Studien zum erhöhten Brustkrebsrisiko unter einer HRT haben bestätigt, dass es in Zusammenhang mit der »Methode« der Hormonbehandlung steht.

Diese »französischen« Zusammenhänge zwischen der Häufigkeit eines Brustkrebses in Abhängigkeit von der Methode einer HRT sind mittlerweile auch an großen Studienzahlen aus anderen europäischen Ländern und erneut aus den USA im Prinzip bestätigt worden.

Literatur:

– MARIE-Studie Deutschland mit 3.464 Brustkrebsfällen, 6.657 Kontrollfällen, 50– bis 74-jährige postmenopausale Frauen aus den Jahren 2002 bis 2005 (Flesch-Janys D et al. 2008)

– Beobachtungsstudie Großbritannien mit 6.347 Brustkrebsfällen, 31.516 Kontrollfällen, mittlere Beobachtungszeit 7 Jahre, postmenopausale Frauen (Opatrny L et al. 2008)

– E3N-Studie Frankreich nach mittlerer Beobachtungszeit von 8,1 Jahren, histologisch aufgearbeitete 1726 Brustkrebsfälle aus Gruppe von 53310 postmenopausalen Frauen zwischen 1999 und 2002 (Fournier A et al. 2009)
– WHI-Studie Neuauswertung sowie zusätzliche Beobachtungsstudie USA mit mehreren Tausend Fällen und Kontrollen (Prentice RL et al. 2008 a+b)

HRT mit alleinigen Östrogengaben – Schutz vor Brustkrebs?

Die WHI-Studie USA (Women Health Initiative 2002ff.) wurde seinerzeit in zwei Versuchsanordnungen mit großen Fallzahlen und placebokontrolliert durchgeführt. In dem einen Studienarm wurden Östrogene oral (konjugierte equine Östrogene) in Kombination mit einem »körperfremden« Progestagen (MPA Medroxyprogesteron-acetat) eingenommen, im anderen Studienarm nur die Östrogentablette alleine (»Monoarm«) (Anderson GL et al. 2003, 2004; Stefanick ML et al. 2006; Prentice RL et al. 2008 a+b).

Die Kombinationsbehandlung ergab einen Anstieg des Brustkrebsrisikos in ähnlicher Größenordnung, wie jetzt auch von den europäischen Studien bekannt ist. Überraschenderweise wurde im Monoarm ein tendenzieller Rückgang beim Auftreten von Brustkrebs innerhalb der 7,1-jährigen Anwendungsphase gefunden, eine Besonderheit, die weltweit aufhorchen ließ. Vorschnell wurde von Medien und einigen Ärztegremien formuliert: »Östrogene schützen vor Brustkrebs« – und dies sei auch logisch so!

> *Die WHI-Studie, die in den USA im Jahr 2002 veröffentlicht wurde, ergab, dass eine Kombinationsbehandlung von Östrogenen und »körperfremdem« Progestagen das Brustkrebsrisiko tatsächlich erhöhte – überraschenderweise aber nicht die alleinige Östrogengabe.*

Diese Ergebnisse des WHI-Monoarms sind isoliert und damit einzigartig; stehen sie doch im Gegensatz zu allen bis dahin und auch danach publizierten Beobachtungsstudien und sind so gar nicht plausibel. Denn der stimulierende Effekt von Östrogenen auf das Wachstum und die Teilung von Epithelzellen bedarf – so unser Verständnis – bald des »bremsenden« Effekts durch natürliches Progesteron, um letztlich nicht zu entarten. Es liegt nahe, dass mit den Studienergebnissen etwas nicht stimmen konnte.

Die Wissenschaftler der WHI-Studiengruppe erkannten selbst den Fehler, der zum überraschenden Östrogenergebnis führte: Beim Abgleich der individuellen Risiken wurde die hier genannte »Gap-time« als Risikofaktor nicht berücksichtigt.

»Gap-time« – neues Kriterium bei personenabhängigen Risiken

Das fragten sich auch die Wissenschaftler der WHI-Studiengruppe. Zum einen überprüften sie ihre Daten der ersten Studie erneut und werteten zum anderen parallel dazu nochmals weitere mehrere Tausend Fälle aus, die mangels Placebokontrolle damals nicht in die erste Studie eingeflossen waren (Prentice RL et al. 2008 a+b).

Sie fanden einen Fehler bei der Adjustierung, d. h. beim Abgleich personenbezogener Risiken, nämlich die Gap-time.

»Gap-time« ist die Zeitspanne (Jahre) zwischen Eintritt der Menopause und dem ersten Beginn einer HRT.

Wenn beispielsweise eine Frau mit 50 Jahren in die Wechseljahre kommt und dann 54-jährig mit einer HRT beginnt, dann hat sie eine Gap-time von vier Jahren.

Üblicherweise beginnen Frauen auch innerhalb von vier bis fünf Jahren nach der Menopause mit einer Östrogeneinnahme, weil zu dieser Zeit die klimakterischen Beschwerden meist sehr lästig sind.

Entsprechend fallen auch in praktisch allen großen HRT-Studien etwa 75–90 Prozent aller Frauen in die Gruppe »Gap-time 0–5 Jahre«, was ja verständlich ist. Der viel kleinere Rest von Frauen fängt laut diversen Studiendaten erst im Mittel 10 bzw. 20 Jahre später mit Hormoneinnahmen an. Genau umgekehrt war es aber im WHI-Monoarm: Nur 10 Prozent der Frauen hatten eine Gap-time unter fünf Jahren, die meisten starteten mit ihrer Hormoneinnahme erst 10–25 Jahre später.

Das Brustgewebe einer Frau, die gerade erst in die Wechseljahre gekommen ist, mag »empfindlicher« auf Hormone reagieren oder häufiger schnell aktivierbare Krebsvorstufen haben als das Gewebe einer älteren Frau, das vielleicht durch Hormonentzug über 15–25 Jahre schon fortgeschrittene Schrumpfungsprozesse durchgemacht hat. Ist dies nur spekulativ? Nein, neuere Ergebnisse, aufgeschlüsselt nach unterschiedlicher Gap-time, zeigen gerade diese Zusammenhänge und unterstreichen, dass die Gap-time ein neues, bisher kaum beachtetes Risikokriterium ist (siehe Tab. 9, Seite 204):

Frauen beginnen wegen der unangenehmen klimakterischen Beschwerden mit einer Östrogenbehandlung meist innerhalb von vier bis fünf Jahren nach der Menopause.

Resümee Brustkrebsrisiko

Es gelten also folgende Zusammenhänge:

▶ Eine herkömmliche Hormonersatztherapie ist in den ersten vier Jahren nach der Menopause generell riskanter als ein späterer Beginn im fortgeschrittenen Lebensalter (kurze versus lange Gap-time, Tab. 9).

Tab. 9: Gap-time: WHI-Studie USA zum invasiven Brustkrebsrisiko in der Postmenopause

Neu aufgeschlüsselt nach (a) alleiniger Östrogeneinnahme (Monoarm), (b) Östrogen-Gestagen-Gabe (Kombiarm) sowie unterteilt nach »ohne/mit« früheren Hormoneinnahmen vor Beginn der HRT und nach der Gap-time in Jahren – *Daten nach Prentice RL et al. 2008 a+b*		
WHI-Studienarme	Gap-time von MP bis 1. HRT < 5 Jahre	Gap-time von MP bis 1. HRT ≥ 5 Jahre
	Risiko ± 95%VB*	Risiko ± 95%VB*
(a) **Monoarm** Östrogen (konjugierte)		
ohne frühere HRT	1,12 (0,39–3,21)	0,58 (0,36–0,93)
mit früherer HRT	1,00 (0,66–1,51)	0,77 (0,33–1,80)
(b) **Kombiarm** Östrogen-Progestagen		
ohne frühere HRT	1,77 (1,07–2,93)	0,99 (0,74–1,31)
mit früherer HRT	2,06 (1,30–3,27)	1,30 (0,57–2,99)
MP = Menopause; HRT = Hormonersatztherapie WHI = Women-Health-Initiative-Studien, USA Relatives Risiko als Hazard Ratio VB = Vertrauensbereich blaue Daten heben besonders Beachtenswertes hervor * Gruppenausgleich nach üblichen diversen personenabhängigen Risiken		

> *Die Dauer der »Gap-time« als Risikofaktor einer konventionellen HRT hat sich auch durch eine französische Studie bestätigt.*

▶ Damit ist die Dauer einer Gap-time ein weiterer personenabhängiger Risikofaktor. Diese USA-Daten wurden kürzlich durch französische Ergebnisse zur Gap-time unter einer herkömmlichen HRT mit Progestagenen bestätigt (Fournier A et al. 2009).

▶ Eine HRT kombiniert aus Östrogen und fast allen Progestagenen ist riskanter als alleinige Östrogengaben, wie US-
amerikanische und europäische Studien übereinstimmend
bestätigen (Tab. 8 und 9). Die Kombination mit dem natürlichen Progesteron erhöht dagegen nicht das Brustkrebsrisiko. Hierzu liegen jetzt 2 größere Studien mit mittleren Beobachtungszeiten von etwa 8 Jahren vor (siehe auch Tab. 8).

▶ Eine HRT aus Östrogen alleine hat nach den übereinstim-
menden US-amerikanischen und europäischen Studien in
den frühen Anwendungsjahren ein leicht erhöhtes Risiko,
und das heißt: Östrogene alleine »schützen« nicht vor
Brustkrebs (Tab. 8 und 9).

(4) Konsequenzen für den postmenopausalen Hormonersatz

Herkömmliche HRT: früher oder später Beginn risikoärmer?

»So früh wie möglich«: Jahrelang galt die Empfehlung, mit
einer herkömmlichen HRT möglichst sofort nach der Menopause zu beginnen, um deren höheres Thromboserisiko
nicht noch stärker ansteigen zu lassen. Denn sobald sich
eine Arteriosklerose mehr oder weniger entwickelt hat – wie
oft im fortgeschrittenen Alter –, sind zumindest orale Hormongaben sehr riskant.

»So spät wie möglich«: Für das Brustkrebsrisiko ist es nun
offensichtlich genau umgekehrt. Ein früher HRT-Beginn
scheint das Auftreten von Brustkrebsfällen zu fördern, ein
viel späterer kaum oder gar nicht mehr. Vielleicht sind hor-

*Die früheren Empfeh-
lungen zur herkömm-
lichen Hormongabe
»So früh wie möglich«
können wegen anfangs
erhöhter Brustkrebsri-
siken nicht generell
übernommen werden.*

monabhängige Entartungsprozesse nach langer Hormonpause im fortgeschrittenen Alter sehr weit geschrumpft.

Paradigmenwechsel zum körperidentischen Hormonersatz erforderlich

Was soll man also tun? Die Lösung liegt nicht in der vielfältig geforderten Individualisierung, d. h. dem HRT-Ausschluss von Patientinnen mit bestimmten Risikofaktoren. Denn mit der herkömmlichen HRT dürfte eigentlich fast keine Frau mehr behandelt werden: Wegen Thrombosegefahr kein später Beginn, wegen Brustkrebsrisiko kein früher Beginn, wegen Übergewicht sowie Rauchen, Erhöhung der Blutfette, labilem Hochdruck, Diabetes mellitus oder familiären Risiken etc. auch keine herkömmliche HRT. Darüber hinaus mutet es zynisch an, wenn die Häufigkeit nachteiliger Ereignisse wie Thrombose oder Brustkrebs gegen günstige Auswirkungen wie Schutz vor Osteoporose und Knochenbrüchen oder Dickdarmkrebs gegeneinander bilanziert werden, um einen vielleicht rechnerischen Vorteil der herkömmlichen HRT abzuleiten. Wer bliebe dann also – ehrlicherweise – noch zur Hormonanwendung im Alter übrig?

Nein, ein Paradigmenwechsel weg von einer riskanten und hin zu einer risikoarmen HRT-Anwendungsart ist unbedingt erforderlich.

Wichtig ist in jedem Fall – ob Risikopatientin oder nicht –, dass eine risikoarme Methode der Hormonersatztherapie gewählt wird, um Gesundheitsrisiken zu verringern oder gar zu vermeiden.

Es gilt also weiterhin unser Rat:

1. Personenabhängige generelle Krankheitsrisiken individuell verringern, da sie auch ohne Hormongaben schon vermehrt zu Komplikationen führen können. Dazu sind vor-

wiegend Maßnahmen der Lebensführung hilfreich, wie immer wieder erwähnt worden ist (z. B. Kontrolle von Gewicht, Noxen wie Rauchen und zu viel Alkohol, Stress, Immobilisation u. a.). Hinzu kommen ggf. Medikamente, wenn anders beispielsweise ein Bluthochdruck oder eine angeborene bzw. stark fortgeschrittene Störung im Fett- oder Gerinnungssystem nicht zu beherrschen ist. Eine Fülle beachtenswerter Ratschläge ist in einschlägigen Ratgebern zur Prävention im Alter bzw. zum Thema Anti-Aging-Medizin enthalten.

Bei der Einnahme von Hormonen muss das individuelle Gesundheitsverhalten verbessert werden, da bereits Übergewicht, Diabetes, ein zu hoher Cholesterinspiegel u. a. Gesundheitsrisiken bedeuten. Dann kommen die Art der Anwendung und die Dosierung als mögliche Risikokriterien noch hinzu.

2. Anwendungsabhängige Risiken meiden: Dazu natürliche, d. h. körperidentische Hormone bevorzugen. Lediglich die richtigen Substanzen zu nehmen reicht alleine aber nicht aus. Sie müssen so dargereicht werden, dass möglichst niedrig-natürliche Verhältnisse wiederhergestellt werden. Dazu ist eine herkömmliche HRT meist wenig geeignet. Es sollten stattdessen die Östrogene niedrigdosiert transdermal und das natürliche Progesteron als Kapsel, also oral, täglich dazu bevorzugt werden. Will man eine solche Vorgehensweise von der herkömmlichen HRT unterscheiden, kann man auch den Begriff »körperidentische HRT« dafür verwenden.

Ausblick

Was weiter zu verbessern wäre

Die Studienlage spricht immer dringlicher für einen solchen Paradigmenwechsel beim Hormonersatz und belegt damit den Ausweg aus dem Hormondilemma der herkömmlichen

Vorgehensweise. Dennoch muss man realisieren, dass auch zukünftig neue Erkenntnisse und Erfahrungen hinzukommen werden, die Modifikationen beim einen oder anderen Detail erforderlich machen.

▶ So brauchen wir noch bessere Möglichkeiten, um in den frühen Wechseljahren die öfter wiederauflebende Eigenproduktion von Östrogenen (siehe Seite 34), die zu Zwischenblutungen oder einer zeitweiligen Überversorgung führen kann, einfacher im Griff zu haben. In solchen Situationen wird ärztlicherseits die Östrogendosis reduziert oder gar ganz unterbrochen, da ja von den Eierstöcken wieder genügend produziert wird. Das schützende Progesteron wird natürlich weiter eingenommen. Im Bedarfsfall kann vom Frauenarzt/von der Frauenärztin zusätzlich für wenige Wochen ein Progestagen als »bremsendes« Medikament verordnet werden. Dazu eignen sich Pharmaka wie NETA (Norethisteronacetat 2,5–5 mg täglich) oder Desogestrel (0,150 mg täglich) besonders gut. Beruhigt sich dadurch der Eierstock, bildet er schließlich auch keine Östrogene mehr, und man beginnt wieder mit dem Östrogengel zur Substitution.

▶ Ebenso brauchen wir über die Sicherheit des Progesterons zum Brustkrebsschutz noch Daten aus längeren Beobachtungszeiten als bisher. Denn Progesteron hat ja viele günstige Zusatzwirkungen im ganzen Organismus inklusive der Nervenregeneration und des Gehirnschutzes (siehe Seite 63). Auch bei Gehirnverletzungen durch Unfälle hat sich die sofortige Progesterongabe (übliche 100–200 mg täglich für eine Woche) bei Männern und Frauen in mehreren Studien sehr bewährt, die Rate von Todesfällen konnte etwa

Bei der hormonellen Behandlung sind immer persönliche Anpassungen erforderlich. So ist es ein Unterschied, ob mit der Therapie erst viele Jahre nach der Menopause begonnen wird oder bereits in den frühen Wechseljahren, in denen die Eierstöcke zeitweise noch »arbeiten« können.

halbiert und die spätere Regeneration stark verbessert werden (Xiao G. et al. 2008; Stein DG et al. 2010). Vielleicht hat sich ein solcher günstiger Gehirneffekt des Hormons bereits evolutionär als Schutz vor hohen Geburtsbelastungen des größer werdenden Kopfes beim frühen Menschen durchgesetzt. Progesteron wird jedenfalls von vielen nicht mehr als lediglich »weibliches« Hormon angesehen, es ist für Männer gleichermaßen nützlich. Es wäre also wünschenswert, das Progesteron auch langfristig substituieren zu können. Um hierbei ein ruhiges Gewissen zu haben, bedarf es aber noch längerfristiger Studiendaten zur risikoarmen generellen Substitution.

Was weiter zu ergänzen wäre

Steht beim vorliegenden Ratgeber die risikoarme Substitution von fehlendem Östrogen und Progesteron im Vordergrund, darf nicht übersehen werden, dass auch andere hormonelle Systeme im Alter substitutionsbedürftig sind. Dazu gehören vor allem Androgene wie Testosteron und DHEA, Botenstoffe wie Serotonin und Melatonin, das Wachstumshormon und das Hormon Vitamin D. Zur näheren Erläuterung dieser Substanzen ist ein weiterer Ratgeber erforderlich und in Vorbereitung.

Behandlungsbedürftig wären auch andere hormonelle Defizite, die das Alter mit sich bringt. Beispielsweise müssten Androgene wie Testosteron und DHEA, Botenstoffe wie Serotonin und Melatonin, Vitamin D u. a. substituiert werden. Dabei ginge es nicht darum, Krankheiten zu behandeln, sondern Fehlendes auszugleichen.

Wie lange soll man substituieren?

Wie lange soll man eigentlich hormonelle Altersdefizite im Sinne einer Prävention und Altersmedizin substituieren?

Da es sich hierbei nicht um die Behandlung einer Erkrankung, sondern lediglich um den Ausgleich von etwas Fehlendem gegenüber dem gesunden Status eines jungen Erwachsenen handelt, ist die Antwort verständlich: So lange substituieren, wie der Mangel bzw. der Hormonabfall anhält. Sind die Mangelzustände altersbedingt und erholen sich daher nicht von selbst, wird bis zum Lebensende ein kontrollierter Ausgleich ratsam sein. Wir atmen, trinken und essen ja auch jeden Tag erneut bis zum Lebensende, dabei brauchen wir auch stets unsere Vitamine und andere Vitalstoffe, ebenso unsere Hormone. So hat sich beispielsweise der Ersatz von Schilddrüsenhormonen bis ins hohe Alter hinein etabliert und bewährt. Dabei wird man lernen müssen, auch bei anderen Substanzen stets risikoarme Wege zur Substitution zu finden.

Ähnlich wie Ballaststoffe, Eiweiß und Vitamine, die wir täglich aufnehmen müssen, um unseren Stoffwechsel in Gang zu halten, ist auch ein kontrollierter Ausgleich von fehlenden Hormonen sinnvoll. Dabei kann immer nur von dem ausgegangen werden, was heute möglich und gesichert ist – auch wenn die Zukunft noch Weiteres bereithalten mag.

Ärzte und Patienten sind also aufgefordert, die Entwicklungen der Hormonforschung weiter zu beobachten und die Vorgehensweisen anzupassen. Darüber hinaus wird man noch besser lernen, in welchen Situationen bestimmte Pharmaka und Phytosubstanzen, also pflanzliche Stoffe, zur Ergänzung hilfreich sein können.

Aber so ist es stets im Leben, von der Technik bis zur Medizin: Wir leben heute und müssen das heute Machbare prüfen und können es ggf. schon nutzen – auch wenn es zukünftig noch bessere Möglichkeiten geben wird.

Danksagung

Viele Patienten haben durch Schilderungen ihrer Sorgen und Probleme zum Ausdruck gebracht, dass sie dafür nachvollziehbare und verständliche Erklärungen in einem Buch über Hormone zu finden hoffen. Wir haben das umgesetzt. Vielen Dank für die Anregungen!

Unter den zahlreichen Diskutanten aus der Medienwelt möchte ich besonders Frau Sandra Schuster, Herrn Karl-Heinz Reger sowie Frau Dagmar Bense für ihre inhaltlichen Anmerkungen zu den beiden ersten Auflagen des Buches sehr danken.

Den leitenden Mitarbeiterinnen unseres Hormonlabors, vor allem Frau Hermine Schoetz und Frau Heidi Gdynia sei bestens gedankt für ihre jahrelange Präzision der Hormonbestimmungen, ohne die eine hoch qualifizierte Betreuung der Patienten und eine wissenschaftliche Fortentwicklung nicht möglich gewesen wäre.

Die Sorgen, Beschwerden und Probleme vieler Patientinnen haben dazu beigetragen, dass das komplexe Thema Hormonbehandlung in diesem Buch nachvollziehbar dargestellt werden konnte.

Dem Verlag sei herzlich gedankt für die unermüdliche Geduld und die vielen Anregungen, mein umfangreiches Konzept zu straffen und zu gestalten. Hierbei sind neben den Redakteuren Dr. Harald Kämmerer und Isabella Kortz vor allem die Mitarbeiterinnen Nina Andres, Dr. Marion Onodi, Sybille Schlumpp und bei der vierten Auflage Herr Andrei-Sorin Teusianu, daneben natürlich auch die zahlreichen Helfer aus anderen Abteilungen zu nennen.

Nicht zuletzt gehört meiner Familie ein großer Dank für ihr Verständnis dafür, dass ich so oft und lange am Schreibtisch sitze, um Vorträge zum Thema Hormone auszuarbeiten sowie Artikel und Bücher zu schreiben.

Vorwort und Einführung zur 4. Auflage

Modewellen und Hormone

Medizinische Sachverhalte werden von gesellschaftlichen Gruppen nicht immer objektiv betrachtet. Dies mag daran liegen, dass ihre Bewertungen auch gewissen Modewellen mit Übertreibungen in die eine oder andere Richtung unterliegen. Das ist am Beispiel der Hormone schön zu verfolgen.

Die in der Mitte des 20. Jahrhunderts aufgekommene Angst vor Hormonen betraf mit als erstes das weitverbreitete Kortison. Heute wissen wir mehr und die Verschreibung des Hormons als medikamentöse Therapie oder zur Substitution erfolgt äußerst differenziert.

Kortison

In den 1950er- und 1960er-Jahren entstand eine gewisse Angst und Skepsis gegenüber Hormonen, die unterschwellig noch bis heute anhält. Damals ging es um die weitverbreitete Anwendung von Kortison und dessen hochpotente Derivate wie Prednisolon und Dexamethason. Diese damals erst kürzlich entdeckten Kortikoidhormone bewirken sensationelle Heilungseffekte bei rheumatischen Erkrankungen, Asthma und allergischen Schocks, was verbreitete und bedrohliche Leiden sind. Erst nach längeren Erfahrungen mit deren Anwendung bemerkte man die Kehrseite der Medaille, nämlich gravierende Nebenwirkungen wie Bluthochdruck, Fettleibigkeit bzw. **Stammfettsucht und Osteoporose**. Heute kennt man den Unterschied zwischen verschiedenen Kortisonpräparaten: Zum einen gibt es potente synthetische Kortikoide, die als Medikament zur Behandlung von Erkrankungen sehr hilfreich sind, aber auch deut-

lich risikobehaftet. Zum anderen gibt es das körperidentische Kortison bzw. Kortisol, das bei Drüsenschwäche zur
nebenwirkungsarmen und oft lebensrettenden Substitution
verwendet wird. Nach anfänglicher Euphorie mit nachfol-
gender Verdammung erfolgte also schließlich ein Lernpro-
zess. Heute überwiegt der nüchterne, differenzierte Einsatz
mit dieser hilfreichen Hormongruppe.

Östrogene und »Pille«

In den Jahren zwischen 1960 und 1970 begann der Siegeszug
der Sexualhormone, vor allem von Östrogen und Gestagen.
Zunächst trug deren kombinierter Einsatz als **Kontrazep**
tivum bzw. als sogenannte Antibabypille erheblich zur
sexuellen Emanzipation der Frau und gesellschaftlichen
Neuorientierung der Geschlechter bei. Der Optimismus angesichts künstlicher Hormone war groß, meist leichtere
Nebenwirkungen und Ängste vor nachteiligen Langfristfolgen der damals hoch dosierten Präparate verdrängte man.
Heute ist man kritischer. Durch Weiterentwicklung der Substanzen und niedriger Dosierung hat man einen ausgewoge-
nen Umgang gelernt. Die Vorteile überwiegen in den Augen
der Anwenderinnen bei Weitem die möglichen Risiken wie
Thrombose und Schlaganfall, die zum Glück wirklich nur
wenige Einzelfälle betreffen.

Auch Östrogen und Gestagen werden heute kritischer be-trachtet und vorsichti-ger eingesetzt. Mit ver-besserten Substanzen und sparsameren Do-sierungen hat die Me-dizin zu einer neuen Balance gefunden, so-dass die Gabe dieser Hormone zur Kontra-zeption inzwischen sicherer geworden ist.

Östrogene, Gestagene und Wechseljahre (HRT)

Diese positive Östrogenwelle schwappte in den 1980er- und
1990er-Jahren rasch auf die Frau in den Wechseljahren über.
Man wollte ihre klimakterischen Leiden sowie die beginnen-

den alterstypischen Verfallserscheinungen sprichwörtlich an Haut und Haaren, Knochen und Gefäßen günstig beeinflussen (HRT, d. h. Hormone Replacement Therapy). Von **Jungbrunnenhormonen** war die Rede, Einschätzungen wie »Östrogene machen alle Frauen wieder jung« kursierten weltweit.

Dieser unkritische Überschwang kam ab 2002 abrupt zum Absturz. Mit der Publikation größerer Studien wie WHI (Women's Health Initiative, USA) und MWS (Million Women Study, Großbritannien) wurde nicht nur Eingeweihten, sondern auch einer größeren Öffentlichkeit bewusst, dass mit der bisherigen Anwendung dieser Hormone nicht nur Nutzen, sondern auch gesundheitliche Risiken verbunden sein können. Die Diskussionen darüber halten bis heute an. Die Verschreibungen sind weltweit drastisch zurückgegangen und es gilt heute bei Frauen und vielen Ärzten als vermeintlich modern und aufgeklärt, solche »**Teufelshormone**« nicht mehr anzuwenden.

Das Gegenteil einer völlig unkritischen Einnahme von Hormonen ist deren Verteufelung - und wie so oft liegt die Wahrheit in der Mitte. Hormonanwendungen müssen stets so angepasst werden, dass sie risikoarm sind.

Selbstverständlich ist auch diese pessimistische Welle übertrieben. Man hat auch bei der HRT zu lernen, was die Ursachen der beobachteten Risiken sind, und hat dann die Anwendungsmodalitäten entsprechend zu modifizieren. Genau darüber wurde in den beiden ersten Teilen dieses Buches ausführlich berichtet, jetzt werden im dritten Teil die bisherigen Erkenntnisse durch weitere Studien und Resümees aktualisiert.

Die positive Nachricht gleich vorab

Östrogene und Progesteron sind weiterhin für die Gesundheit der Frau sehr wichtige Hormone. Mangelzustände tragen zu degenerativen Folgeerkrankungen und verminderter Lebenserwartung bei, wie eine neue dänische Studie zeigt. Sie müssen aber risikoarm eingesetzt werden.

Das Konzept des »körperidentischen« Hormonersatzes in den Wechseljahren und danach ist eine solche sichere und weiterhin richtige Vorgehensweise. Neben gesundheitlichen Aspekten der persönlichen Lebensführung sind aus methodischer Sicht die transdermale Darreichung von Östrogen sowie die orale Einnahme des natürlichen Progesterons als risikoarme HRT zu bevorzugen.

Neue Studiendaten zur »risikoarmen Hormonsubstitution« (HRT)

In den Jahren 2009 bis 2012 sind zahlreiche wissenschaftliche Untersuchungen zum Thema HRT veröffentlicht worden, von denen einige wegen ihrer besonderen Bedeutung herausgestellt werden. Sie dienen als Grundlage der aktualisierten Kommentierung. Erkenntnisse aus solchen Studien tragen zur Weiterentwicklung bzw. Verbesserung der Hormonanwendungen bei und lassen so eine HRT risikoärmer und nützlicher für die betroffenen Frauen werden.

Aktuelle Studiendaten lassen erkennen, wo die Zukunft der Hormonersatztherapie liegt. Ständige Weiterentwicklungen und Verbesserungen der Substanzen wie der Anwendungsempfehlungen lassen die positiven Wirkungen der Hormone immer verträglicher werden: größtmöglicher Nutzen bei geringstem Risiko.

Besonders große Studien

Folgende Abkürzungen werden für die drei besonders großen und damit bedeutsamen Studien verwendet:

▶ WHI-Studien, Women's Health Initiative, USA; große Untersuchung (anfangs um 32.000 Frauen), prospektiv, randomisiert, placebokontrolliert und verblindet mit dem

Ziel, den präventiven Einsatz von Hormonen (Mono: Östrogen; Kombi: Östrogen + Gestagen) bezüglich kardiovaskulärer Erkrankungen bei älteren postmenopausalen Frauen (50 bis 79 Jahre) zu prüfen; Erstpublikation »Kombi-HRT« 2002 und »Mono-Östrogen« 2004; dann diverse Subgruppenanalysen; **Langfristauswertungen 2010 (Kombi) und 2012 (Mono)**.

▶ MWS, Million Women Study, Großbritannien; sehr große Querschnittsuntersuchung vorwiegend zum Brustkrebsrisiko; um 1 Million peri- und postmenopausale Frauen, mammografiegestützt, prospektiv; Erstpublikation 2003; dann diverse Subgruppenanalysen; umfangreiche **Langfristauswertung 2011**.

▶ E3N-Studien, französisch-europäische Kohorte, Frankreich; große Studie (50.000 bis 100.000 postmenopausale Frauen) mit verschiedenen Anwendungsmodalitäten der HRT; Erstpublikation 2005; dann diverse Subgruppenanalysen, **längerfristige Auswertungen 2008 und 2009**.

Endlich liegen auch Langfristauswertungen groß angelegter Studien vor, die es erlauben, neue Schlüsse aus der Einnahme von Hormonen zuzulassen. Zu den bedeutendsten Studien zählen die Million Women Study, die E3N-Studien und die MARIE-Studie.

Größere Studien

Zu den größeren Studien zählen die MARIE-Studie 2008 aus Deutschland (20), dann weitere zwischen 2008 und 2012 aus Großbritannien, Dänemark und Skandinavien (3, 4, 48, 65, 69). Bezüglich vorwiegend kardiovaskulärer Ereignisse inklusive Herzinfarkt und Schlaganfall gehören hierzu bedeutende Arbeiten aus den USA, Kanada und Frankreich (9–12; 33, 34, 54–56).

Statements von Fachkreisen-

Schließlich stehen eine Reihe von Leitlinien bzw. Konsensusempfehlungen diverser nationaler und internationaler Fachkreise zum Thema HRT zur Verfügung, von denen einige herausgegriffen werden:

Mück AO (federführend): Anwendungsempfehlungen für die gynäkologische Praxis zur Hormonsubstitution im Klimakterium und in der Postmenopause. Aktualisierte Empfehlungen Oktober 2012. Frauenarzt 53 (2012) 10: S. 916–919.

International Menopause Society (Sturdee DW, Pines A for the Writing Group): Updated IMS recommendations on postmenopausal hormone therapy and preventive strategies for midlife health. Climacteric 14 (2011) 302–320.

Österreichische Gesellschaft für Sterilität, Fertilität und Endokrinologie: Hormonersatztherapie – Österreichisches Konsensuspapier. Huber JC (federführend; 22 Autoren inkl. Römmler A.), Consensus Juni 2011 (1206016–14062011).

Zürcher Gesprächskreis (45. Arbeitstreffen): Empfehlungen zur Hormontherapie mit Estrogenen und Gestagenen im Klimakterium und in der Postmenopause. Frauenarzt 52 (2011) 674–680.

Endocrine Society Scientific Statement (Santen RJ et al.): Postmenopausal hormone therapy. J Clin Endocrinol Metab 95 (2010) Suppl 1, 51–566.

North American Menopause Society: Estrogen and progestogen use in postmenopausal women: 2010 position statement of The North American Menopause Society. Menopause 17 (2010) 242–255.

> *Neueste Studienergebnisse lassen neue Leitlinien und Empfehlungen zur Hormonersatztherapie entstehen – hier die aussagekräftigsten Publikationen zum Thema.*

Ortmann O (federführend): Hormontherapie in der Peri- und Postmenopause. Kurzversion der interdisziplinären S3-Leitlinie. Frauenarzt 50 (2009) 840–851.

Langversion: www.dggg.de, Bereich »Leitlinien«, AWMF-Leitlinie Reg.-Nr. 015/062.

Schlaglichter: Der heutige wissenschaftliche Stand zum Thema HRT

A) Generelle Aspekte

These 1: Das Jahr 2002 ist ein Schicksalsjahr für die bisherige »traditionelle« Hormonersatztherapie (HRT).

Kommentar:

▶ Die **»bisher übliche«** oder auch **»traditionelle« HRT** für klimakterische Patientinnen bestand vorwiegend aus der Gabe von Östrogenen (konjugierte tierische Östrogene oder menschliches Östradiol) und bei noch vorhandenem Uterus in der zusätzlichen Gabe eines »synthetischen«, d. h. körperfremden Gestagens. Die Hormone wurden meist in Tablettenform dargereicht.

Passend zum damaligen Optimismus gegenüber Östrogenen war die HRT weltweit nicht nur als Therapie gegen klimakterische Beschwerden stark verbreitet, sondern wurde von vielen auch als »Jungbrunnenhormon« zur Prävention von einigen Alterserscheinungen angesehen. In diesem Sinn wurde von Internisten die erste randomisierte und verblindete HRT-Studie geplant (WHI, USA). Ihr eigentliches Ziel war, den Nachweis zu erbringen, dass eine längerfristige Hormongabe bei älteren Frauen weit jenseits der akuten Wechseljahre (!) auch die Gesundheit von Herz und Kreislauf verbessern kann.

Östrogen sollte nach herkömmlicher Meinung nicht nur Beschwerden lindern, sondern auch – präventiv eingesetzt – Herz-Kreislauf-Erkrankungen verhindern und den Organismus jung erhalten. Inwieweit das berechtigt war und ist, wurde in einer großen Studie untersucht. Im Jahr 2002 wendete sich daraufhin das Blatt …

▶ Die Ergebnisse der wegen Nebenwirkungen vorzeitig abgebrochenen WHI-Studien wurden 2002 und danach mehrfach analysiert und publiziert, sie waren ernüchternd (1, 18, 63).

• **Positive Wirkungen**: Auch für ältere Frauen, also in der späteren Postmenopause, konnten gute Wirkungen gegen Wechseljahresbeschwerden, Osteoporose und Dickdarmkrebs objektiv bestätigt werden, nicht jedoch zum Gefäßschutz. Allerdings musste dafür offensichtlich ein Preis durch erhöhte Risiken gezahlt werden.

• **Nachteilige Wirkungen:** Besonders in der kombinierten Hormongruppe war das Risiko von Schlaganfall, Thromboembolien, Herzinfarkt und Brustkrebs signifikant erhöht. Viele waren geschockt (8, 26). Das Deutsche Ärzteblatt titulierte ihren Bericht dazu treffend »Das Ende einer Legende« (Heft 30, 26. Juli 2002).

▶ **Relativierung:** Nun gingen die üblichen Diskussionen und Beschwichtigungsversuche interessierter Kreise und Meinungsbildner los, indem auf die Besonderheiten und Mängel, Grenzen und fehlende Allgemeinverbindlichkeit dieser großen Studie und deren Ergebnisse hingewiesen wurde.

Dies sind aber Aspekte, die letztlich bei jeder medizinischen Anwendungsstudie mehr oder weniger zu kritisieren sind. Menschen mit Beschwerden und Entgleisungen oder auch nur mit typischen Altersveränderungen sind nun mal keine einheitlichen Versuchskaninchen. Man sollte sich nicht nur die Rosinen aus einer Studie herauspicken, indem nützliche Aspekte als positive Bestätigung und nachteilige Ereignisse als Studienfehler bezeichnet werden.

Die WHI-Studie brachte differenzierte Erkenntnisse, die es zuließen, die positiven von den negativen Wirkungen zu unterscheiden, die Diskussion darüber anzustoßen und Wege frei zu machen für einen risikoärmeren Umgang mit der Hormonersatztherapie.

Dagegen waren die Reaktionen bei den verschreibenden Ärzten und Patienten weltweit ähnlich und eindeutig: starke Einbrüche bei der Verordnung einer HRT. Wer sich für »aufgeklärt« und »modern« hielt, nahm keine Östrogene mehr ein. Das Pendel der Emotionen schlug stark ins Negative aus, was bei diesen Anwendungsformen der bisherigen HRT und dadurch bedingter Ergebnisse verständlich erscheint.

▶ Eine **Schadensbegrenzung** wurde durch weitere Argumente versucht (50):

– Die beobachteten **Risiken** seien für die Praxis nicht relevant, da sie nur selten auftreten würden (Ereignisse im Promillebereich) und zu alte Patientinnen behandelt worden seien (»praxisfernes« Design der Studie).

– **Schuld der Frauen:** Zum anderen läge es im Verantwortungsbereich der Frauen, wenn sie in ungeeigneten Fällen zu solchen Hormonen greifen würden. Dazu zählen eine unstete Lebensführung (Bewegungsarmut, Nikotin, Alkohol) – was zu erhöhten Erkrankungsraten führen kann (z. B. Übergewicht, Bluthochdruck, beginnender Diabetes, kardiovaskuläre Vorerkrankungen), und ebenso ein zu hohes Alter, für das eine HRT eigentlich gar nicht gedacht gewesen sei.

Mit Erkrankungen vorbelastete Frauen sind von der Hormonersatztherapie auszuschließen. Das ist das Ergebnis der WHI-Studien. Doch dazu zählt die Mehrzahl der Frauen in diesem Alter. Die Frage, inwieweit Hormongaben dann überhaupt sinnvoll sind, gewinnt an Dringlichkeit angesichts all dieser nun formulierten Einschränkungen.

Leider hatte man das den Frauen als medizinische Laien nicht vor der ärztlichen Verschreibung gesagt. Solche belasteten Frauen sollten also keine HRT mehr erhalten. Folglich bleiben realistischerweise kaum noch geeignete Kandidatinnen übrig.

Dennoch haben solche »Einschränkungen bei der Indikation« zu einer herkömmlichen HRT eine Berechtigung. Viele der Vorbelastungen haben sich als Ergebnis zahlreicher Studien gerade für die bisherige Anwendungsart der Hormone als besonders riskant herausgestellt. Studien können sehr nützlich sein.

▶ **Anwendungsmethode überprüfen:** Ein anderer Ansatz wurde vor allem von unserer Arbeitsgruppe verfolgt, oft publiziert und auch in diesem Buch von Anfang an dargelegt:

Wenn Frauen in der Geschlechtsreife über viele Jahrzehnte ihre Sexualhormone ohne erkennbare Nachteile vertragen, dann sollte ein Hormonersatz bei niedrigen Spiegeln in den Wechseljahren »zum Ausgleich« doch ohne Nebenwirkungen möglich sein. Treten solche dennoch auf, könnte ja auch etwas mit der Anwendungsmethode falsch gemacht worden sein.

Östrogengaben sind nützlich – wenn man die Darreichungsart individuell anpasst, d. h. die Methode muss passen. Die HRT kann somit in eine neue Runde starten.

Konsequenzen:

▶ Die Datenlage zeigt eindrucksvoll mehrere Aspekte auf, die besonders zu beachten sind:

a) Östrogengaben können auch im Alter zu nützlichen Veränderungen im Organismus beitragen.

b) Allerdings führen die HRT-Methode in bisheriger Art, d. h. die »orale Darreichung von Östrogenen« sowie die Gabe von »körperfremden Gestagenen«, zu unnatürlichen (unphysiologischen) Organbelastungen im Körper. Beide methodische Varianten erwiesen sich als besonders risikobehaftet und daher als abänderungsbedürftig. Hieran muss nun gearbeitet werden.

▶ Initiiert durch solche Studienergebnisse, hat seit 2002 ein neues Kapitel bei der HRT begonnen.

These 2: 10 Jahre später – Erkenntnisse aus neuen HRT-Studien bestätigen Vor- und Nachteile dieser Therapie.

Kommentar:

▶ **Weitere große Studien.** Die aufhorchenden Ergebnisse der WHI-Studien (USA) 2002 und 2004 inklusive deren weitere Subanalysen stehen nicht isoliert da. Andere große, neuere Untersuchungen – diesmal »praxisnah« bei jüngeren Frauen in den Wechseljahren – erbrachten im Prinzip die gleichen Aussagen für Nutzen und Risiken der bisher üblichen HRT.

a) Bezüglich des Brustkrebsrisikos gehören die sehr große Million Women Study aus Großbritannien (MWS) und die E3N-Studien aus Frankreich dazu (6, 21, 22). Auch größere Studien aus Europa wie die MARIE-Studie aus Deutschland, eine aus Großbritannien und mehrere aus Skandinavien müssen erwähnt werden (3, 4, 20, 48, 65).

b) Bezüglich vorwiegend gefäßbedingter Ereignisse inklusive Embolien, Herzinfarkt und Schlaganfall sind beispielsweise die bestätigenden Studiendaten aus den USA, Kanada und Frankreich wegweisend (10, 11, 12, 54, 55, 56, 64).

▶ **Günstiges Zeitfenster.** Lediglich bei den kardiovaskulären Nebenwirkungen (tiefe Venenthrombose, Lungenembolie, Herzinfarkt) gibt es eine Untergruppe von Frauen, die weniger stark gefährdet erscheint:

Es sind die jüngeren Frauen mit Behandlungsbeginn schon möglichst kurz nach der Menopause, deren Thrombose- und Infarktrisiko geringer als bei Älteren über 60 Lebensjahren ist. Als Erklärung könnte dienen, dass bei Älte-

Nutzen und Risiken der Hormonersatztherapie können immer besser eingeschätzt und differenzierter analysiert werden. Das zeigen weitere Studien. Mitberücksichtigt wird auch das Alter der Frauen, da sich die Hormongaben auch altersabhängig unterschiedlich auswirken.

ren schon mehr das Risiko erhöhende Gefäßveränderungen anzutreffen sein könnten, auch könnte hier der hormonelle Einfluss auf die Blutgerinnung verstärkt zum Ausdruck kommen.

Solch ein frühes »günstigeres Zeitfenster« (»window of opportunity«) einer HRT ist nur für die genannten gefäßbedingten Risiken, nicht aber für Schlaganfall und Brustkrebs gefunden worden.

▶ **Längerfristige Auswertungen** zur HRT stehen nun auch zur Verfügung.

Die langfristigen Auswertungen der Studien überblicken nicht ganz 10 Jahre, weil zahlreiche Frauen die Behandlung nach 5 bis 8 Jahren abgebrochen haben – wegen erhöhter Risiken.

a) Bezüglich des Brustkrebsrisikos handelt es sich um die WHI-Studie aus den USA mit beiden Studiendesigns, also der kombinierten HRT-Gruppe (14) und der alleinigen Östrogengruppe (2) sowie um die sehr große Eine-Million-Frauen-Studie (Million Women Study) aus Großbritannien (7), ferner um die E3N-Studie aus Frankreich (21; 22) und um eine kleinere 10-Jahres-Studie aus Dänemark (69). Hierbei handelt es sich allerdings noch nicht um »echte« 10-Jahres-Anwendungen.

– So haben die Frauen der WHI-Studien die HRT-Behandlung nach durchschnittlich 5 bis 8 Jahren wegen erhöhter Risiken abgebrochen. Viele von ihnen erklärten sich dann freiwillig zur Nachbeobachtung für einige Jahre ohne Hormoneinnahme bereit (gesamte Beobachtungszeit somit im Mittel in der Kombi-Gruppe 11,0 und in der Östrogen-Mono-Gruppe 11,8 Jahre).

– Bei der Eine-Million-Frauen-Studie (Million Women Study) sind im Mittel 7,2 Jahre Anwendungs- und Beobachtungszeit ausgewertet, bei der E3N-Kohorte 8,1 Jahre.

Diese längerfristigen Auswertungen zum Brustkrebsrisiko unter bisheriger HRT bestätigen im Prinzip und in den Größenordnungen die Ergebnisse aus den jeweiligen Erstveröffentlichungen nach kürzeren Zeiträumen.

b) Auch die Aussagen zu erhöhten gefäßbezogenen Risiken einer HRT nach kürzeren Anwendungszeiten und den Unterschieden zwischen einer oralen und transdermalen Östrogengabe sind nun nach längeren Anwendungen von im Mittel 10,1 Jahren zu bestätigen (12): Das Thromboserisiko (gesicherte Lungenembolie und tiefe venöse Thrombosen) war bei sehr großen Anwenderzahlen von 80.308 postmenopausalen Frauen (E3N-Kohorte) in der oralen Anwendungsgruppe – ohne Berücksichtigung des Alters – signifikant höher, nicht aber in der Gruppe mit transdermaler Darreichung des Östrogens. Weiteres siehe unten.

Brustkrebs und Gefäßkrankheiten zählen zu den bedeutendsten Risiken der Hormonersatztherapie, wie alle nationalen und internationalen Studien belegen. Es spielt jedoch eine Rolle, ob die Östrogene oral oder transdermal verabreicht werden: Im ersten Fall ist das Risiko tatsächlich hoch, im zweiten Fall war es jedoch nicht zu beobachten.

Konsequenzen

– **Brustkrebs:** Kurz- und nun auch längerfristige Anwendungen der »herkömmlichen« HRT lassen durch viele nationale und internationale Studien belegt erhöhte Brustkrebsraten erkennen, besonders bei kombinierter Hormonanwendung. Abhilfen – wie unten diskutiert – sind somit gut begründet erforderlich.

– **Gefäßerkrankungen:** Auch zu diesem Aspekt sind die erhöhten Risiken unter der bisher üblichen HRT durch weitere Studien bestätigt. Neben dem Lebensalter der Anwenderinnen (je älter, desto risikobehafteter) spielen auch die Darreichung des Östrogens (transdermal weniger riskant als oral) und die Substanz des Gestagens (Progesteron weniger riskant als viele der synthetischen Gestagene) eine ausschlaggebende Rolle. Abhilfen – wie unten diskutiert – sind gut begründet erforderlich.

These 3: Eine HRT hat gesicherte Nutzeffekte.

Kommentar:

Östrogen und Progesteron beeinflussen den ganzen Organismus und steuern auch psychische Prozesse. Unumstritten tragen sie zur Gesunderhaltung des Körpers bei. Wenn der Hormonspiegel in den Wechseljahren sinkt, ist dessen Anhebung aus genannten Gründen gerechtfertigt und dient sowohl der Therapie als auch der Prävention.

▶ Die wissenschaftlichen Arbeiten vieler Jahrzehnte zeigen, dass natürliche Hormone wie Östrogen und Progesteron in üblichen Wirkspiegeln praktisch jede Zelle und jedes Organ des Organismus günstig beeinflussen. Sie steuern Strukturen und Funktionen inklusiver vieler psychischer Effekte, sie tragen letztlich bei Jugendlichen zum Aufbau und bei Erwachsenen zur Gesunderhaltung des Körpers und Befähigung zur Reproduktion bei. Dies wurde in den vorangegangenen Kapiteln bereits erörtert.

Ebenso wurde bereits dargelegt, dass ein Abfall dieser Hormone mit Beginn der Wechseljahre einerseits akute Entzugserscheinungen auslösen kann (»klimakterische Beschwerden«) und zum anderen die Entwicklung degenerativer Folgeerkrankungen fördert. Aus beiden Gründen ist ein gewisser Ersatz dieser Hormondefizite ursächlich Erfolg versprechend, sowohl zur akuten Therapie als auch zur längerfristigen Prävention. Solche gut begründeten Aussagen müssen jedoch durch wissenschaftliche Studien unter praxisnahen Bedingungen belegt werden.

▶ In den großen HRT-Studien konnten aus Rationalisierungsgründen nur einige Aspekte zum Nutzen von Hormonen bei klimakterischen Frauen verfolgt werden (siehe Tab. 10). Unter hohen wissenschaftlichen Kriterien (hoher Level »Evidenz basiert«, d. h. randomisiert, verblindet, placebokontrolliert) sind signifikant gute Wirkungen gegen typische Beschwerden der Wechseljahre, Osteoporose und Knochenbrüche, Dickdarmkrebs sowie gewisse urogenitale Beschwerden objektiv bestätigt (43, 44). Dazu können bei frühzeitigem Beginn gewisse Schutzeffekte gegenüber der Entwicklung eines Diabetes mellitus, Herzinfarkts und mancher Gehirnfunktionen (z. B. Schlafstörungen, Depressivität) sowie bei der Haut, den Schleimhäuten und Haarausfall erwartet werden.

▶ Interessant ist der Spezialfall »Alleinige Östrogengabe, Brustkrebs und Alter«. Wie weiter unten erörtert wird, können Östrogengaben bei älteren Frauen, die erst sehr spät in den Wechseljahren mit der Behandlung beginnen, später dann ein niedrigeres Brustkrebsrisiko und eine verminderte Sterbewahrscheinlichkeit zur Folge haben. Das traf allerdings nur für Frauen zu, die bezüglich Brustkrebsrisiko familiär sowie durch die eigene Krankengeschichte unbelastet waren. Dieser Sonderfall wird biologisch noch nicht völlig verstanden (2).

Die HRT wirkt auch präventiv, indem sie einen gewissen Schutz vor Erkrankungen wie Osteoporose, Diabetes, Herzinfarkt und psychischen Beeinträchtigungen bis hin zu Depressionen bietet. In einigen Fällen verlängert sie sogar nachweislich das Leben.

Konsequenzen:

▶ Körperidentische (physiologische) Hormone wie Östrogen und Progesteron haben im Zuge der Evolution viele gesundheitsrelevante Funktionen im Organismus entwickelt, die rund 50 Jahre lang bei den Frauen bis zum Klimakterium offensichtlich keine erkennbaren Nachteile haben. Solche Hormonvorteile gilt es bei einem Mangel wegen damit verbundener nachteiliger Folgen nun durch Substitution zu nutzen.

▶ In bisherigen Studien wurde an mehreren Zielpunkten gezeigt, dass auch im Alter, d. h. im Klimakterium bzw. in der Postmenopause, eine Hormonsubstitution tatsächlich noch therapeutisch sowie präventiv nützlich sein kann.

▶ Diese positive Grundhaltung gegenüber Östrogen und Progesteron wird wegen möglicher Risiken getrübt, die mit deren Anwendung im Alter verbunden sind. Es hat sich ge-

Die Erkenntnisse aus jahrelanger Forschung auf einen Blick lässt die Vor- und Nachteile der HRT schnell erkennen. Das geht bis zur Analyse des Zeitfensters, anhand dessen festgemacht werden kann, wann mit einer HRT begonnen werden sollte. Fazit: Die herkömmliche HRT ist zu modifizieren. Wenn das gelingt, kann Frau von ihren Vorteilen voll profitieren.

Tab. 10: Knappes Resümee über Nutzen und Risiken einer HRT aus 10 Jahren Studiendaten

Erkenntnisse aus 10 Jahren HRT-Studien
– ein knappes Resümee 2002 bis 2012 –
Positiv
Natürliches Östrogen und Progesteron haben zahlreiche therapeutische und präventive Nutzeffekte
• z.B. bei klimakterischen und einigen urogenitalen Beschwerden; bei Osteoporose und Frakturrate, Dickdarmkrebs, Mortalität
Negativ
Die bisher übliche „traditionelle" HRT ist risikobehaftet
• z.B. vermehrt Thromboembolien, kardiovaskuläre Erkrankungen und Schlaganfall, Affekte und Operationen der Gallenwege; Brustkrebs
• z.B. widersprüchliches Zeitfenster: Früher HRT-Beginn ist günstiger wegen vaskulärer Risiken, später Beginn günstiger wegen Brustkrebsrisiko.
Unter „körperidentischer" HRT treten solche Risiken kaum vermehrt auf, ein früher HRT-Beginn ist risikoarm.

zeigt, dass es vor allem die bisher übliche Methode der HRT ist, die für viele Nachteile verantwortlich zu machen ist. Das muss in der täglichen Praxis berücksichtigt werden. Liegen dann auch noch persönliche Risikofaktoren vor, dann potenzieren sich die methodischen Nachteile noch beträchtlich. Abänderungen der »herkömmlichen« HRT-Methode sind also erforderlich.

These 4: Die »traditionelle« HRT hat zahlreiche eindeutig belegte Risiken.

Kommentar:

▶ **Größenordnungen.** Die in Studien belegten Nachteile einer bisher üblichen HRT sind in absoluten Zahlen gesehen gering, sie bewegen sich im Promillebereich (z. B. 2 bis 10 Fälle unter 1000 Anwenderinnen pro Jahr). Allerdings summieren sich selbst kleine Fallzahlen zu erschreckend großen Ereigniszahlen, wenn das große Kollektiv der Anwenderinnen berücksichtigt wird. Dadurch können allein für Deutschland und Europa »Tausende« Fälle pro Jahr und Ereignis zusammenkommen – bei ansonsten meist gesunden Frauen. Das sehen viele so, daher sind seit 2002 mit größerem Bekanntwerden solcher Zusammenhänge weltweit die HRT-Verordnungen drastisch zurückgegangen.

▶ **Hauptereignisse.** Die gesundheitlich gravierenden und am meisten bekannten Risiken sowohl bei Kombi- als auch bei Mono-HRT lassen sich in zwei Gruppen unterteilen (siehe Tab. 10): Zum einen in vermehrt gefäßbedingte Risiken wie Lungenembolie, tiefe Venenthrombose, Schlagan-

Die Nachteile der HRT sind prozentmäßig gering, wenn sie auch – aufs Ganze gesehen – große Fallzahlen annehmen können. Jeder Fall zählt. Aus diesem Grund sind die Verordnungen drastisch zurückgegangen.

fall, Herzinfarkt sowie zum anderen in ein erhöhtes Auftreten von invasivem Brustkrebs inklusive dadurch bedingter Mortalität (5, 44, 50).

▶ **Nebenereignisse.** Zu den »weniger gravierenden« Risiken der bisher üblichen HRT werden Erkrankungen der Gallenwege inklusive Operationen der Gallenwege gezählt, dazu labiler Bluthochdruck, verschlechterte »Body composition« (Muskel-Fett-Relation) und fehlende progesteronabhängige Schutzeffekte im Organismus wie beispielsweise am Nervensystem und an der Stimmungslage (44, 50, 57, 59, 60). Auch können andere Krebserkrankungen wie Ovarialkarzinom und Meningiom gehäuft auftreten und die beobachtete erhöhte Sterblichkeit bei einem Lungenkarzinom ist bedenklich.

Konsequenzen:

▶ **Ursachen.** Nebenwirkungen und Risiken sind nicht schicksalhaft hinzunehmen. Sie sollten vielmehr Anlass geben, nach zugrunde liegenden Ursachen zu fahnden und diese möglichst abzustellen.

▶ Als Ursache für die gehäuft registrierten **gefäßbedingten Risiken** können vor allem zwei Komplexe benannt werden:

Zum einen ein höheres Alter der Anwenderinnen, in dem öfters schon erkrankte Gefäßwände vorhanden sein können sowie die Blutgerinnung leichter durch zu hohe Hormonwirkungen gestört sein kann. Ein früher Behandlungsbeginn gleich nach der Menopause und möglichst noch vor dem 60. Lebensjahr wäre anzustreben.

Zum anderen ist die orale Darreichungsart des Östrogens mit der belastenden ersten Leberpassage als besonderer,

> *Die Suche nach den Ursachen zu Nebenwirkungen und Risiken sollte ins Zentrum der Entscheidungsfindung gerückt werden, wenn eine Hormontherapie angezeigt ist. Durch eine genaue Anamnese und geeignete Anwendungsmethode sollten diese unerwünschten Wirkungen ausgeschlossen werden können.*

methodisch bedingter Risikofaktor belegt. Eine transdermale Östrogengabe ist daher zu bevorzugen. Auch eine zu hohe Östrogendosis sowie spezielle Gestagene können solche Effekte noch zusätzlich verstärken.

▶ Bezüglich des **Brustkrebsrisikos** unter der »traditionellen« HRT zeigen praktisch alle Studien mit kombinierter Gabe in Abhängigkeit von der Anwendungsdauer und bisher üblichen Dosierungen ein deutlich erhöhtes Auftreten von Brustkrebs. Synthetische Gestagengaben sind hierbei der größte Risikofaktor, die meisten von ihnen sollten konsequenterweise gemieden werden.

Bei einer alleinigen Östrogen-HRT sind die Brustkrebsrisiken im Durchschnitt nur leicht erhöht, wenn sie – wie meist üblich – früh in der Postmenopause begonnen wird. Weitere Details zu speziellen Untergruppen von Anwenderinnen werden weiter unten erörtert.

> *Das Brustkrebsrisiko kann genauer eingeschätzt werden. Es ist bei alleiniger Östrogengabe leicht und bei Kombination mit synthetischen Gestagenen stärker erhöht.*

These 5: Gefäßbedingte HRT-Risiken sind abhängig von persönlichen Gegebenheiten sowie von der Methode der Anwendung.

Kommentar:

▶ **Sekundärprävention.** Wenn Frauen nach einer schon durchgemachten Thrombose, nach einer Lungenembolie, einem Schlaganfall oder auch nach einem Herzinfarkt nun Östrogene in Tablettenform erhalten, besteht ein sehr hohes Risiko für das erneute Auftreten solcher Ereignisse, was schon lange bekannt ist (33, 34). Somit sind Östrogene nicht zum Schutz vor kardiovaskulären Zweitereignissen geeignet (keine Eignung zur sogenannten Sekundärprävention). Mehr noch, sie erhöhen sogar deutlich das Risiko eines erneuten Auftretens solcher Ereignisse.

Primärprävention. Durch die WHI-Studie und weitere Arbeiten wurde zusätzlich belegt, dass in bestimmten Patientengruppen die Östrogene in Tablettenform auch nicht vor dem ersten Auftreten solcher kardiovaskulärer Ereignisse schützen, auch nicht vor Schlaganfall (keine Eignung zur Primärprävention). Dies trifft vor allem auf Frauen zu, die erst spät nach der Menopause mit Östrogenen beginnen, besonders jenseits von 60 Lebensjahren, auch ohne dass sie vorab schon solche Erkrankungen durchgemacht hatten.

Persönliche Gegebenheiten. Folglich sind schon normal fortschreitende Alterungsprozesse als persönliche Prädispositionen für ernsthafte arterielle und venöse Erkrankungen bei Östrogengaben zu werten. Vermutlich führen sie vermehrt zu nachteiligen Veränderungen der Gefäßwände wie bei Arteriosklerose und Übergewicht, zu mehr Bluthochdruck und Diabetes mellitus, die alle als Risikofaktoren einer bisherigen HRT gelten (1, 9, 18, 64, 74, 76). Auch genetisch bedingte Entgleisungen der Blutfettwerte oder Störungen der Blutgerinnung können solche persönlichen Risikofaktoren darstellen.

Kontinuum. Somit haben die Ergebnisse der WHI-Studie nicht zu einer Verunsicherung oder gar Verwirrung über Nutzen und Risiken der herkömmlichen HRT beigetragen. Sie haben vielmehr daran erinnert, bei biologischen Prozessen nicht in »Schwarz-Weiß«-Schablonen zu denken (z. B.

Primärprävention, persönliche Gegebenheiten, Kontinuum im Sinne von veränderlichen Ausgangssituationen sind Bereiche, die immer mehr in den Fokus rücken. Hier werden alte Denkmuster in Schwarz-Weiß-Malerei aufgebrochen.

»jung-alt«, »Gefäß gesund-Gefäß krank«). Veränderungen schreiten vielmehr graduell fort, wie beispielsweise im Altersverlauf auch eine Arteriosklerose, und ebenso graduell können sich dann zunehmend Risiken entwickeln. Je älter eine Patientin ist und je mehr Gefäßveränderungen entstanden sind, desto höher ist diesbezüglich das Erkrankungsrisiko ohne und erst recht mit oralen Östrogengaben.

▶ **Methode der Anwendung.** Neben den erwähnten persönlichen Risikofaktoren gibt es eine Reihe von methodischen Gründen, die in der Art der Anwendung von Hormonen liegen, die vermehrt zu kardiovaskulären Ereignissen und Schlaganfall führen können.

Orale Östrogengaben. Dazu zählt die orale Östrogengabe in kurzfristiger wie auch längerfristiger Anwendung, nicht aber die transdermale Darreichung, die eine verstärkte erste Leberpassage der Östrogene vermeidet (9–12, 37, 39, 49, 54–56, 64, 68, 74). Dies ist heute für die üblichen HRT-Anwendungen durch viele Studien gesichertes Wissen.

Synthetische Gestagene. Ebenso können einige der synthetischen Gestagene zusätzlich nachteilige Auswirkungen auf Gefäßwände und das Gerinnungssystem haben, was für das natürliche Progesteron nicht belegt und auch nicht zu erwarten ist.

▶ **Ursachen-Kombination.** Als fatal hat es sich erwiesen, wenn sich persönliche (z. B. Übergewicht, genetisch bedingte Gerinnungsstörungen, fortgeschrittene Arteriosklerose) und methodische Risikofaktoren (z. B. orale statt transdermale Östrogengabe) kombinieren. Dann ist eine drastische Potenzierung des Risikos für den Eintritt solcher ernsthaf-

Die Form der Anwendung muss risikoarm sein, sonst ist sie selbst beim Gesunden nicht vertretbar. Wird eine riskante Methode dann noch bei Belasteten eingesetzt, braucht man sich über fatale Folgen nicht zu wundern. Gefragt sind also neue Therapieanordnungen.

ten vaskulären Krankheitsereignisse zu erwarten und auch plausibel, wie einige Studien eindrucksvoll belegen.

Konsequenzen:

– Die wissenschaftliche Datenlage legt nahe, zur Gefäß abhängigen Risikoreduktion einer HRT zumindest an den beiden bereits gut belegten Stellschrauben anzusetzen.

  • **Entgleisungen der Lebensführung** und damit risikobehaftete Belastungen sind vermeidbar, sie können zumindest teilweise durch einfache persönliche Maßnahmen verbessert oder vermieden werden.

    Anlagebedingte Risiken, z. B. genetisch bedingte Gerinnungsstörungen, können ärztlicherseits früh erkannt und ggf. medikamentös günstig beeinflusst werden.

  • **Methodische Risiken** seitens der Hormonanwendung können ebenfalls signifikant vermindert werden.

    Bei den Östrogengaben sollte die bisherige orale Darreichung und Dosierung vermieden und eine transdermale bevorzugt werden.

    Synthetische Gestagene sind zumindest in den bisher üblichen Dosierungen zu meiden. Das natürliche Progesteron und mit Einschränkungen auch das ihm sehr ähnliche Dydrogesteron erscheinen als bessere Alternativen zur Substitution.

– Nach Eintritt der Wechseljahre ist der frühzeitige Beginn einer so modifizierten HRT anzustreben, er wird sicherlich vorteilhafter sein als ein Hormonstart jenseits der 6oer-Lebensjahre.

Für Krankheitsrisiken auch ohne Hormongaben spielt die Lebensführung nach neuesten Erkenntnissen eine immense Rolle und ist immerhin ein Faktor, der abgestellt oder zumindest minimiert werden kann. Weitere genetische Dispositionen zu bestimmten Krankheiten können ebenfalls gut eingeschätzt und ggf. behandelt werden. So sollte, nachdem man um die methodischen Risiken weiß, einem sicheren Umgang mit der Hormontherapie nichts mehr im Wege stehen.

B) Spezielle Aspekte zum Brustkrebsrisiko unter HRT

These 6: Die kombinierte Anwendung von Östrogen und Gestagen als traditionelle HRT erhöht das Brustkrebsrisiko deutlich.

Kommentar:

▶ Das Thema Brustkrebs steht verständlicherweise nicht nur aus medizinischer, sondern auch aus psychologischer Sicht bei Frauen an oberster Stelle ihrer Sorgen gegenüber Hormonanwendungen. Alle bisherigen aussagekräftigen Studien mit kombinierter Hormongabe weltweit haben einen solchen Zusammenhang gezeigt. In einem Zeitraum von 10 Anwendungsjahren kann sich das Brustkrebsrisiko gegenüber Nichtanwenderinnen im Durchschnitt verdoppeln (RR, relatives Risiko).

Das erhöhte Brustkrebsrisiko ist ein zentrales Thema, wenn es um eine Hormontherapie geht. Die Zusammenhänge mit der herkömmlichen HRT sind erwiesen.

Auch die umfangreichen WHI-Studien ab 2002 und die MWS ab 2003 (Million Women Study) belegen diesen Zusammenhang sowohl bei Kurzfrist- (im Mittel etwa 5 bis 6 Jahre) als auch Langfrist-Anwenderinnen (im Mittel etwa 8 bis 11 Jahre) – siehe Abbildung 1 (7, 14). Interessant ist auch die Diskrepanz, dass synthetische Gestagene zwar bekanntermaßen an der Schleimhaut (Endometrium) des Uterus schützend wirken können, nicht aber am Brustdrüsengewebe. Auch eine vorzeitige Sterblichkeit mit einer etwa doppelt so hohen Mortalitätsrate war damit assoziiert (RR 1,96 aus Brustkrebsgründen; RR 1,57 aus allen Krankheitsgründen) (14).

▶ Diese nachteiligen Ergebnisse sind angesichts des Wunsches, auch in den Wechseljahren etwas Positives für seine Gesundheit zu tun, als durchaus »dramatisch« zu bezeichnen. Die bisherige Anwendungsform ist also nicht vorteilhaft, sie ist vielmehr gefährlich und reformbedürftig.

Konsequenzen:

▶ Die Hormongruppe Gestagene ist nicht einheitlich. Sie besteht zum einen aus körperfremden und in diesem Sinn synthetischen Substanzen, zum anderen aus dem körperidentischen, d. h. natürlichem Progesteron. Die eindeutige und unstrittige Konsequenz aus der Studienlage ist, die Kombination mit körperfremden Gestagenen in den bisherigen Anwendungsformen und Dosierungen zu meiden. Als Alternative stehen Progesteron (mikronisiertes Progesteron wird oral gut aufgenommen) und vielleicht auch noch dessen chemische Schwester Dydrogesteron zur Verfügung (22).

Mehrere Studien haben unter Progesteron innerhalb von 5 bis 8 Beobachtungsjahren keine Risikoerhöhung feststellen können (21, 22, 40, 48), was vielversprechend ist. Diese Einschätzung entspricht den langjährigen Erfahrungen mit Progesteron bei Frauen in der Geschlechtsreife, muss aber in kontrollierten Studien weiter abgesichert werden. Derzeit wird eine größere gut angelegte 4-jährige frühe Präventionsstudie mit Östrogen und Progesteron ausgewertet, die ebenfalls bereits günstige Ergebnisse verlauten lässt (KEEPS-Studie, Oktober 2012).

▶ Natürlicherweise ist auch bei Frauen in der Geschlechtsreife das Progesteron der wesentliche Schutzfaktor nicht

Studien haben ergeben, dass körperfremde, synthetische Hormone zu meiden sind und stattdessen auf natürliche, körperidentische Hormone zurückgegriffen werden sollte. Dann sind in vielen Studien keine Risikoerhöhungen festgestellt worden.

nur gegenüber einem Endometriumkarzinom (Uterus), sondern auch gegenüber Brustkrebs und seinen Vorstufen. Zusätzlich hat es zahlreiche Auswirkungen im gesamten Organismus, die – generell formuliert – wesentlich zur körperlichen und mentalen Gesundheit der Frau beitragen (13, 60, 61, 70).

Progesterongaben sind bei einer HRT folglich nicht nur sicherer als synthetische Gestagene in bisheriger Anwendungsart, sie haben darüber hinaus noch viele gesundheitlich günstige Auswirkungen, die genutzt werden können. Neben Schutzeffekten auf das Nervensystem und die Stimmungslage scheint Progesteron auch die Mortalität und das Ausmaß von Folgeschäden nach Schädel-Hirn-Trauma signifikant zu reduzieren (41, 72, 77).

▶ **Weitere Modifikationen:** Eine aktuelle dänische Studie aus dem Jahr 2012 berichtet über eine etwa 10-jährige Beobachtungszeit unter einer kombinierten HRT (69), die man bereits als modifizierte HRT bezeichnen kann. Es wurden zwar orale Östrogengaben verabreicht, aber in besonders niedriger Dosierung. Auch wurde das synthetische Gestagen (NETA 1 Milligramm, Norethisteronacetat) sehr niedrig dosiert und nur für monatlich 10 Tage eingesetzt. Bei den relativ jungen klimakterischen Patientinnen wurde gegenüber Placebo kein erhöhtes Brustkrebsrisiko festgestellt. Wenn auch die Teilnehmerzahlen (jeweils rund 500 Fälle mit sowie ohne Hormongaben) und Krebsfallzahlen sehr klein sind und damit zufallsbedingt sein können (dagegen hat die MWS-Studie über 1 Million Frauen ausgewertet!), lohnt es sich, die Entwicklung zu verfolgen. Immerhin wurde Ähnliches bei klei-

Progesteron hat zahlreiche günstige Auswirkungen. Es schützt u. a. das Nervensystem, wirkt sich positiv auf die Stimmungslage aus, reduziert Folgeschäden nach einem Schädel-Hirn-Trauma. Auch zu synthetischen Gestagenen gibt es neue Erkenntnisse.

nen Teilnehmerzahlen mit einer niedrig dosierten synthetischen Gestagengabe über ein Pflaster beobachtet (48).

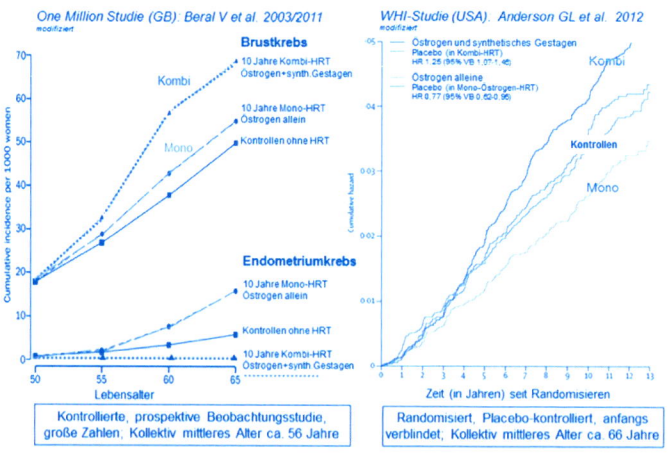

Abb. 10: Traditionelle HRT und Brustkrebsrisiko – ähnliche Datenlage seit 2002–2012

Kurz- und langfristig erhöht die Kombi-HRT das Brustkrebsrisiko. Die Mono-Östrogen-gabe erhöht es auch bei üblichen frühen HRT-Beginn; nur bei einem sehr späten und damit nicht prakti-kablen HRT-Beginn kann das Risiko niedriger sein.

These 7: Die alleinige Anwendung von Östrogen bei frühzeitiger HRT erhöht auch das Brustkrebsrisiko, aber nur leicht.

Kommentar:

▶ Praktisch alle bedeutsamen Beobachtungsstudien weltweit haben bei alleiniger Östrogengabe zur HRT entweder
keinen nennenswerten Risikoanstieg (20, 48) oder nur ein
leicht erhöhtes Risiko für Brustkrebs (RR meist um 1,29 bis
1,42) beobachtet (4, 6, 21, 66). Eine eindeutige Risikoerhöhung hatte auch die sehr umfangreiche MWS sowohl in der

Kurzfrist- als auch in der Langfristanwendung belegt (6,7), auch in Subgruppen mit diversen persönlichen Merkmalen bezüglich Alter, Vorbelastungen, Anwendungszeit, Gewicht und mehr.

Man kann also festhalten: Die kombinierte HRT erhöht deutlich (siehe oben) und die alleinige HRT-Östrogengabe leicht das Brustkrebsrisiko bei den bisher üblichen Anwendungen und bei einem üblichen Beginn früh nach Eintritt der Wechseljahre (siehe Abb. 10 links).

▶ **Sonderfall große »Gap-time«.** Nur die WHI-Studie hatte in der Kurzfrist- sowie Langfristuntersuchung (1, 2, 73) bei alleinigen Östrogengaben gegenüber Nichtanwenderinnen überraschend ein erniedrigtes Brustkrebsrisiko gefunden (siehe Abb. 10 rechts). Für diese Besonderheit sollten auch spezielle Gründe zu finden sein.

Diese Frage stellten sich auch die Forscher der WHI-Gruppe. Während üblicherweise Frauen mit Beginn der Wechseljahre eine HRT starten, war die WHI-Studie so angelegt, dass Frauen erst nach Abklingen von Wechseljahresbeschwerden, also viele Jahre nach der Menopause, aus kardiovaskulären Präventionsgründen Hormone erhalten sollten. Diese Frauen waren also im Schnitt schon wesentlich älter als üblich und hatten schon viele Jahre einen Hormonentzug hinter sich.

Daher wurden in einer neuen Auswertung die Frauen nach dem Abstand zum Menopausealter (Gap-time; siehe nächstes Kapitel) unterteilt, nämlich in Gruppe 1 mit 0 bis 5 Jahren und Gruppe 2 mit über 5 Jahren Abstand (meist 10 bis 25 Jahre). Nun zeigte sich, dass auch bei der WHI-Studie

Im Gegensatz zur alleinigen Östrogengabe erhöht die kombinierte HRT das Brustkrebsrisiko weitaus mehr. Insgesamt spielt die sogenannte Gap-time, der Abstand zum Menopausenalter, eine erhebliche Rolle.

die Frauen mit frühem HRT-Beginn kein niedrigeres Brustkrebsrisiko gegenüber Placebo mehr hatten, was im Einklang mit den bisherigen Erfahrungen aus Beobachtungsstudien steht. Nur im Sonderfall eines erst sehr späten Beginns bzw. bei den erst im fortgeschrittenen Postmenopausealter mit Östrogenen behandelten Frauen (Gruppe 2) war ein geringeres Auftreten von Brustkrebs zu bestätigen (53). Dies galt aber noch nicht einmal generell, sondern nur für die Frauen, die keine persönlichen bzw. familiären Risikofaktoren für Brustkrebs aufgewiesen hatten (2).

Die tendenziöse Aussage, eine alleinige Östrogen-HRT würde das Brustkrebsrisiko absenken, führt Frauen und uninformierte Ärzte leicht in die Irre. Dies trifft nämlich nur in einem unrealistischen Zusammenhang zu, wenn Brust gesunde Frauen nach langer Hormonkarenz in der späten Postmenopause mit Östrogengaben erstmals beginnen würden.

Konsequenzen:

▶ Für eine wissenschaftliche Betrachtungsweise ist es interessant, dass sich Zellen der Brustdrüse im Rahmen längerer, altersbedingter Rückbildungsprozesse unter Hormonentzug so weit verändern, dass dann alleinige Östrogengaben möglicherweise nicht mehr zu vermehrten Zellteilungen führen, sondern sogar Schutzeffekte vor solchen (auch malignen, krebsigen) Proliferationen bewirken können. Dieser Schutz kann sich sogar günstig auf die Sterbewahrscheinlichkeit auswirken.
▶ Für die Anwendung in der Praxis bedeuten diese Feststellungen wenig.

Zum einen wird aus vielen Gründen eine HRT bereits bei Frauen mit Eintritt der Wechseljahre als Ausgleich des Hormonabfalls benötigt und auch aus präventiven Gründen zu empfehlen sein (z. B. frühzeitiges Auftreten klimakterischer Beschwerden, zu dieser Zeit noch wenig arteriosklerotisch veränderte Gefäße), nicht erst nach 10 bis 25 Jahren. Eine motivierte Frau kann und sollte also nicht so lange warten.

Zum anderen werden die meisten klimakterischen Frauen auch noch ihren Uterus haben, somit kommen hier keine reinen Östrogenpräparate in Betracht.

Gibt man sie bei der kleinen Gruppe von Frauen ohne Uterus dennoch, ist gerade in diesen frühen Jahren kein zusätzlicher Schutzeffekt vor Brustkrebs belegt. Im Gegenteil, die meisten praxisrelevanten Studien zeigen, dass in dieser Zeit auch alleinige Östrogengaben das Brustkrebsrisiko leicht (rechnerisch im Mittel um etwa 20 bis 50 Prozent) steigern. Der Zusatz eines offensichtlich schützenden Progesterons statt eines synthetischen Gestagens mag auch hier angezeigt sein.

These 8: Die Gap-time definiert den Abstand in Jahren zwischen Menopause und erstem HRT-Beginn.

Kommentar:

▶ **Übliche »Gap-time« bei HRT.** Frauen kommen im Durchschnitt mit etwa 50 Jahren in die Wechseljahre und spüren meist den Hormonentzug. Erfahrungsgemäß suchen die meisten, die Östrogene zum Ausgleich nehmen wollen, gerade in dieser Zeit ärztliche Hilfe auf. Entsprechend zeigte die WHI-Arbeitsgruppe, dass etwa 76 bis 87 Prozent der Frauen ihres ursprünglichen Kollektivs innerhalb der ersten 5 Jahre, 11 bis 17 Prozent nach 5 bis 15 Jahren und nur 2 bis 7 Prozent nach einer Zeitspanne von über 15 Jahren zu Hormonen greifen (53). In der verblindeten WHI-Studie selbst

Wenn Frauen mit rund 50 Jahren in die Wechseljahre kommen und unter den Auswirkungen des verminderten Hormonspiegels leiden, gehen die meisten zum Arzt und sind bereit, medizinische Hilfe in Anspruch zu nehmen. Wie viel Zeit verstreicht, bis Frauen nach Eintritt der Menopause zum Arzt gehen, zeigen die Studien der WHI.

war es als beabsichtigte Besonderheit gerade umgekehrt: Nur 10 Prozent der Frauen in der Östrogengruppe hatten begonnen, die Hormone innerhalb der ersten 5 Jahre nach der Menopause einzunehmen, 32 Prozent nach 5 bis 15 Jahren und 58 Prozent nach über 15 Jahren.

Östrogengruppe. Wertet man nun die Ergebnisse – hier das Auftreten von Brustkrebs – sortiert nach einer solchen Zeitspanne aus (»Gap-time« kleiner oder größer 5 Jahre), kommen große Unterschiede heraus: Ein früher Beginn ist mit höheren Brustkrebsrisiken verbunden als ein sehr später Beginn mit den Östrogengaben (RR 1,12 (0,39 bis 3,21) versus 0,58 (0,36 bis 0,93).

▶ **Kombinierte Gruppe.** Der gleiche Einfluss der »Gap-time« wurde auch auf die WHI-Ergebnisse unter kombinierter HRT festgestellt (52). So lag das Brustkrebsrisiko nach einer Gap-time von 0 bis 5 Jahren bei RR 2,06 (1,30 bis 3,27) gegenüber 1,30 (0,57 bis 2,99) bei einer von über 5 Jahren also stets wesentlich höher als bei Nichtanwenderinnen unter Placebo (rechnerisch also rund 100 Prozent bzw. 30 Prozent höher). Auch bei einer kombinierten herkömmlichen HRT ist also der frühe postmenopausale Hormonersatz bezüglich des Brustkrebsrisikos viel riskanter als ein erst sehr später Beginn.

▶ **Allgemeingültigkeit.** Die Bedeutung der Gap-time für das Brustkrebsrisiko ist von weiteren Arbeitsgruppen bestätigt worden. Die Grenze für die Unterteilung wurde aus praktischen Gründen teils bei 3 und teils bei 5 Jahren gezogen, was keinen großen Unterschied ausmachte (7, 14, 23). Stets ist der frühe HRT-Beginn für das Brustgewebe riskanter als

---

Das Risiko, an Brustkrebs zu erkranken, wurde an verschiedenen Gruppen analysiert. Teils nahmen die Probandinnen nur Östrogen ein, teils ein Kombi-Präparat. Je nachdem lassen sich unterschiedliche Risiken ablesen. Zusätzlich gibt es allgemeingültige Erkenntnisse, die grundsätzlich gelten, die sich vor allem vom Zeitpunkt der Hormongaben ableiten.

der späte, sowohl bei alleiniger Östrogengabe als auch in Kombination mit synthetischen Gestagenen. Gerade in der »gefährlichen« frühen Zeit benötigen die klimakterischen Frauen aber eine HRT.

Konsequenzen:

▶ **Brustkrebs.** Die französische Arbeitsgruppe um die E3N-Kohorte hat das Auftreten von Brustkrebs ebenfalls nach der Gap-time (hier Beginn einer HRT mehr oder weniger als 3 Jahre) untersucht. Dabei wurde auch die Art des Gestagens mit berücksichtigt (23). Unter synthetischen Gestagenen war das relative Brustkrebsrisiko mit RR 1,54 bei frühem Beginn gegenüber RR 1,00 bei späterem Beginn und einer Hormongabe von nur höchstens 2 Jahren sehr unterschiedlich (also ca. 50 Prozent höher). Wurde dagegen das natürliche Progesteron verwendet, sahen die entsprechenden Risikozahlen mit RR 0,87 und RR 0,90 niedriger und damit günstiger aus, d. h. es ließ sich kein erhöhtes – eher sogar ein niedrigeres Risiko erkennen.

Die Art des Gestagens spielt beim Brustkrebsrisiko auch unter Beachtung der Gap-time eine entscheidende Rolle. Synthetische Gestagene sind riskant, das natürliche Progesteron zeigt keine Risikoerhöhung.

Die Datenlage diverser Studien zeigt also, dass viele der synthetischen Gestagene auch bei kurzfristiger herkömmlicher Anwendung und kurz nach der Menopause wegen des Brustkrebsrisikos bedenklich sind, was vom natürlichen Progesteron nicht gesagt werden kann. Letzteres ist nach derzeitigem Stand zu bevorzugen. Progesteron wurde in den Jahren vor der Menopause auch natürlicherweise ständig von den Eierstöcken ohne Schaden für die Frauen produziert.

▶ **Gefäßrisiken.** Die »Gap-time« spielt auch bei der Einschätzung von gefäßbedingten Risiken einer HRT eine große

Rolle. Wie weiter oben dargelegt, ist ein früher HRT-Beginn gleich nach Eintritt der Menopause mit geringeren kardio-vaskulären Risiken verbunden, als wenn erst spät in den 6oer-Lebensjahren Hormone gegeben werden (frühes window of opportunity).

▶ **Unpraktikabler Widerspruch.** Bei der traditionellen HRT wäre also aus Gründen von gefäßbezogenen Risiken ein früher und wegen Brustkrebsrisiken ein später HRT-Beginn zu raten, was ja widersprüchlich und nicht praktikabel ist. Auch diese Zusammenhänge weisen auf die sinnvolle Abhilfe hin, nämlich die herkömmliche HRT risikoarm und praktikabel zu modifizieren.

Der günstige Einfluss von Östrogen- und Progesterongaben ist unumstritten erwiesen. Diese Hormone schützen vor Osteoporose und Knochenbrüchen, vor Dickdarmkrebs, zahlreichen Wechseljahresbeschwerden sowie Problemen im Urogenitaltrakt und wirken sich zudem positiv auf Haut, Haare und das Blutgefäßsystem aus.

These 9: Eine HRT hat gesundheitlichen Nutzen und kann die Lebensspanne verlängern – trotz erhöhtem Brustkrebsrisiko bei bisheriger Methode.

Kommentar:

▶ **Vorteile für den ganzen Körper.** Hormongaben wie Östrogene und Progesteron beeinflussen fast jede Zelle des Körpers. In zahlreichen wissenschaftlichen Detailstudien wurde ihr günstiger Einfluss auf die Gesunderhaltung (Prävention) von klimakterischen und postmenopausalen Frauen gezeigt. Beispiele hierfür sind die gesicherten Schutzeffekte vor Osteoporose und Frakturen, die auch in der großen WHI-Studie belegt worden sind. Weitere Beispiele sind Schutzeffekte vor Dickdarmkrebs, Therapieeffekte bei kli-

makterischen und urogenitalen Beschwerden, günstige Auswirkungen auf Haut und Haare sowie auf das Blutgefäßsystem, wenn frühzeitig genug substituiert und das Östrogen zur Vermeidung von Nebenwirkungen vorwiegend
transdermal verabreicht wird.

Solche und weitere Aspekte der Lebensqualität unter solchen Hormonwirkungen sind auch im Teil 1 und 2 des vorliegenden Buches aufgeführt und belegt. »Gegen« natürliche
Hormone sollte man also nicht sein – sie müssen allerdings
nebenwirkungsarm angewendet werden. Das derzeitige
»wie« stellt eine wesentliche Botschaft dieses Buches dar.

▶ **Lebenserwartung/Sterberisiko.** Wie schaut es aber mit
der Lebenserwartung bzw. der Sterbewahrscheinlichkeit
unter einer HRT aus? Lässt sich dieser »harte klinische End-
punkt« von HRT-Maßnahmen auch günstig beeinflussen?

a) In Teil 2 des Buches wurde schon auf die Langfristauswertung der »Nurse's Health Study« USA, also der sogenannten amerikanischen Krankenschwesterstudie, hingewiesen (27, 28). Dort wurde unter einer herkömmlichen HRT
eine reduzierte Sterblichkeit generell durch Krebserkrankungen und andere Ursachen beobachtet. Dieser Vorteil
wäre noch günstiger ausgefallen, wenn nicht die höheren
Todesfallraten durch Brustkrebs so zu Buche geschlagen
hätten, wie die Forscher betonten. Also wiederum gilt:
Synthetische Gestagene wegen Brustkrebsrisiko meiden.

b) Nun ist kürzlich eine prospektive, randomisierte 10-Jah-
res-Studie aus Dänemark zu dieser Fragestellung veröffentlicht worden (69). Klimakterische gesunde Frauen
(N = 1006) im Alter zwischen 45 und 58 Jahren erhielten

Die Nurses' Health Study zeigt, dass sich die HRT positiv aus-wirkt, was die Sterb-lichkeit beispielsweise durch Krebserkrankun-gen betrifft. Ausnah-me: Brustkrebs. Doch wenn man die dafür verantwortlichen syn-thetischen Gestagene meidet, wird sich der positive Wert noch steigern lassen.

Eine neue Studie aus Dänemark lässt hoffen: Die Hormontherapie mit niedrig dosiertem Östrogen und ebenfalls niedrig dosiertem Gestagen erzielte durchweg positive Langzeitergebnisse, gerade auch bei jüngeren Frauen in den Wechseljahren. Doch wer erst spät mit der Therapie beginnt und bereits unter Alterskrankheiten leidet, hat nicht so gute Karten, wie andere Studien zeigen.

im Mittel schon 7 Monate (0 bis 24 Monate) nach der Menopause ihre Hormonkombination (niedrig dosiertes Östrogen und dazu ein sehr niedrig dosiertes Gestagen für monatlich nur 10 Tage) oder Placebo für eine Dauer von etwa 11 Jahren. Danach erfolgte noch eine freiwillige etwa 6-jährige Nachbeobachtungszeit.

Die HRT-Gruppe zeigte überraschend günstige Früh- und gleichermaßen Spätergebnisse: Beim Hauptauswertungspunkt »Großereignisse« (wegen der kleinen Fallzahlen Summe aus Todesfall, Herzinfarkt, Krankenhauseinweisung wegen kardiovaskulären Ereignissen) wurden 16 Frauen mit Hormonen und 33 mit Placebo registriert, auch stand den 15 Todesfällen in der Hormongruppe die größere Anzahl von 26 in der Placebogruppe gegenüber. Die Krebs- und speziell Brustkrebsraten sowie Schlaganfallraten zeigten statistisch keinen Unterschied. Diese kleine und durch niedrige Fallzahlen sehr zufallsabhängige Studie bei jungen klimakterischen Frauen eröffnet positive Ausblicke.

c) Die Langfristauswertungen der WHI-Studien betrafen dagegen ein völlig anderes Kollektiv: Ältere postmenopausale Frauen (im Mittel 65 Jahre alt), die mit einer HRT oder Placebo erst sehr spät nach der Menopause begonnen hatten und schon an vielen Alterskrankheiten erkrankt waren, waren dann nur im Mittel 6,8 Jahre lang mit Östrogenen oder 5,2 Jahre mit der Kombination Östrogen/Gestagen behandelt worden, nach Abbruch beider Studienarme wegen unerwünschter Ereignisse wurden sie dann ohne Hormone nur noch im Mittel 5 bis 6 Jahre weiterbeobachtet.

Im kombinierten Behandlungsarm waren signifikant häufiger Brustkrebs sowie vermehrt Todesfälle durch Brustkrebs oder andere Ursachen aufgetreten (14). Im Östrogenarm dagegen war die Brustkrebsrate signifikant niedriger als unter Placebo. Auch die Zahl der dadurch bedingten oder in dieser Zeit aus allgemeinen Gründen erfolgten Mortalität war reduziert (2). Allerdings traf dieser günstige Effekt nur für solche Frauen zu, die keine persönlichen oder familiären Hinweise auf Brustkrebsrisiken aufwiesen, wie die Untersucher mehrfach betonen.

Konsequenzen:

▶ **Gestagene und Mortalität.** Es ist also vor allem die synthetische Gestagenkomponente der bisherigen HRT, die für die Brustkrebshäufigkeit und die erhöhten Todesfallraten besonders bei prädisponierten Frauen verantwortlich zu machen ist. Dies zeigt der Vergleich Östrogengruppe gegenüber Kombinationsgruppe, lässt sich aber auch durch Hinweise auf eine Dosisabhängigkeit beim Gestagen bezüglich der Brustkrebsrate ableiten.

Werden Brustkrebsrisiken reduziert, z. B. durch Maßnahmen der Lebensführung sowie durch Vermeidung von zumindest höher dosierten synthetischen Gestagenen oder besser noch durch Bevorzugung des Progesterons, sind positive Auswirkungen einer HRT sogar auf die Todesfallrate im fortschreitenden Alter zu erwarten.

▶ **Östrogene** können durch ihre gesundheitlich günstigen Auswirkungen auf den gesamten Organismus auch zur Verlängerung der Lebensspanne beitragen. Dazu müssen sie

> *Synthetisches Gestagen ist verantwortlich für erhöhte Todesfallraten. Hier zählen sowohl die Art der Hormone als auch die Dosierung. Passt man die Dosierung an und meidet synthetisches Gestagen, kehrt sich das Ergebnis jedoch um.*

Neben der Dosis spielt die Art der Darreichung eine signifikante Rolle für eine positive Bilanz der Östrogengabe: sie sollte transdermal erfolgen und nicht oral.

aber so angewendet werden, dass sie nicht zusätzliche Risiken bewirken, die den günstigen Gesamtaspekt wieder abschwächen oder gar völlig zunichtemachen, wie beispielsweise tödliche Thrombosen oder Lungenembolie.

Ein wichtiger Beitrag dazu ist die Dosis und Art der Darreichung: Orale Östrogengaben erhöhen signifikant vor allem vaskuläre Erkrankungsraten und oft auch die dadurch bedingte Mortalität, was durch transdermale Darreichung weitgehend vermieden werden kann.

C) Reform der traditionellen HRT – risikoarme Anwendungen

These 10: »Die Renaissance der HRT« ist kein Ausweg aus dem Hormondilemma.

Kommentar:

▶ **Zu Unrecht in Verruf geratene HRT?** Seit einigen Monaten wird in den Medien und auf ärztlichen Kongressen über eine »Neubewertung der HRT« oder gar »Renaissance der HRT« diskutiert (19, 46, 79). Manche sind der Meinung, dass die gesundheitlich nachteiligen Ergebnisse aus großen Studien wie WHI, MWS , E3N-Kohorte und anderen mehr überbewertet wurden. Die Studien seien realitätsfern, die Vorteile würden bilanziert deren Nachteile überwiegen und durch eine strengere Indikationsstellung seien größere Risiken zu vermeiden.

Unter einer Einschränkung der Indikation versteht man vor allem, aus gefäßbedingten Gründen möglichst frühzeitig mit einer HRT zu beginnen und Ältere auszuschließen, Patientinnen mit persönlichen Risikofaktoren wie Übergewicht mit Hormonen zu verschonen, aus Angst vor Brustkrebs möglichst keine Gestagene zu verordnen und bei leichteren vaskulären Risikofällen auf transdermale Darreichung des Östrogens auszuweichen (19, 44, 80). Knapp gesagt: Die bisherige HRT sei angeblich zu Unrecht in Verruf geraten. Warum dann solche zahlreichen Einschränkungen?

▶ Die Plakatierung einer **»Renaissance«** ist zumindest aus zwei Aspekten unglücklich:

Ist die Hormontherapie zu Unrecht in Verruf geraten? Diesen Vorwurf erheben die Kritiker der neueren großen Studien. Sicherlich ist die Bezeichnung der Renaissance der HRT nicht glücklich, weil sie Glauben macht, die herkömmliche Form sei rehabilitert. Vielmehr geht es ja um die Modifikationen, die nötig sind, um die Therapie nach der berechtigten Kritik zu rechtfertigen.

Zum einen kann in der Öffentlichkeit und nicht speziali-sierten Ärzteschaft der Eindruck entstehen, dass tatsäch-lich in den Studien der letzten 10 Jahre durch ihre Hinweise auf Risiken, die mit der bisher üblichen HRT verbunden seien, übertrieben worden sei. Nun würden vielleicht neue Daten vorliegen, die zeigen, dass man eigentlich so weiter-machen kann wie früher (Renaissance). Dem ist aber abso-lut nicht so. Solche Vermutungen und Folgerungen sind nicht begründet und sogar fatal.

Dass man nicht so weitermachen kann wie bisher, ist klar. Insofern gibt es keine Renaissance. Da die Risiken und die Bedin-gungen, die zu diesen Risiken führen, jetzt jedoch genauer erfasst sind, können gefähr-liche Methoden aus-geschlossen und der positive Nutzen ausgeschöpft werden.

Zum anderen werden so viele Ausnahmeregeln und Prä-dispositionen vorgeschlagen, bei denen eine herkömmliche HRT nicht anzuwenden sei, dass kaum noch Frauen für eine Hormonsubstitution in Betracht kämen. Denn wer ist in den 50er-Lebensjahren nicht etwas übergewichtig, bewegungs-arm, stressbelastet, trinkt Alkohol und raucht vielleicht noch, hat etwas labilen oder höheren Blutdruck, familiäre Risiken bezüglich Brustkrebs, Blutfetterhöhung oder Gerin-nungsstörungen und manches mehr?

Konsequenzen:

▶ **Die Studienlage zur *traditionellen* HRT ist weiterhin ein-deutig:**

Orale Östrogengaben sind – vorwiegend bedingt durch die Leberpassage – mit erhöhten kardiovaskulären Risiken in-klusive Schlaganfall sowie zahlreichen nachteiligen Auswir-kungen auf die Leber (und manchem mehr) verbunden, auch bei Frauen in den frühen Wechseljahren, im Prinzip auch bei niedrigeren Dosierungen. Bei späterem Beginn oder bei risikobehafteten Prädispositionen sind solche Risiken noch viel zahlreicher anzutreffen. Nicht die Fortführung dieser risikobehafteten Anwendung oder das Weglassen jeglicher Hormongaben, sondern der Wechsel auf eine risikoarme niedrige Östrogendosierung ist erforderlich, was am besten durch eine transdermale Methode zu erreichen ist. Den gesundheitlichen Vorteil von risikoarmen Östrogenanwendungen sollte man zur Therapie und Prävention nutzen.

Viele der **synthetischen Gestagene** sind mit erhöhtem Brustkrebsrisiko (und manchem mehr) verbunden, erst recht bei Frauen mit Beginn in den frühen, aber auch bei solchen in den späten Wechseljahren. Nicht die Fortführung dieser bisherigen Anwendungen, sondern der Wechsel auf risikoarme Alternativen ist angezeigt, z. B. die Bevorzugung des Progesterons und vielleicht Dydrogesterons, zumindest aber eine drastisch reduzierte Gesamtbelastung (Dosis und Dauer) mit den risikobehafteten Gestagenen.

Die traditionelle HRT ist also nicht zu Unrecht in Verruf geraten. Im Gegenteil, die mit ihr durchgeführten Studien haben auf nennenswerte Schwächen vieler der bisherigen Anwendungsarten aufmerksam gemacht. Sie haben dadurch eine risikoarme Weiterentwicklung, d. h. Reform der HRT, konsequenterweise angestoßen.

▶ **Risikoarme Reformen der Anwendungsmodalitäten angezeigt.** Östrogene und Progesteron haben – in physiologischer und damit nebenwirkungsarmer Anwendung – viele gesundheitliche Vorteile, die bei Frauen mit Hormonmangel durch eine Substitution wieder genutzt werden können. Dazu sind aber risikoarme Anwendungsmodalitäten erforderlich, nicht die Fortsetzung von bisherigen riskanteren Vorgehensweisen.

Inzwischen sind die Schwächen der traditionellen HRT aufgedeckt worden und die Medikation wurde im Sinn einer Substitution überarbeitet, sodass nun der positive Nutzen sichergestellt werden kann, wenn alle Faktoren berücksichtigt werden.

These 11: Die Weiterentwicklung zur »risiko-armen (physiologischen) HRT«, also zur bioidentischen Vorgehensweise, ist ein sinnvoller Weg.

Kommentar:

Die bisher übliche, herkömmliche bzw. traditionelle HRT ist risikobehaftet, valide belegt durch viele Studien. Ursachen hierfür lassen sich vor allem zwei Bereichen zuordnen und ursachenbezogen beeinflussen (siehe Tab. 11):

▶ **Persönliche Risikofaktoren.** Es können Gründe in der Person der Anwenderin liegen, die größere gesundheitliche Risiken mit sich bringen, meist sogar unabhängig davon, ob Hormone angewendet werden oder nicht. Dazu gehören die schon oft aufgezählten Aspekte aus dem Bereich der Lebensführung sowie den angeborenen Besonderheiten, die beispielsweise in genetischen Abweichungen mit ungünstigem Risikoprofil für Erkrankungen zu finden sein können.

Hier sind ärztliche Beratungen zur Therapie und Prävention sowie gesellschaftliche Aufklärung über mögliche Folgen von ungesunden Zuständen angezeigt und hilfreich. Dazu wird auch schon einiges getan, beispielsweise lassen sich die europaweite Ächtung des Nikotinmissbrauchs oder die Kampagnen zu regelmäßigen moderaten körperlichen Aktivitäten oder manche Vorsorgeprogramme der Ärzteschaft anführen. Dazu sind auch Hinweise in Ratgebern zur Patienteninformation enthalten (45, 62).

▶ **Methodische Risikofaktoren.** Andere Gründe für gesundheitliche Risiken einer HRT können in der Art der Hormon-

Die persönlichen Risikofaktoren müssen in einem ausführlichen Gespräch und ggf. durch Labor und Medizintechnik erfasst und besprochen werden. Sowohl das Einzelgespräch als auch eine breite gesellschaftliche Aufklärung tragen dazu bei, diese Risiken zu reduzieren.

anwendung zu finden sein, also welche Anwendung vom Arzt verordnet wird.

Sie sind durch Modifizierungen vermeidbar, zumindest weitgehend.

a) **Substanzen:** Hierbei spielen zum einen die hormonellen Substanzen eine wichtige Rolle.

Körperidentische, d. h. physiologische Hormone haben sich über lange Epochen als fein abgestimmtes Regelwerk im Organismus entwickelt. Sie sind daher weitgehend nebenwirkungsfrei. Nachteilige Abweichungen in der Biochemie einzelner Individuen werden oft ausselektiert, d. h. solche Varianten sind dann im Verlauf der Geschichte ausgestorben. Frauen, die beispielsweise unter Progesteron Brustkrebs entwickeln, haben sich in der Evolution nicht durchsetzen können, von denen stammen die heutigen Frauen nicht ab.

Die Wahl der Substanzen spielt bei den methodischen Risikofaktoren eine große Rolle. Die Einnahme körperidentischer Hormone ist fast nebenwirkungsfrei und sollte demnach bevorzugt verordnet werden. Die synthetischen Varianten sollten nur in Ausnahmefällen oder zur Behandlung spezieller Erkrankungen zum Einsatz kommen.

Zur Substitution sind demnach natürliche Östrogene (17β-Estradiol) und das physiologische Progesteron am besten geeignet. Sie haben das volle natürliche Wirkprofil im gesamten Organismus. Andere »synthetische« Derivate bleiben bestimmten Indikationen vorbehalten, wo sie als Medikament bei Erkrankungen oder zur Kontrazeption hilfreich sein können. Dafür müssen aber gewisse Nebenwirkungen und Risiken in Kauf genommen werden.

b) **Darreichung:** Ferner hat man gelernt, dass auch die Art der Darreichung eines Hormons zu berücksichtigen ist.

Es macht oft gewaltige Unterschiede aus, ob ein Hormon oral als Tablette/Kapsel, transdermal als Creme/

Gel/Pflaster, intramuskulär oder vaginal bzw. rektal oder schließlich über die Schleimhäute von Mund oder Nase dem Körper zugeführt wird. Mit solchen unterschiedlichen Anwendungen sind andere Dosierungen, andere Ab- und Umbauprodukte der Hormone und ihrer Metabolite sowie unterschiedliche Organbelastungen bzw. Zielorte ihrer Wirkungen verbunden.

Die Art und Weise, wie ein Hormon dem Körper zugeführt wird, kann dessen Nutzeffekte und Nebenwirkungen stark beeinflussen. Jedes Hormon muss hierbei unter Beachtung des Behandlungsziels gesondert bewertet werden.

Die Konsequenz ist, dass bei derselben hormonellen Substanz allein durch verschiedene Darreichungen sehr unterschiedliche Wirkungen, Nebenwirkungen und Risiken auftreten können. Das hatte man früher wenig realisiert und manche tun das auch heute noch nicht. Folglich ist für jedes einzelne Hormon und jede Indikation (Behandlungsgrund) die jeweils geeignete Darreichungsform auszuwählen.

c) **Dosierung:** Neben der Auswahl eines körperidentischen Hormons sowie der jeweils am besten geeigneten Darreichung ist selbstverständlich auch die Dosierung und Häufigkeit bzw. Dauer der Anwendung zu berücksichtigen.

Hier kann für Östrogene als Richtschnur dienen, dass die niedrig-natürlichen Hormonspiegel im Blut der geschlechtsreifen Frau zu Zyklusbeginn (d. h. um die Menstruationsblutung herum) für die Gesundheit sicherlich ausreichend, d. h. effektiv sind. Zahlreiche Studien zeigen, dass oft selbst mit »ultraniedrigen« Östrogendosen noch günstige Organeffekte am Knochen zu belegen sind. Die später im Zyklus bis zum Eisprung anzutreffenden hohen Konzentrationen wären eher im

Rahmen der Fortpflanzung als erforderlich anzusehen, nicht aber zur Therapie und Prävention im Alter.

Beim Progesteron wird man der Datenlage nach – speziell bei mindestens 20-tägiger Anwendung im Monat bzw. bei kontinuierlicher Gabe – mit Tagesdosen von 100 Milligramm oral auskommen, womit systemische Wirkungen sowie Schutz des Endometriums (Uterus) ermöglicht werden. Damit werden für einige Stunden etwa ein Drittel der Blutspiegel erreicht, die Frauen nach einem Eisprung üblicherweise ganztägig aufweisen. Wegen der gewünschten Auswirkungen nicht nur auf den Uterus, sondern im gesamten Organismus sind Progesterongaben im Prinzip kontinuierlich und nicht nur kurzfristig wie alle 3 Monate begründet anzuwenden.

Die genaue Analyse der Dosierung zeigt, mit wie niedrigen Hormongaben der Organismus außerhalb von Schwangerschaften optimal versorgt ist. Hier wird eine Annäherung bzw. Wiederherstellung der natürlichen physiologischen Verhältnisse angestrebt.

Konsequenzen:

– Um methodische Risiken einer HRT möglichst klein zu halten oder gar auszuschalten, hat sich eine bioidentische bzw. körperidentische Vorgehensweise in den Wechseljahren weiterentwickelt und bewährt (30, 31, 36, 51, 58, 59, 61).

Mit diesen Formulierungen werden solche hormonellen Maßnahmen erfasst, die zur Wiederherstellung natürlicher (physiologischer) Verhältnisse im Organismus am ehesten als geeignet erscheinen.

Hierunter sind keine nennenswerten Nebenwirkungen zu erwarten.

a) **Östrogen.** Die Studienlage zeigt, dass beim Östrogenersatz risikoarm vorgegangen werden kann, wenn das natürliche Östradiol in transdermaler Darreichung und

Progesteron steht in verschiedenen Dosierungen zur Verfügung und hat je nach Dosierung und Darreichungsform unterschiedliche Wirkungen. Beides ist bei der Verschreibung zu berücksichtigen, damit das Hormon optimal dort eingesetzt wird, wo es wirken soll.

niedrig dosiert gleich mit Beginn der Wechseljahre eingesetzt wird. Der Beginn äußert sich meist durch diverse klimakterische Ausfallssymptome (z. B. Hitzewallungen). Wer diese Sensibilität nicht vorweist, kann durch eine Blutprobe den Östrogenabfall bzw. Mangel feststellen lassen. Eine niedrige effektive Dosierung ist dadurch zu belegen, dass entweder die klimakterischen Beschwerden beseitigt sind oder die Blutkontrolle unter Substitution einen passenden Blutspiegel belegt.

b) **Progesteron:** Dieses steht schon lange als rezeptpflichtiges Präparat zur Verfügung, derzeit entweder in Kapseln zu 100 oder 200 Milligramm. In Einzelfällen kann seitens der Apotheke auch eine niedrigere oder höhere Dosierung individuell pharmazeutisch abgefüllt werden. Diese Dosierungen sind zur HRT meist passend, sie werden am besten abends vor dem Schlafen angewendet.

Die Darreichung kann in vielen Varianten erfolgen, die aber jede für sich spezielle Effekte bewirkt. In der Reproduktionsmedizin wird Progesteron besser vaginal gegeben, weil es sich dadurch besonders intensiv im Endometrium anreichert und hierdurch eine Schwangerschaft unterstützt. In der kosmetischen Anwendung wird es gerne als Hautcreme dargereicht. Zur HRT ist die orale Anwendung am besten geeignet. Dadurch sind die zusätzlichen erwünschten Wirkungen auf Psyche und Nervenregeneration besonders gut ausgeprägt, dennoch ist ein ausreichender Uterusschutz belegt. Für das Brustgewebe sind keine nachteiligen Daten erhoben worden, wie weiter oben ausgeführt wurde, was aber durch weitere Studien bestätigt werden muss. Auch eine labile Hypertonie und stressbedingte Schlafstörungen lassen sich hierdurch günstig beeinflussen (13, 56, 59, 60).

c) **Spezialfall Perimenopause.** Die genannten Modifikationen sind unter dem Aspekt einer Substitution in der Postmenopause erörtert worden. In der Perimenopause ergeben sich gewisse Abweichungen, die im ersten Teil des Buches dargestellt wurden. So können Östrogengaben zeitweise entfallen, wenn die Eierstöcke anfangs mal wieder oder noch ausreichende Mengen produzieren. Meist muss mit der Gabe von Progesteron begonnen werden, da dieses zeitlich vor dem Östrogen defizitär wird, was dann gesundheitliche Risiken wie Wucherungen im Uterus zur Folge haben kann.

– **Reformen effektiv und praktikabel**. Eine solche Vorgehensweise stellt eine Reform bzw. Modifikation der bisherigen HRT dar.

Sie führt nicht einfach die risikobehaftete herkömmliche HRT in eingeschränkter Indikation durch, d. h. bei nur noch wenigen ausgewählten Patientinnen (46).

Im Gegenteil: Die wissenschaftlich erkannten Nachteile der bisherigen Anwendungsmethode mit ihren diversen gesundheitlichen Risiken werden korrigiert und die HRT dem Erkenntnisstand der letzten 10 Jahre angepasst. Dies betrifft vor allem die Verwendung der human-natürlichen Sexualhormone Östrogen und Progesteron, dazu die geeignete Darreichung und Dosierung zur Erzielung effektiver, d. h. niedrig-normaler Blut- und Organspiegel. Stu-

> *Die Hormongaben müssen genau auf die körpereigene Produktion abgestimmt werden. Fangen die Eierstöcke in der Perimenopause an, zeitweilig wieder selbst Östrogen zu produzieren, muss man mit der Medikation aussetzen. Progesteron hingegen wird man meist vorzeitiger geben müssen, da dessen Bereitstellung schon früher eingestellt wird.*

Modifikationen der HRT sind in jedem Fall notwendig. Alles andere wird den komplexen Wirkmechanismen des Hormonhaushalts und der künstlich zugesetzten Hormone nicht gerecht, abgesehen davon, dass bei der großen Anzahl und Variationsbreite der Risikofaktoren kaum noch die althergebrachte Vorgehensweise zu empfehlen ist.

diendaten belegen die Risikoarmut der modifizierten Vorgehensweise (25, 31, 42, 43, 71).

Während Befürworter der traditionellen HRT-Methode das einräumen, möchten sie dennoch die Modifikationen nur bei besonderen Risikogruppen von Patientinnen empfehlen. Dies ist halbherzig und übersieht die unterschiedlichen Wirkprofile beider Vorgehensweisen, wie im nächsten Komplex erörtert wird.

Auch wäre eine solche Selektion kaum praktikabel. Denn welcher Arzt kann all die möglichen persönlichen Zusatzrisiken einer Frau so einfach erkennen, angefangen von »alterstypischen« Veränderungen bei Gewicht, Lebensführung und Organen bis hin zu biochemischen und genetischen Risikofaktoren? Eine risikobehaftete Methode bei vorhandenen besseren Alternativen dennoch zu bevorzugen und dann einfach auf einen guten Ausgang zu hoffen, gleicht in gewissem Sinn einem Vabanquespiel. Man sollte da nicht mitmachen.

Tab. 11: Wesentliche Reformschritte zur risikoarmen HRT in den Wechseljahren

Wege zur risikoarmen Anwendung einer HRT in der Peri- und Postmenopause

Persönliche Sphäre • Prädispositionen korrigieren

Individuelle Vorsorgeprogramme (personalisierte Medizin)

a) Belastungen aus Lebensführung reduzieren
 – Ernährung, Gewicht, Bewegung, Noxen
b) Belastungen durch angeborene Besonderheiten behandeln
 – Fettstoffwechsel-, Blutgerinnungsstörungen
 – Diabetogene, karzinomatöse Belastungen u.a.

Ärztliche Sphäre • Methodische Risiken minimieren

1. Körperidentischer Hormonersatz (physiologische Substitution)
a) Hormonsubstanz
 – körperidentische (physiologische) Hormone wie Östradiol und Progesteron bevorzugen
b) Art der Darreichung
 – für jedes Hormon und Behandlungsgrund festzulegen:
 Östrogene zur HRT —→ „transdermal" (Gel, Pflaster, Creme)
 Progesteron zur HRT —→ „oral" mikronisiert (Kapsel)
c) Dosis und Anwendungshäufigkeit
 – Östrogen in niedrigster effektiver Dosis, meist täglich
 – Progesteron mikronisiert 100-200 mg täglich, anfangs 24-tägig mit 4 Tagen Pause, dann kontinuierlich

2. Risikoreduktion der traditionellen HRT (Pharmatherapie)
 In Sonderfällen, z.B. ohne persönliche Risikofaktoren und Verzicht auf systemische Progesteroneffekte akzeptiert
a) Orale Östrogendosis
 in minimal-effektiver Menge, frühzeitiger HRT-Beginn nach der Menopause
b) Synthetisches Gestagen
 in minimal-effektiver Dosis, transdermal möglich; kurzzeitig, z.B. monatlich für 10 Tage

Werden die verschiedenen persönlichen Parameter, die sich im Laufe der Studien als relevant erwiesen haben, berücksichtigt und die Anwendung prinzipiell an die Vorgaben einer Substitution angepasst, so kann das Risiko einer Hormontherapie weitestgehend reduziert werden. In der Tabelle sind die Hauptpunkte auf einen Blick erkennbar.

These 12: Pharmakologische (nicht bioidentische) Modifikationen der traditionellen HRT sind möglich, haben aber Ihre Nachteile.

Kommentar:

▶ Die bekannten Nachteile einer oralen Östrogengabe und die Kombination mit synthetischen Gestagenen kommen besonders deutlich zum Ausdruck, wenn noch zusätzlich persönliche Risiken seitens der Anwenderin vorliegen. In diesem Fall potenzieren sich die Risikowahrscheinlichkeiten. In der Biologie sind häufig nicht nur Entweder-oder-Effekte vorhanden, sondern Prozesse können sich graduell oder exponentiell abschwächen bzw. verstärken.

Niedrige Dosierungen und kurzzeitige, d. h. vorübergehende Anwendungen erleichtern risikoarme Wirkungsprofile. Wie auch in anderen Dingen gilt hier ganz offensichtlich: Weniger ist mehr.

Dies mag auch für den Einfluss der methodisch nachteiligen Aspekte gelten (siehe Tab. 11, unten). Wenn die »gefährlicheren« synthetischen Gestagene nur sehr kurzfristig und nur sehr niedrig dosiert angewendet werden, könnten deren bekannte Risiken schwächer ausgeprägt sein. Dies lässt sich bereits aus einigen Studienbeobachtungen vermuten, wie weiter oben zitiert wurde. Abgesicherte Daten fehlen aber noch. Alternativ könnten aus synthetischen Varianten hormonähnliche Substanzen ausgewählt werden, die andere Nebenwirkungs- und Wirkungsprofile haben.

Ähnliches gilt für die orale Östrogengabe. Noch niedrigere Dosierungen als bisher üblich werden sicherlich auch geringere nachteilige Leber- und Gefäßeffekte und damit auch geringere Risiken zur Folge haben. Ihre erwünschten positiven Effekte müssen aber gewährleistet bleiben (Effektivität). Ebenso wären andere Wirkprofile dadurch zu erreichen,

dass spezielle östrogenähnliche Derivate (beispielsweise sogenannte selektive Östrogenrezeptor-Modulatoren) eingesetzt und/oder weiterentwickelt werden. Man sollte den
zukünftigen wissenschaftlichen Erkenntnissen und Fort-
schritten offen gegenüberstehen.

Konsequenzen:

▶ Es gibt also mehrere Möglichkeiten, die herkömmliche
HRT risikoarm zu modifizieren bzw. zu reformieren. Eine
davon ist die Konzentration auf eine bioidentische oder
auch physiologische Vorgehensweise, d. h. auf eine echte
Substitution. Deren Ziel ist die möglichst weitgehende
Wiederherstellung natürlicher bzw. physiologischer Verhältnisse, wie sie etwa in den vielen Jahren vor der Menopause bestanden und sich bewährt haben.

▶ Eine andere Möglichkeit ist darin zu sehen, die bisherige
»pharmakologische« Vorgehensweise (**Pharmatherapie**) in
ihren nachteiligen Auswirkungen abzuschwächen. Mittel
hierzu könnten noch niedrigere Dosierungen und kürzere
Anwendungszeiten sein, womit unerwünschte Organbelastungen vermindert werden. Oder man wählt andere synthetische Substanzen beim Östrogen und Gestagen, von denen
ein niedrigeres Risikoprofil vermutet wird. Dies sind typische Vorgehensweisen, wie man sie auch von der Weiterentwicklung anderer Medikamente her kennt.

▶ Zwischen einer Substitution und einer Pharmatherapie
bestehen aber **gravierende Unterschiede**.

Im Fall einer **Substitution** wird ein Milieu eingestellt,
das sich evolutionär entwickelt und bei der betroffen

> *Wenn mit der Substitu-*
> *tion körpereigener*
> *Hormone die Wieder-*
> *herstellung natürlicher*
> *Verhältnisse im Hor-*
> *monhaushalt erzielt*
> *wird, zeigt sich der*
> *volle positive Nutzen*
> *der Hormonersatzthe-*
> *rapie. Und schon mit*
> *der viel diskutierten*
> *Be- und Einschränkung*
> *lassen sich uner-*
> *wünschte Belastungen*
> *und Nebenwirkungen*
> *so weit minimieren,*
> *dass auc hdie Pharma-*
> *therapie verträglicher*
> *wird.*

Frau selbst in den vorangegangenen Jahrzehnten bewährt hat. Auch wenn noch nicht alle biochemischen Prozesse und Interaktionen der Hormone bekannt sind, handelt es sich aber doch offensichtlich um ein sehr ausgeklügeltes und ausbalanciertes System. Hier will man nicht ohne Not manipulativ eingreifen. Die Folgen könnten statt besser auch schlechter sein. Durch eine Substitution möchte man das komplette austarierte biologische Wirkprofil der Hormone für den ganzen Organismus wieder nutzbar machen.

Die Substitution ist die behutsamste und ideale Variante eines gewünschten Hormonausgleichs und wird für viele Frauen als sinnvoll erachtet. Die Pharmatherapie hingegen erfasst nur Teilaspekte, greift wesentlich stärker in den natürlichen Hormonhaushalt ein und zieht anfangs oft unerwartete und unerkannte Auswirkungen nach sich, wie es von der herkömmlichen HRT bekannt ist.

Anders ist es bei einer **Pharmatherapie**. Bereits eine ungeeignete Darreichung ist auch bei reduzierter Dosis weiterhin belastend bzw. nicht optimal. Ferner haben Hormonderivate üblicherweise nicht das gleiche Wirkprofil wie das Originalhormon. Sie repräsentieren zum einen nur Teilaspekte des natürlichen Hormons und zum anderen noch zusätzlich fremde Wirkungen. Dies mag bei bestimmten Krankheiten als gezielte Therapie nützlich sein, weshalb Pharmaka ihre hohe Bedeutung bei der Therapie von Krankheiten haben. Beim Wunsch auf Ausgleich eines Mangels wie in und nach den Wechseljahren hieße das, sich ziemlich willkürlich auf einige der natürlichen und unnatürlichen Teilwirkungen einzulassen. Anfangs werden die möglichen nachteiligen Auswirkungen oder fehlenden Nutzeffekte auf einzelne Endpunkte und das balancierte Gesamtsystem oft nicht erkannt, offenbaren sich aber meist bei längerer und verbreiteter Anwendung bzw. durch größere Beobachtungsstudien. Auf solchen Wegen kamen auch bei der traditionellen HRT die Nachteile ans Tageslicht.

▶ **Resümee** (siehe Tab. 11): Für die überwiegende Mehrzahl der Frauen nach der Menopause erscheint es sinnvoll, durch einen natürlichen, d. h. körperidentischen Hormonersatz wieder physiologische Verhältnisse anzustreben, wie sie ähnlich vor den Wechseljahren bestanden.

Eine Pharmatherapie bleibt dann den Einzelfällen vorbehalten, die wegen spezieller Erkrankungen oder Besonderheiten eine medikamentöse Behandlung benötigen oder vorziehen.

These 13: Ob Frauen ihren Uterus noch haben oder nicht, spielt bei der HRT letztlich keine Rolle.

Kommentar:

▶ **Uterusschutz**. Viele Ärzte beraten klimakterische Frauen bei der Frage eines Hormonersatzes mit Blick auf die Gebärmutter. Ist diese (üblicherweise) noch vorhanden, sollten ggf. zusätzlich zum Östrogen auch Gestagene angewendet werden, um einer überschießenden Wucherung oder gar karzinomatösen Entartung der Gebärmutterschleimhaut vorzubeugen. Diese Schutzwirkungen des Progesterons und vieler synthetischer Gestagene am Uterus sind heute wissenschaftlich etabliert und allgemein bekannt (78).

▶ **Systemische Wirkungen**. Hat eine Frau keinen Uterus mehr, dann wird ihr meist die alleinige Anwendung des Östrogens ohne Gestagen geraten. Da Gestagene ja nur dem Schutz der Gebärmutter dienen, könnten sie nun entfallen – so wird argumentiert. Das ist falsch.

Ob einer Frau der Uterus entfernt worden ist oder nicht, spielt bei der Abstimmung der Hormongabe keine Rolle mehr. Denn Östrogene und Progesteron wirken ja nicht nur auf den Uterus, sie sind vielmehr durch ihre vielfältigen Einflüsse auf fast alle Gewebe des Körpers, von der Brust über die Knochen bis zum Gehirn, als besonders nützlich für die Gesundheit der Frau erkannt worden.

Zum einen wird übersehen, dass das natürliche Progesteron ebenso wie Östrogene fast alle Gewebe des Organismus inklusive neuronaler und psychischer Funktionen sowie speziell das Brustgewebe günstig beeinflusst (29, 35, 70, 60). Solche »systemischen« Wirkungen sind unabhängig davon, ob noch ein Uterus vorhanden ist oder nicht. Auch die schützenden Wirkungen auf das Brustgewebe, die jede gesunde Frau in den vielen Jahren ihrer Geschlechtsreife beobachten und »erleben« konnte, sind nicht von einer Gebärmutter abhängig. Wer demnach mit Beginn der Wechseljahre kein Progesteron mehr produziert oder substituiert, wird die vielen gesundheitlichen Vorteile dieses Hormones nicht mehr nutzen können.

Immer wieder sind es die Gestagene, die für die Nebenwirkungen inklusive Thrombosen und Schlaganfall verantwortlich sind. Wichtig ist es in jedem Fall, auch den Progesteronspiegel zu beachten und dieses Hormon zu ersetzen, um von seinen zahlreichen gesundheitlichen Vorteilen zu profitieren.

Gestagene mit gravierenden Unterschieden. Zum anderen werden die gravierenden Unterschiede zwischen dem natürlichen Progesteron und den »synthetischen« Gestagenen nicht bedacht. Letztere sind körperfremd und damit als pharmakologische Medikamente anzusehen. Sie sind vorwiegend dazu entwickelt worden, die Gebärmutter vor nachteiligen Östrogenwirkungen zu schützen, was sie auch erfolgreich tun. Zusätzlich unterdrücken sie bei ausreichender Dosierung den Eisprung, sodass sie mit dieser Kombination auch zur Kontrazeption gut geeignet sind.

Neben solchen generellen Vorteilen sind aber auch eine Reihe von Nebenwirkungen und gesundheitlichen Risiken (inklusive Thrombosen und Schlaganfall) bei vielen dieser Gestagene bekannt, zahlreiche davon werden üblicherweise in den Beipackzetteln der Präparate aufgeführt. Ferner fehlen ihnen – je nach Art des Gestagens – auch manche der gesundheitlich positiven Eigenschaften des natürlichen Progesterons, dafür können sie teilweise noch andere Eigenschaften haben.

Und das ist nun der entscheidende Punkt: Die kritische Nutzen-Risiko-Analyse lässt synthetische Gestagene nur bei wichtigen Gründen wie Gebärmutterschutz, uterinen Blutungen, Eierstockzysten oder Kontrazeption als gerechtfertigt erscheinen, was bei nicht vorhandenem Uterus in der Postmenopause nicht mehr gegeben ist. Mit anderen Worten: Die etwas riskanten Gestagene sollen – wegen ihrer potenziellen Nebenwirkungen – nur aus wichtigen krankheitsrelevanten Gründen angewendet werden. Das trifft für das natürliche Progesteron nicht zu – hier überwiegen fast ausschließlich die vorteilhaften Aspekte.

Konsequenzen:

▶ **Klimakterium als Indikation zur körperidentischen HRT.** Mit Beginn der Wechseljahre schwächt sich die Produktion der Östrogene und des Progesterons seitens der Ovarien ab und fällt schließlich ganz aus. Neben akuten Symptomen wie Hitzewallungen, Schlafstörungen und Gereiztheit sind bei längerem Hormonmangel auch vermehrt nachteilige organische Folgen zu erwarten. Hieraus leiten sich die Gründe für eine Hormonersatztherapie (HRT) ab.

▶ **... unabhängig von einem Uterus.** Bei Mangelzuständen sind konsequenterweise beide Hormone auszugleichen, Östrogen und Progesteron. Dies entspricht einer physiologischen HRT. Beide wirken nicht nur auf den Uterus, sondern, wie oben und in mehreren Kapiteln des vorliegenden Bu-

Die bisherige Nutzen-Risiko-Analyse der HRT lässt synthetische Gestagene nur zum Schutz des Uterus zu, wobei das erhöhte Brustkrebsrisiko in Kauf genommen wird. Das trifft auf Progesteron aber nicht zu. Es kann daher zum Vorteil des ganzen Körpers – mit als auch ohne Uterus – eingesetzt werden.

ches erläutert, auf den gesamten Organismus, auch auf das Gehirn und auf die Psyche. Gerade die psychischen Effekte des Progesterons werden meist schon durch wenige Anwendungen bemerkbar, man braucht also nicht nur auf eventuelle späte Vorteile zu verweisen. Somit erscheint es bei einem bioidentischen Hormonersatz nebensächlich, ob eine Frau nun noch die Gebärmutter hat oder nicht.

Körperfremde Hormone haben meist nur Teilwirkungen und vermehrt Nebenwirkungen. Zur Substitution sind sie daher wenig geeignet. Ihre Domäne ist der Einsatz als Medikament bei speziellen Erkrankungen.

▶ **Vorsicht bei körperfremden Hormonen.** Dagegen haben synthetische Östrogene und synthetische Gestagene nicht die gleichen von der Natur etablierten Wirkprofile wie die natürlichen Substanzen, auch haben sie meist spezielle Nebenwirkungen. Gerade durch die vielen Studien mit der traditionellen HRT wurde der Zusammenhang zwischen unphysiologischen Organbelastungen (durch körperfremde Substanzen und nicht optimale Darreichung) und Risiken bzw. Nebenwirkungen auch einer breiten Öffentlichkeit gegenüber zu Recht aufgedeckt. Synthetische Hormone in der herkömmlichen Art und Weise sind zur generellen HRT nicht geeignet, weder bei Frauen mit noch ohne Uterus. Sie bleiben der medikamentösen Behandlung spezieller Erkrankungen oder Besonderheiten vorbehalten.

These 14: Die Verordnung einer risikobehafteten HRT als »Pille« vor den Wechseljahren stellt ein Experiment dar.

Kommentar:

▶ **Präemenopause, Perimenopause.** Frauen in den 40-er-Lebensjahren klagen oft über präklimakterische Zyklustörungen (siehe Teil 1 des Buches). Sie wünschen dann meist eine Zyklusregulation und weiterhin kontrazeptiven Schutz.

Zyklus, Kontrazeption. Es mag da naheliegen, eine der modernen und niedrig dosierten »Antibabypillen« zu verordnen. Frauenärzte verschreiben diese aber nicht gerne wegen höherer Nebenwirkungsrisiken in solchen Altersgruppen. Einer der medizinischen Gründe liegt im Östrogengehalt solcher »Pillen«, der ein synthetisches und hochpotentes Östrogenderivat darstellt (üblicherweise Ethinylestradiol, EE). Es stimuliert viele Prozesse in der Leber, inklusive mancher nachteiliger Wirkungen auf Gerinnungsfaktoren und Gefäßendothelien. Die Folgen können vermehrtes Auftreten von Thrombosen, Lungenembolie und Schlaganfall sein.

Daher kam man auf die Idee, das synthetische Ethinyl-Estradiol nun durch das natürliche, also physiologische Östradiol (17ß-Estradiol) zu ersetzen. Wie die Leser des Buches von der traditionellen HRT wissen, wird dieses Östrogen bei oraler Aufnahme zunächst auch über die Leber transportiert und stimuliert dort manche Prozesse, aber etwas geringer als das hochpotente synthetische Derivat der üblichen »Pille«. Das mag eine gewisse Risikoabnahme bezüglich Thromboembolien bewirken.

Nun ist in solchen neuen Präparaten mit dem natürlichen Östradiol aber auch ein synthetisches Gestagen enthalten, was zur Kontrazeption und Zyklusregulation erforderlich ist. Mit solchen Kombinationen hat man nun praktisch die gleiche Zusammensetzung wie bei der herkömmlichen kombinierten HRT. Diese ist risikobehaftet, aber nicht nur bezüglich Thromboembolien, sondern auch

Bekanntermaßen hat die oft verschriebene Antibabypille ihre Nebenwirkungen, vor allem bei Frauen im fortgeschrittenen Alter. 17ß-Estradiol wird als natürliche Alternative gehandelt. Da Produkte jedoch oft neben dieser Form des Östradiols weitere synthetische Hormone enthalten, sind auch diese mit Vorsicht wegen möglicher Brustrisiken zu genießen.

gegenüber Brustkrebs. Diese mögliche Konsequenz wird bisher kaum thematisiert.

Konsequenzen:

– Thrombose- und Brustkrebsaspekte. Die seit Jahrzehnten üblicherweise eingesetzten hormonellen oralen Kontrazeptiva (»Antibabypille«) haben in der Kombination »synthetisches Östrogen« und »synthetisches Gestagen« zwar ein minimal leicht erhöhtes Thrombose-, aber offensichtlich und zum Glück kein signifikant erhöhtes Brustkrebsrisiko. Letzteres ist eigentlich nicht selbstverständlich.

Versuchskaninchen? Als mögliche Erklärungen werden die etwas günstigeren Reparaturmechanismen bei den meist jüngeren Frauen herangezogen, aber auch die speziellen Wirkungen des synthetischen Östrogens. Wegen seiner hohen Potenz werden nur ganz geringe absolute Dosierungen verwendet (20 bis 40 Mikrogramm versus 1000 bis 2000 Mikrogramm), auch hat es gegenüber dem natürlichen Östrogen eine andere Pharmakokinetik und etwas andere biologische Wirkungen an den Brustdrüsenzellen. Man sollte somit sehr zurückhaltend sein, hieran etwas ohne ausreichende Vorprüfungen zu ändern.

Und genau da liegt das Problem: Es sind keine Studiendaten bekannt, mit denen die Brustkrebssicherheit dieser neuen Präparate geprüft und belegt worden ist. Werden die Frauen mit den neuen Anwendungen nun unaufgeklärt als Versuchskaninchen benutzt?

– Vergleich mit herkömmlicher HRT. Andererseits hat man ja viele Daten mit solchen Zusammensetzungen (!) im Rah-

> *Nachdem man die Risiken der bisherigen Hormonkombination »orales Östrogen, synthetisches Gestagen« zur HRT kennt, werden flugs solche Kombinationen für etwas jüngere Frauen zur Kontrazeption eingeführt. Wirken hier solche Präparate am Brustgewebe anders? Das ist möglich, aber nicht gewiss – Studien dazu fehlen jedenfalls.*

men der bisherigen, also der herkömmlichen HRT. Und hier ist vielfältig belegt, dass unter den bisherigen Vorgehensweisen (Substanzen, Dosierungen, Darreichung, Altersgruppen) innerhalb weniger Jahre deutlich vermehrt Brustkrebsfälle zu registrieren sind. Das muss bei der neuen Zielgruppe von Frauen (im Durchschnitt vielleicht 10 Jahre jünger als bei der HRT) mit den neuen Präparaten nicht zwingend auch so sein – man weiß es aber nicht. Vorsicht ist angeraten, risikoarme Alternativen stehen ja zur Verfügung.

In den letzten 15 Jahren HRT-Forschung haben wir – und natürlich auch andere – auf natürliche Hormonersatzpräparate umgestellt und sind maßgeblich mit diversen Forschungsprojekten und Fortbildungsseminaren bei der Aufklärung zu Risiken und Nebenwirkungen, aber auch zum Nutzen von Hormongaben involviert. Davon zeugen auch unsere Publikationen.

D) 15 Jahre danach: Resümee aus langjähriger Kommentierung der Hormongaben für Frauen in den Wechseljahren – ein persönlicher und verständnisvoller Rückblick

Kommentar:

▶ **Schon vor dem Jahr 2000 Daten zu HRT-Risiken.** Die intensiven und medienwirksamen Diskussionen seit dem Jahr 2002 zu Nutzen und Risiken von Sexualhormonen in den Wechseljahren und danach (HRT) kamen für endokrinologische Insider nicht überraschend. Seit Gründung der Deutschen Gesellschaft für Prävention und Anti-Aging Medizin (GSAAM e.V.) 1997/98 haben wir und andere fortlaufend in den Fortbildungsseminaren für Ärzte, unserem ersten Anti-Aging-Buch 2002 und weiteren Publikationen auf die Vorteile eines natürlichen Hormonersatzes abgestellt und die Nachteile der bisher üblichen »unnatürlichen« Vorgehensweise herausgehoben.

Das Jahr 2002 brachte mit der Publikation der WHI-Studie eine Wende im Denken bezüglich der HRT. Die kritischen Aspekte fanden endlich weitverbreitet Gehör und rüttelten die Gesellschaft auf. Sie gaben der hitzigen Diskussion um Nutzen und Risiken eine fundierte Grundlage.

Diese Positionen waren nicht spekulativ, sondern durch wissenschaftliche Daten begründet. Auch konnten Abhilfen wie transdermale Östrogendarreichung und Bevorzugung des natürlichen Progesterons angeboten werden. Solche Reformbemühungen bzw. Modifikationen in der medizinischen Vorgehensweise – eine selbstverständliche ärztliche Aufgabe – stießen bei manchen vor allem gynäkologischen Meinungsbildnern auf wenig Verständnis.

▶ **Schicksalsjahr 2002.** Insofern war das Jahr 2002 mit erster Publikation der großen WHI-Studie aus den USA ein Schicksalsjahr. Denn die große Zahl der Teilnehmerinnen,

das Evidenzbasierte Studiendesign (randomisiert, placebokontrolliert, verblindet) und die klare primäre Fragestellung
(Ist eine kardiovaskuläre Prävention in der späteren Postmenopause durch HRT möglich?) machten diese Studie eigentlich kaum angreifbar. Ihre kritischen Aspekte zur bisherigen
HRT mussten nun nicht nur Insider, sondern auch eine breite Öffentlichkeit zur Kenntnis nehmen.

Die wichtigsten Ergebnisse waren für manche schockie-
rend: Bei älteren Frauen in den fortgeschrittenen Wechseljahren mit ihren im Alter oft vorhandenen Beschwernissen
oder Erkrankungen wie Übergewicht, Bluthochdruck, Entgleisungen der Blutfette und des Blutzuckersystems bringen
solche Hormongaben nicht nur Nutzen, sondern sie haben
auch gravierende Risiken.

▶ **Beschwichtigungen.** Wenn eine vorherrschende Meinung
plötzlich hinterfragt oder gar umgestoßen werden muss,
führt das üblicherweise zu Abwehrreaktionen.

Die Fakten beweisen, dass viele Argumente, mit denen Kritiker der HRT beschwichtigt werden sollten, nicht haltbar sind.

Vielen werden einige der Argumente noch erinnerlich
sein, mit denen die Nutzeffekte begründet und die Risiken
relativiert wurden, teilweise noch bis heute:

- Argument: Es handelt sich um **US-amerikanische Verhältnisse** (Hormonsubstanzen, ein spezielles Gestagen,
  Dosierungen), die für europäische Vorgehensweisen nicht
  typisch sind. Ihre Ergebnisse dürfen daher nicht auf
  Deutschland übertragen werden, man kann die Hormone
  ruhig so weiternehmen.

  Fakt: Das untersuchte Östrogen und Gestagen wurde auch
  in Europa vielseitig eingesetzt, die Risiken wurden dann
  auch für andere hier verwendete Hormone bestätigt.

- Argument: Die übliche HRT ist **in den ersten 5 Anwendungsjahren** risikoarm, man darf sie so weiternehmen, sicherheitshalber aber nur »so kurz wie möglich«.
  Fakt: Diese Aussage war schon damals völlig unzutreffend, da die kardiovaskulären Risiken (z. B. Thrombosen, Lungenembolie), besonders stark in den ersten zwei Jahren seit HRT-Beginn erhöht sind.

Kleine Zahlen, große Auswirkungen. Was zunächst marginal erscheint, kann enorme Auswirkungen haben und viel Leid verursachen. Heute ist erwiesen, wie zynisch manche Argumente daherkommen, betrachtet man die Fakten hinter den Zahlen in den Statistiken.

- Argument: **Die Studienteilnehmerinnen sind zu alt** und oft auch schon anderweitig krank gewesen, in Europa würde man solche Frauen nicht mit einer HRT behandeln.
  Fakt: Dieses Problembewusstsein war damals noch nicht ausgeprägt, wie die Verkaufszahlen in Apotheken belegen; lediglich zur Sekundärprävention (bereits durchgemachte (!) Thrombosen, Lungenembolien, Schlaganfälle) wurde eine solche HRT wegen bereits vorhandener nachteiliger Studiendaten abgelehnt. Wer aber Befunde aufwies, die in den Altersgruppen von 50 bis 69 Jahren typischerweise vermehrt anzutreffen sind, wie Übergewicht, leichte Blutdruckerhöhung, erhöhte Blutfettwerte, bekam nach der Vorsorgeuntersuchung offensichtlich meist problemlos Hormone verschrieben. Dass dies auch in solchen Fällen schon riskant ist, ist ja gerade eine der wesentlichen Aussagen der großen kontrollierten WHI-Studie.

- Argument: Ein erhöhtes Brustkrebsrisiko ist bei einer **HRT bis zu 5 Jahren** nicht gegeben.
  Fakt: Das hat sich als unzutreffend herausgestellt. Eine erhöhte Entdeckungsrate war damals schon durch viele kleinere Studien in Fachkreisen bekannt und ist heute –

speziell für die bisherige kombinierte Hormonanwendung – durch große Zahlen vielfach belegt, beispielsweise durch die Million Women Study (MWS, Großbritannien).

- Argument: Man muss stets zwischen Nutzen und möglichen Risiken, die nur wenige Einzelfälle beträfen, **bilanzieren**, beispielsweise wegen Vorteilen bei der Osteoporose die Nachteile beim Brustkrebs relativieren.
  Fakt: Selbst statistische Ereignisse im Promillebereich können sich bei großen Teilnehmerzahlen erheblich auf große absolute Zahlen summieren, so auch bei der HRT. Im Übrigen lenkt eine solche eher sarkastische, zynische und auch fatalistische Argumentation davon ab, den wirklichen Ursachen der Risiken nachzugehen und diese zu beseitigen.

- Argument: Eine HRT ist **nicht zur Altersprävention,** sondern nur zur Behandlung von klimakterischen Beschwerden bei hohem Leidensdruck begründbar und dafür auch nur kurzfristig einzusetzen.
  Fakt: Dies entspricht wohl ungewollt einer Kapitulation der bisherigen HRT. Sie offenbart, dass mit der bisher üblichen HRT wegen ihrer Risiken keine präventive, gesundheitsfördernde Substitution vertretbar ist. Entsprechend muss sie als risikobehaftetes Medikament angesehen werden, das nur streng indiziert und kurzfristig angewendet werden darf.

Das falsche Festhalten und blinde Verteidigen der herkömmlichen HRT hat für große Verunsicherung gesorgt, als die Risiken und negativen Auswirkungen der Öffentlichkeit bekannt wurden. Somit ist die Enttäuschung verständlich.

▶ **Vermeidbare Gründe der Verunsicherung.** In der Ärzteschaft und breiten Öffentlichkeit kam es mit den Studien zur HRT seit 2002 zu einer großen Verunsicherung, die ihre Gründe hat und vermeidbar gewesen wäre:

Viele Frauenärzte verteidigten die Gabe von Östrogenen und Gestagenen, da Sexualhormone doch vielfältige gesundheitliche Vorteile hätten, auf die nicht verzichtet werden sollte. Daher musste vermeintlich auch die bisherige HRT als sinnvoll verteidigt werden. Dazu gehörte, auch die damit verbundenen Risiken zu bagatellisieren. Lediglich die nicht passenden Studiendaten wurden kritisiert bzw. negiert, die günstigen Daten aus denselben Studien aber positiv herausgestellt. Häufige Argumente sind im vorherigen Abschnitt aufgeführt.

Die Glaubwürdigkeit der Frauenärzte ist dramatisch gesunken, seit bekannt geworden ist, welche Risiken die HRT in welchem Ausmaße birgt. Doch der Verlust der Glaubwürdigkeit beruht auf einem Missverständnis: Sexualhormone sind nicht per se schlecht.

Medien und betroffene Frauen waren massiv enttäuscht. Hatten sie doch in großer Mehrheit auf die medizinischen Argumente der »Jungbrunnenhormone« für die Frau in den Wechseljahren gesetzt. Nun kamen damit verbundene Risiken an die Oberfläche, man fühlte sich »getäuscht« und nun »enttäuscht«. Die Verkaufszahlen für HRT-Präparate brachen weltweit drastisch ein – eine unzweideutige Abstimmung. Wer sich für modern und aufgeklärt hielt, war »gegen Hormone« – auch wenn der behandelnde Arzt das nicht so sehen wollte.

Glaubwürdigkeitslücke. Das Entscheidende an diesen zwei gegensätzlichen Positionen war, dass manche Frauen meinten, bezüglich der Hormone keinen kompetenten Berater mehr an der Seite zu haben: Verteidigten doch viele Frauenärzte die bisherige Vorgehensweise als richtig, was in den Augen der Anwenderinnen, gestützt auf die berichtete Studienlage, aber als falsch erschien. Die Glaubwürdigkeit der Fachgruppe Frauenärzte erschien damit für manche in der Öffentlichkeit erheblich gestört.

▶ **Das große Missverständnis.** Dabei beruht das empfundene Glaubwürdigkeitsproblem auf einem Missverständnis, das nur wenige realisiert haben.

Die Verteidiger der bisherigen HRT sahen als Grundlage ihrer Argumentation die vielen biologischen Östrogen- und Gestagenwirkungen, die über Jahrzehnte wissenschaftlich zusammengetragen wurden und sich als sehr nützlich für den gesunden Organismus erwiesen haben. Beide Hormongruppen sind nicht nur für den Uterus da, sondern sie beeinflussen natürlicherweise fast jedes Gewebe im Körper und halten ihn damit fit. Sexualhormone können also per se nicht »schlecht« sein. Daher muss – so könnte man meinen – vermeintlich auch die HRT verteidigt werden und die nachteiligen Studiendaten müssen als fehlerhaft oder als Einzelfall klassifiziert werden. Kritik an ihrer Verteidigung wurde demnach als Angriff auf das biologische Hormonverständnis gewertet.

… und seine fatale Konsequenz. Eine solche Grundposition führt – vielleicht auch unbewusst – zu bedauerlichen Folgen.

a) Dadurch bleiben manche »blind« gegenüber der Möglichkeit, dass zwar die körpereigenen Sexualhormone nützlich und risikoarm sein können, aber die derzeitige Art ihrer Anwendung (!) fehlerhaft bzw. verbesserungswürdig sei.

b) Wenn man solche Möglichkeiten nicht in Betracht zieht, dann kann man den Patientinnen auch keinen methodischen Ausweg aus dem Dilemma »Hormone nützlich,

> *Nicht die körpereigenen Sexualhormone sind das Problem, sondern deren fehlerhafte oder ungeeignete Verschreibung und Dosierung. Eine Antwort auf diese Probleme wurde verdrängt, indem die Schuld am HRT-Debakel zunächst bei den Frauen gesucht wurde.*

aber risikobehaftet« anbieten und blockiert auch noch den wissenschaftlichen Fortschritt, nämlich die bisherige Vorgehensweise risikoärmer zu gestalten.

▶ **Personalisierte Medizin.** Da aber etwas getan werden musste, fokussierten manche die Aktivitäten vorwiegend auf Probleme bei einzelnen Frauen (»personalisierte Medizin«). Man schob ihr die »alleinige Schuld« zu, wenn sie Nebenwirkungen unter der bisherigen HRT erlitt. Denn eine risikobehaftete Lebensführung und bereits eingetretene krankhafte Veränderungen sind nun mal keine günstigen Voraussetzungen für Hormongaben. Das ist mittlerweile in der ärztlichen und öffentlichen Diskussion richtigerweise thematisiert worden. Dass sich dadurch geförderte Risiken aber erst bei einer methodisch risikobehafteten Hormonanwendung kräftig potenzieren, wurde hierbei meist ausgeblendet.

> *Die Notwendigkeit von Reformen sollte inzwischen niemand mehr anzweifeln. Eine Überarbeitung der HRT ist unabwendbar.*

▶ **Reformen notwendig.** Wenn die klinischen und biologischen Studien der letzten 10 Jahre zur Kenntnis genommen werden, dann sind die Folgerungen einfach und klar:

Die Datenlage zwingt förmlich zu Modifikationen bzw. Reformen auch bei der methodischen Vorgehensweise einer HRT. Das vorliegende Buch hat vieles aktualisiert und zusammengetragen, was hierbei zu beachten ist.

Gerade in den letzten 10 bis 15 Jahren haben viele Ärzte und Wissenschaftler dazu beigetragen, neben persönlichen Risikofaktoren zur Verträglichkeit von Hormonen auch die Einflüsse der methodischen Unterschiede zu erforschen. Unser Buch und unsere Einzelpublikationen zum Thema belegen und diskutieren die wissenschaftliche Fortentwicklung über die Jahre (www.alexanderroemmler.com). Langsam schmilzt das Eis, sinnvolle methodische Modifikationen der HRT werden nun akzeptiert, zumindest zaghaft für Problemfälle (43, 44, 80).

Es hat lange bis dahin gedauert. Die wichtigsten Erkenntnisse und Konsequenzen zur Reform der bisherigen HRT sind als Resümee in den Tabellen 10 und 11 knapp zusammengefasst.

▶ **Totschlagargument »nicht valide« Datenlage.** Studiendaten sollen nicht zufallsbedingte Ergebnisse repräsentieren, sondern irgendwie gültig bzw. valide sein. Ihre Aussagen müssen eine hohe Glaubwürdigkeit haben, weshalb man statistische Tests mit Angabe der Irrtumswahrscheinlichkeit und dem Vertraulichkeitsgrad sowie Bewertungen nach bestimmten Gültigkeitsstadien vornimmt (Evidenzstärke I–IV). Letztere basieren vor allem auf Kriterien des Studiendesigns wie Teilnehmerzahlen, Kontrollen, Verblindung, Randomisierung und Anzahl bzw. Art vergleichbarer Studien (evidenzbasierte Medizin).

Alle Studien sollten letztlich der Wahrheitsfindung dienen. Dabei müssen alle greifbaren Aspekte mit einbezogen werden, die den Patienten, die zur Verfügung stehenden Präparate sowie sämtliche Interaktionen zwischen beiden betreffen.

• **Evidenzbasiert.** Der Punkt ist nun, wann eine Datenlage valide, d. h. wissenschaftlich gültig ist, um eine Vorgehensweise abzuändern oder einzuführen. Das Problem betrifft viele Aspekte bei der HRT, generell die ganze Medizin wie auch viele Bereiche des täglichen Lebens.

Als Faustregel kann gelten: Je mehr evidenzbasierte oder anderweitig kontrollierte Studien – sofern möglich – mit vergleichbarer Aussage und statistisch abgesichert zur Verfügung stehen, desto belastbarer bzw. valider ist die gewonnene Erkenntnis. Hier gibt es also nicht ein schnelles Ja – Nein bzw. valide – nicht valide, es ist meist ein langwieriger und stufenweiser Prozess einer zunehmenden Wahrheitsfindung.

- **Nutzen-Risiko-Relation.** Folglich muss der behandelnde Arzt weitere Aspekte in seine Entscheidungsfindung mit einbeziehen, beispielsweise die Nutzen-Risiko-Relation für den Patienten. Hat ein Wechsel Einfluss auf die bisherigen Nutzeffekte oder dient er einer möglichen Gefahrenabwehr? Die zusätzliche Frage muss also lauten: Darf man auf der Basis des vorhandenen Evidenzniveaus noch zuwarten oder muss man schon auf die möglicherweise bessere Alternative wechseln?

Ab wann Studiendaten als gültig bzw. valide anzusehen sind, ist oft eine subjektive, also persönliche Einschätzung. Sie hängt auch von den Konsequenzen ab, die eine Fehlentscheidung mit sich bringen würde.

- **Wahrheitsfindung.** Am Anfang und Ende der langen Skala der Wahrheitsfindung ist die Situation noch recht einfach. Erste statistisch abgesicherte Daten sollten zunächst mal anderweitig bestätigt werden, dagegen sollten jahrelange gleichlautende Forschungsergebnisse mit hohem Evidenzlevel und hoher Plausibilität auch vom letzten Zweifler akzeptiert werden. Dazwischen aber handelt es sich meist um rein subjektive, d. h. persönliche Einschätzungen des Einzelnen. In die begründete Abwägung fließen viele Aspekte ein, beispielsweise Tradition, Werbung, Belesenheit, Fachkenntnisse, Erfahrungen, Vorsicht, Situation des betroffenen Patienten, Schwere der möglichen Konsequenzen etc.

- **Subjektivität von Entscheidungen.** Vor diesem Hintergrund wird verständlich, wie selbstherrlich und unärztlich es anmutet, wenn ein Meinungsbildner mitten in einer neueren wissenschaftlichen Entwicklung mit der simplen Feststellung »Die Datenlage dazu ist nicht valide« ein vermeintlich objektives Argument zum Kippen einer diskutierten Alternative anführt. Seine Bewertung ist keine objektive Tatsache, sondern eine persönliche Einschätzung, die als eine solche auch zu kennzeichnen wäre. Weitere »Experten« können mit abweichender Gewichtung der Fakten zu völlig anderen subjektiven Bewertungen kommen. Bei potenziell höherer Gefahr für Leib und Leben muss einfach eher gehandelt werden, bei möglicherweise geringen Unterschieden der Auswirkungen kann vielleicht noch einige Zeit abgewartet werden.

- **Beispiel orale oder transdermale Östrogene.** Ein passendes Beispiel aus der HRT-Diskussion ist die orale gegenüber der transdermalen Östrogengabe. Erstere Methode hat ein anfangs 3- bis 4-fach erhöhtes Risiko bezüglich Thrombose und Lungenembolie statistisch gesichert belegt bekommen, dazu zählen auch neuere Studiendaten mit etwa 1 Million Teilnehmerinnen (54). Auch die zugrunde liegenden biologischen Mechanismen sind als plausibel erkannt worden. Bei der transdermalen Anwendung treten solche Risiken nicht vermehrt auf, andere Nachteile sind nicht erkennbar. Darf man oder muss man nun sogar die Anwendungsmethode wechseln, um möglichen Schaden von der Patientin fernzuhalten, oder sollen noch höhere Evidenzlevel – vielleicht nach vielen Jahren – abgewartet werden?

> *Wann der ideale Zeitpunkt ist, um eine Anwendungsmethode zu wechseln, wird viel diskutiert. Aber man sollte nicht immer nur abwarten und auf noch bessere Ergebnisse in der Zukunft warten, sondern auch in der Gegenwart jeweils nach bestem Wissen und Gewissen handeln.*

Ein Aufruf an alle Lese-rinnen: Bleiben Sie auf-merksam und lassen Sie sich nicht verwirren von sogenannten Mei-nungsbildnern. Bleiben Sie kritisch und fragen Sie nach – und seien Sie sich bewusst, dass Sie neben Ihren Unpäss-lichkeiten und den lei-digen Symptomen der Wechseljahre auch an Ihre eigene Sicherheit denken sollten – Ihrer Gesundheit zuliebe.

Während generell gesehen wegen der gravierenden Ri-sikounterschiede bei fortbestehendem Nutzen schon jetzt eine Wechselempfehlung naheliegt, kann im Einzel-fall durchaus auch zurückhaltender entschieden werden. Aber genau zu dieser jahrelang diskutierten Abwägungs-frage wird von »Experten« im erst kürzlich erschienenen Deutschen Ärzteblatt in einem Übersichtsartikel zur HRT die Feststellung plakativ verkündet, »die Datenlage dazu ist nicht valide« (5). Dadurch wird der Eindruck vermittelt oder zumindest zugelassen, diese Bewertung sei objektiv, entspräche dem derzeitigen Stand der Wissenschaft und wäre quasi als amtlich einzustufen. Dabei ist sie lediglich eine persönliche, also subjektive Meinungsäußerung, die noch nicht einmal belegt wurde. Eine solche »vermeint-lich eindeutige« Aussage verunsichert Betroffene, die einen Wechsel auf eine möglicherweise risikoärmere Me-thode vornehmen wollen, um mögliche Schäden von sich fernzuhalten.

Abwägung Nutzen – Schaden. Mit solchen manipulati-ven »Totschlagargumenten« haben sich manche Refor-mer der bisherigen HRT in den letzten 10 bis 15 Jahren kontinuierlich auseinandersetzen müssen. Ebenso sind Sie als Leserin und möglicherweise Betroffene ständig solchen Argumenten gegenüber einer neuen Erkenntnis-lage ausgesetzt: Dem einen Meinungsbildner ist die gra-vierende Risikolage der bisherigen HRT noch nicht stich-haltig genug bewiesen bzw. die Ereignisse träten nur in Einzelfällen auf – man könne also ruhig so weitermachen wie bisher; für einen anderen sind die Daten bereits so überzeugend, dass ein Wechsel zur Schadensbegrenzung angezeigt sei, vor allem da keine anderen Nachteile erkennbar sind. Ein Patient sollte stets prüfen, wer eine Meinung aufgrund welches Erfahrungsschatzes äußert, und entsprechend differenzieren. Dazu möge er zwischen seinem persönlichen Leidensdruck und Sicherheitsbedürfnis abwägen, statt sich verwirren zu lassen.

Vorwort zur 5. Auflage (2024)

Kürzlich teilte der Südwest Verlag mit, dass sich die Bestände aus der letzten Auflage dem Ende zuneigen und ein Nachdruck – am besten mit aktuellen Ergänzungen – angeboten würde. Ich habe diese Möglichkeit gerne angenommen.

Bioidentische Hormongaben – aber richtig

Zum einen zeigt die beständige Nachfrage seit 2006, dass eine populärwissenschaftliche Aufarbeitung des Hormonthemas Wechseljahre auf hohem wissenschaftlichen Niveau durchaus zeitlos sein kann und »ihr Publikum« hat. Für eine jeweils aktualisierte, sachgerechte Aufklärung und Orientierung mit Belegen aus Wissenschaft und praktischer Erfahrungen besteht also ein großer Bedarf.

Daher wird im ersten Teil der Ergänzungen kurz belegt, dass die hier schon lange vertretenen hormonellen *Botschaften weiterhin gültig* sind und durch neue wissenschaftliche Daten (z.B. »Metaanalysen«) sowie in medizinischen Leitlinien erfasste Aussagen bestätigt werden. Hormongaben unter *bioidentischen* Aspekten sind weiterhin die Richtschnur, dann aber bitte auch richtig, wie dargelegt wird!

In der *zweiten Ergänzung* soll das Thema Hormone in den größeren Rahmen der *Altersmedizin* – und nicht nur auf die weiblichen Wechseljahre konzentriert – dargestellt werden. Damit werden die entsprechenden Buchkapitel der vierten Auflage erweitert. Hierzu wird ein *personalisierter Lebensplan* für Altershormone formuliert und tabellarisch erfasst. Er ordnet einige zum gesunden Altern sinnvolle Maßnahmen der Prävention den verschiedenen Lebensabschnitten zu. Dies erfolgt nach dem Motto »welches Hormon in welchen Lebensjahren (Dezennien)«, sowohl *beim Mann* als auch *bei der Frau*. Jedes zusätzliche Hormon hat seine Zeit!

Ein medizinischer *Lebensplan zur Vorsorge* schließt auch eine frühzeitige Überprüfung der *Lebensführung* mit ein. Damit sind Themen wie Bewegung, Ernährung, Noxen/Umwelt (Stress, Rauchen, Umweltgifte und viele mehr) gemeint – also alles Aspekte, die in den letzten Jahren von großen Teilen der Bevölkerung in ihrer Bedeutung erkannt worden sind. Hierzu stehen viele Ratgeber zur Verfügung, sodass nur einige übergeordnete Aspekte herausgegriffen werden sollen.

So sollte man sich nicht nur eine Maßnahme herauspicken – *die Summe macht's*. Studien zeigen, dass sich die günstigen Auswirkungen ergänzen. Dadurch lassen sich »recht leicht« zehn und mehr zusätzliche gesunde Lebensjahre gewinnen, wie aktuelle Auswertungen ergeben.

Übrigens, die möglichen gesundheitlichen Vorteile sind schon vorab abschätzbar, denn sie werden meist *epigenetisch* (durch An- und Abschalten einzelner Gene) über evolutionär entwickelte *Netzwerke und Signalketten* vermittelt. Sie sind also messbar, wie man heute weiß.

Manche Ältere steigern ihre Bewegungsaktivitäten, essen vielleicht bewusster und nehmen ihren Hormonersatz, dann aber lehnen sie sich zufrieden zurück mit dem Gefühl, »alles gegen den Altersabbau« getan zu haben. Dem ist nicht so! Alle diese Maßnahmen sind zwar sinnvoll und in ihrem Benefit gut belegt – aber sie sind in ihren *Möglichkeiten begrenzt.* Damit ist gemeint, dass sie nicht beliebig zu steigern sind, denn ein Übermaß ist zu vermeiden und wäre sogar meist kontraproduktiv.

So darf man bei einer Diät mit Kalorienreduktion nicht übertreiben, sonst würde man Hungereffekte erleiden. Sportliche Überbelastungen führen zu lokalen wie ganzheitlichen Beeinträchtigungen, sind also zu vermeiden. Auch wenn Hormonspiegel länger erhöht oder länger sehr niedrig sind, führt dies zu erheblichen Nebenwirkungen, wie allgemein bekannt ist und befürchtet wird.

Gute Lebensführung ist nützlich – aber nicht beliebig zu steigern. Daher der Bedarf nach mehr.

Was also tun? Nun, die erwähnten Maßnahmen sind Beispiele, die zur Prävention sinnvoll und nötig sind. Wenn sie *ausgewogen* eingesetzt werden, erhalten sie den Gesundheitsstatus deutlich länger als ohne solche Mühen. Aber wenn Lebensstilmaßnahmen optimiert sind, sind sie letztlich auch *weitgehend ausgeschöpft* und kaum noch steigerungsfähig.

Da man glücklicherweise an Lebensjahren zunimmt, steigt bei den Älteren aber schon bald der *Bedarf nach zusätzlichen Hilfen,* nach mehr.

Warum? Weil im Hintergrund die Alterungsprozesse weiterlaufen und schließlich so fortgeschritten sind, dass Alterskrankheiten mit den bisherigen Maßnahmen der Prävention alleine nicht mehr in Schach gehalten werden können. Sie werden zunehmend belastend und sichtbar bzw. klinisch manifest. Beispielsweise nehmen Altersschwäche (Frailty, Sarkopenie, Muskelschwund), Arthrose und operativer Gelenkersatz oder gar Alterskrebs im Alter kräftig zu, wie Statistiken zeigen.

Zur Abhilfe ruft die medizinische Forschung konsequenterweise: Verlangsame die Alterungsprozesse! Wenn sich auch die Alterung noch lange nicht abschaffen lassen wird, kann sie wohl absehbar verlangsamt werden im Sinne eines »slow aging«.

Damit kommen wir zur *dritten Ergänzung*, nämlich »*behandle den Alterungsprozess als Krankheit*«, also behandle das Altern selbst« *(»treat ageing«)*! Hierzu haben sich in den letzten Jahren völlig neue Prinzipien einer Einflussnahme erkennen lassen:

Bekanntermaßen aktivieren die Einflüsse aus Lebensführung und Umwelt das Zusammenspiel im *ganzen Organismus*, was die erwarteten gesundheitlichen Vorteile und die Fitness für die *Organsysteme* bringt. Bei der Behandlung des Alterns selbst werden aber nun Signalketten *innerhalb der Zellen* moduliert, deren Zusammenspiel evolutionär über Jahrmillionen angelegt ist und erst in neuerer Zeit erkannt wurde. Hierbei werden Wachstum durch Teilung der Zellen (Proliferation) einerseits und Reparatur von Fehlfunktionen und Ablagerungen (Autophagie) andererseits ausbalanciert. Dazu

> *Behandle das Altern wie eine Krankheit – das geht!*

reicht es, gezielt »kleine Moleküle« (»*small drugs*«, Alterspillen) als Vermittler zwischen Signalen der Außenwelt und molekularen Reglern im Zellinneren einzusetzen.

Mit solchen Drugs benennt man spezielle Pharmaka bzw. *Geroprotektiva,* die meist schon bei anderen Behandlungszielen als Medikament erfolgreich waren. Dadurch kennt man auch schon einige der Wirkungen und Nebenwirkungen, zudem sind sie behördlich »zugelassen« und stehen bereits zur Verfügung. Sie könnten nun in modifizierter Anwendung und »off-label«, d.h. für andere Indikationen, versuchsweise eingesetzt werden, beispielsweise zur Manipulation der Alterungsprozesse.

Wie im dritten Ergänzungskapitel näher erläutert wird (siehe dort), fallen hierunter Medikamente wie *Metformin*, *Rapamycin* und *Senolytika.* Sie regulieren intrazelluläre Mechanismen wie den mTOR-Komplex, mitochondriale Energiegewinnung oder seneszente Zellen und beeinflussen damit tatsächlich altersrelevante Abläufe.

Fachärzte behandeln Krankheiten des Alters; durch Geroprotektion wird die zugrunde liegende Alterung selbst moduliert.

Was ist also der so *bedeutungsvolle Unterschied* zur bisherigen Medizin im Alter?

Nun, klassischerweise werden durch spezialisierte Ärzte bzw. Fachärzte die sehr verschiedenen Organkrankheiten des Alters *getrennt behandelt,* was auch Sinn macht, wenn sie bereits erkennbar sind. Durch geroprotektive Drugs dagegen moduliert man die ihnen *gemeinsam* zugrunde liegenden Ursachen bzw. Mitursachen, nämlich die Alterungsprozesse selbst. Damit kann bereits eine *Prävention* gefördert werden, die sich dann bei den diversen Folgen der Alterung, nämlich den *verschiedenen* Alterskrankheiten, ähnlich günstig auswirkt. Wie wissenschaftliche Daten, umfangreiche Tiermodelle und jetzt die ersten Humandaten zeigen, eröffnen diese Vorgehensweisen völlig neue Behandlungswege, die bereits heute vielversprechend und nebenwirkungsarm erscheinen.

Nun alles der Reihe nach, beginnen wir mit der ersten Ergänzung!

Bioidentische Hormongaben – aber richtig

– Wechseljahre und Ziele einer Hormonsubstitution
– Kriterien eines bioidentischen Hormonersatzes
– Hormonelle Risiken bei Herz-Kreislauf-Erkrankungen und Brustkrebs vermeidbar
– Zusammenfassung
– Wissenschaftliche Quellen zum Kapitel

Wechseljahre und Ziele einer Hormonsubstitution

Nach der *Erstauflage* 2006 sind sowohl 2010 als auch 2013 *erweiterte Neuauflagen* des Ratgebers erschienen (1), was nun nach weiteren zehn Jahren 2023 nochmals geschieht.

Das ist schon eine interessante dokumentierte Historie. Wird doch über Jahre geschildert und durch jeweils aktuelle wissenschaftliche Quellen belegt, wie »zäh« sich ein Ringen um einen *risikoarmen Hormonersatz* zum Wohl der betroffenen Frauen in den Wechseljahren gestalten kann. Dabei kann von der Erstauflage bis zu den heutigen Statements unsere Botschaft unverändert verfolgt werden:

> *Hormonersatz im Alter dient vor allem der Prävention von Folgekrankheiten.*

Die natürlichen (physiologischen) Hormone für die Wechseljahre sind für die Altersgesundheit der Frau hilfreich und risikoarm!

Das gilt noch immer und erst recht heute. Zuerst aber muss das *Ziel einer Hormongabe* in den Wechseljahren definiert werden: Sie ist in erster Linie *keine Hormontherapie* zur Behandlung einer Erkrankung. Sie dient vielmehr der *Substitution*, d.h. dem *Hormonersatz*, also dem Ausgleich eines entstandenen Mangels, vorwiegend zunächst des Östrogens und Progesterons. Damit sollen kurzfristige und längerfristige Folgen dieses Mangels abgemildert werden *(Prävention)*, die ja heute Allgemeingut des Wissens in der Bevölkerung darstellen und in unseren Lehrbüchern zusammengefasst sind (1, 11, 12).

Klimakterische Alarm-signale als Chance zum natürlichen Anti-Aging durch Prävention nutzen.

- So treten um die Menopause herum durch Östrogenentzug bei den meisten Frauen kurzfristig Entzugserscheinungen auf, die sogenannten »klimakterischen Beschwerden«. Sie äußern sich häufig durch Schwitzen, Hitzewallungen, Schlafstörungen und Stimmungsschwankungen sowie zunehmend trockene Scheide und Ausbleiben der Regelblutungen. Statt als Krankheitszeichen sind solche Beschwerden eher als *Alarmsignale* zu werten, die auf den Mangel an Hormonen hinweisen. Die Symptome werden meist als *lästig* und belastend empfunden, stören oft die Lebensfreude erheblich. Aber über die Störungen der Befindlichkeit hinaus beeinträchtigen sie zunächst nicht die Gesundheit.

- *Mittelfristig* braucht es einige Monate und wenige Jahre, bis erste Organveränderungen als *degenerative Erscheinungen* der Rückbildung von Geweben (Atrophie) auftreten (frühe bis mittlere Postmenopause). Im Vordergrund stehen häufig Vaginalatrophie mit Trockenheit und Kontaktschmerzen, Harninkontinenz, Hautatrophie, Haarausfall und Gelenkschmerzen, um Beispiele zu nennen.

- *Längerfristiger Hormonmangel:* Die biologisch trägeren Systeme wie Wände der Blut- und Herzkranzgefäße, das Muskel-Fett-System, die Knochendichte sowie das Nervensystem »benötigen« einige Jahre mehr, bis sie sich zu krankhaften Befunden und Funktionen entwickelt haben. Die Auswirkungen führen dann zur Arteriosklerose (Gefäßverkalkung, Plaques), Arthrose und Osteoporose, vaskulären Demenz (nachlassende kognitive Gehirnleistung), zum Vorfall von Bandscheiben oder gar zu Krebs, was allgemein für die *spätere Postmenopause* geläufig ist.

Aus dieser Zusammenfassung lassen sich zwei wichtige *Er-kenntnisse und Konsequenzen* ableiten:

1. Ein akuter Hormonausfall in den Wechseljahren führt meist sofort zu Entzugserscheinungen, die als *Alarmsignal* auf den Hormonmangel hinweisen und *zum Handeln auf-fordern*! Wer solche Hinweise nicht bemerkt, sollte eine Östrogenbestimmung im Blut durchführen lassen.

2. Erst allmählich – *aber unerbittlich* – entwickeln sich dann die chronisch-degenerativen Alterskrankheiten. Man hat die *einmalige Chance*, dieser Entwicklung mit einfachen Mitteln entgegenzusteuern, indem dieser Hormonman-gel rasch wieder ausgeglichen wird.

Das ist *natürliches* Anti-Aging: Nutze *frühzeitig* die Präven-tion durch natürlichen Hormonersatz!

So einfach diese Konsequenz auch erscheinen mag, manche Frauen neigen noch immer dazu, so zu handeln wie einige ihrer Groß- oder sogar wie meistens ihre *Urgroßmütter*: Einige wollten damals die lästigen klimakterischen Beschwerden *aushalten*, auch wenn sie viele Jahre anhalten würden, und die »schicksalhaft« auftretenden Alterskrankheiten der Postme-nopause mit oft viel Leid und einen vorzeitigen Tod in Kauf nehmen – weil es ja ein natürlicher Vorgang sei, der damals kaum zu behandeln war.

– Andere wollten keinen *Mangel* sehen, weil die Wechsel-jahre ja natürlich seien. Sie übersahen, dass es die nied-rigen Östrogenspiegel zu Beginn eines Zyklus bei der ge-schlechtsreifen Frau sind, die als »normal« und »gesund«

Unsere Groß- und Urgroßmütter waren skeptisch gegenüber Hormonen.

anzusehen sind. Denn sie werden nicht mit klimakterischen Beschwerden oder krankhaften Folgen in Verbindung gebracht. Diese Basis wurde auch in Studien zur Zulassung von Östrogenpflastern oder Gelen erneut bestätigt und behördlich als wirksam und sicher eingestuft (2). Erst wenn diese niedrigen Blutspiegel noch niedriger unterschritten werden wie in den Wechseljahren, kommt es zu den akuten und chronischen Beschwerden und Befunden, was die Einstufung als Mangelzustand bestätigt.

– Als dann erste Östrogenanwendungen zur Verfügung standen (teilweise hochdosiert und körperfremde Substanzen), wollten einige die *prompten Behandlungserfolge* durch den Mangelausgleich nicht würdigen und trotz Aufklärung aus *Sorge vor Nebenwirkungen* nicht für sich gelten lassen. Nun, diese Sorge kann heute vernachlässigt werden, da ein risikoarmer (bioidentischer) Hormonersatz zur Verfügung steht: Statt belastende Östrogentabletten und Derivate sowie körperfremde Gestagene sind nun transdermales Östrogen und physiologisches Progesteron als Kapsel zu bevorzugen. Darüber ist in den vorangegangenen Buchkapiteln ausführlich berichtet und begründet worden.

Bioidentischer Hormonersatz dient der Wiederherstellung eines natürlichen Hormonmilieus.

Kriterien eines natürlichen (bioidentischen) Hormonersatzes

Dazu muss zunächst *definiert* werden, was mit »natürlich« bzw. »physiologisch« oder »bioidentisch« bzw. »körperidentisch« gemeint ist, denn daran scheiden sich manche Geister.

Mit diesen Begriffen wird im Prinzip jeweils das Gleiche gemeint, nämlich die *Wiederherstellung* eines *physiologischen (natürlichen) Hormonmilieus.*

Das ist nur auf den ersten Blick ganz einfach, denn um das zu erreichen, müssen zumindest *drei Kriterien* erfüllt werden (2, 3):

1. *Substanz:* Die zugeführten Hormone müssen mit denen, die der menschliche Körper selbst herstellt, in der *Struktur identisch* sein, also Eins-zu-eins-Kopien der körpereigenen Produktion.

   Das ist unabhängig von der *Herstellungsart.* So können die Hormone von Stoffen biologischer Herkunft abgeleitet sein oder sie werden – wie heute meist üblich – (halb-) synthetisch hergestellt, z.B. aus der Yamswurzel (Diosgenin, steroides Saponin).

   Hauptsache, sie liegen in *pharmazeutischer Qualität* vor, d.h., sie sind beispielsweise frei von Verunreinigungen und nennenswerten Dosisabweichungen oder nutzen eine gut resorbierbare Mikronisierung (pharmakologische Partikelgröße) des Hormons.

2. *Dosis:* Die Hormone werden so dosiert, dass *niedrig-physiologische Wirkspiegel* erreicht werden, die aber auch wirksam sein sollen.

   So können unter gesundheitsrelevanten Aspekten für das Östrogen die niedrigen Blutspiegel einer frühen Follikelphase (Zyklusbeginn) als ausreichend effektiv bezeichnet werden, was im Einzelfall rasch durch Titration (Austesten der persönlichen Dosis) geprüft werden kann.

> *Eine geeignete Darreichung ist für jedes Hormon extra zu wählen.*

3. *Darreichung:* Zur Einstellung niedriger Wirkspiegel ist neben der Dosis auch eine *geeignete Darreichung* für *jedes Hormon* zu berücksichtigen. Das ist ein sehr wichtiger Punkt, der – wie es scheint – zu wenig beachtet wird. Denn hierdurch wird neben der *ersten Organpassage* und *Belastung* durch das zugeführte Hormon (z. B. Haut, Leber, Darm) auch dessen Ab- und Umbau *(Metabolisierung)* wesentlich beeinflusst, wodurch weitere Hormonsubstanzen entstehen, die dann nützliche oder nachteilige Nebeneffekte zur Folge haben.

Somit ist die Wahl der Darreichung vor allem vom jeweiligen *Hormon* und dem *Behandlungsziel* abhängig, aber nicht von einer Ideologie wie z. B. »oral« versus »transdermal«.

Das zeigt sich besonders klar am Beispiel des mikronisierten Progesterons, wo die verschiedenen Darreichungen ihre Berechtigung haben (4, 5):

- Die *vaginale* Anwendung fördert in der Reproduktionsmedizin über die erste Uteruspassage die Nidation und Abortprophylaxe.
- Die *orale* Gabe vermittelt über die erste Leberpassage die psychisch entspannenden und angstlösenden sowie schlaffördernden Wirkungen.
- Die *transdermale* Cremeanwendung entfaltet lokal gewisse kosmetisch-ästhetische Effekte, wozu das Hormon als Zusatzbehandlung genutzt werden kann.

Diese Effekte sind durch synthetische Gestagene nicht zu erreichen.

Die *Risikoarmut der Östrogene* durch die bioidentische Vorgehensweise mit transdermaler Darreichung ist mittlerweile durch eine Fülle umfangreicher Studien, *Reviews* und *Metaanalysen* bestätigt (3, 6–9, 17, 18). Besonders profitieren davon rückläufige *kardiovaskuläre Ereignisse* wie tiefe Venenthrombose, Lungenembolie, Herzinfarkt und Schlaganfall, aber auch viele andere Leber- und Gefäßeffekte.

Auch der Einsatz von *risikobehafteten synthetischen Gestagenen* mit signifikanter Erhöhung des *Brustkrebsrisikos* ist heute problembewusst geworden und risikoarm durch Progesteron zu ersetzen, zumindest für einige Anwendungsjahre (10).

Als *Konsequenz* haben diese schon lange bekannten, aber nun breiter abgesicherten Empfehlungen jetzt auch Eingang in fachspezifische *Anwendungsempfehlungen* und deren *Leitlinien* gefunden, vor allem zur Risikobegrenzung bei Problemfällen (7, 8, 19).

Aufhorchen ...

lässt die im renommierten Fachblatt »Lancet« kürzlich erschienene *Langfristauswertung* (eine Metaanalyse) zum *Brustkrebsrisiko* einer fünf- und zehnjährigen »bisherigen« Hormonanwendung bei im Mittel 20-jähriger Beobachtungszeit, adjustiert auf das 50. bis 70. Lebensjahr (13). Die renommierten Autoren, die für solche Auswertungen eine schon lange anerkannte spezielle Expertise aufweisen, haben hierzu über 54 vorwiegend prospektive Hormonstudien erfasst (Abbildung 11):

Abb. 11: Langzeitauswertung zum Brustkrebs (Metaanalyse)
MHT Menopausale Hormontherapie; nach Beral V. et al., The Lancet 2019

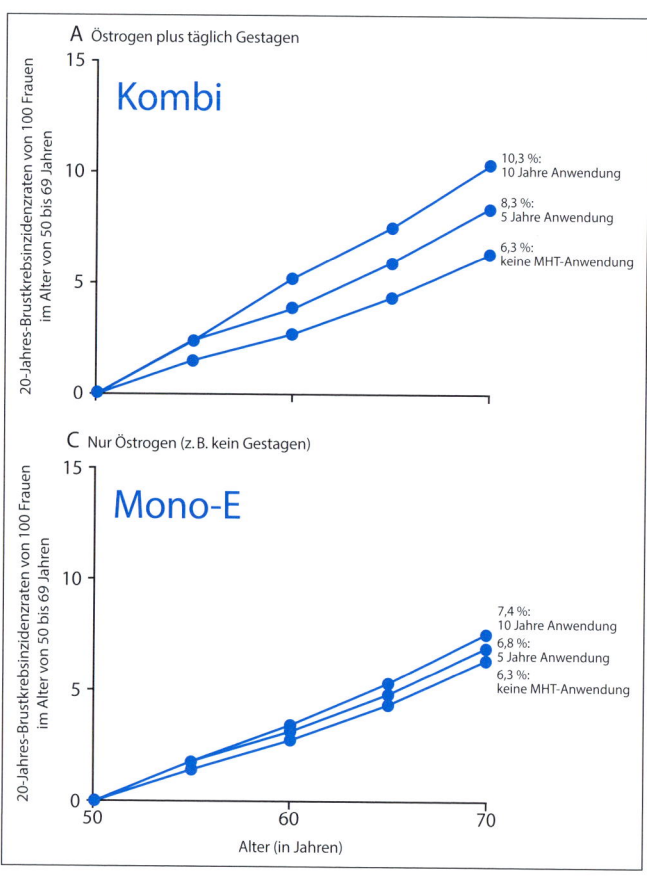

– Die *Kontrollgruppe* der Nichtanwenderinnen (no MHT) zeigte in den 20 Jahren der Beobachtung eine Brustkrebsrate von 6,3 Prozent, was hier also deren »natürliche« Krankheitsrate darstellt.

– In der Gruppe der fünfjährigen bzw. zehnjährigen *alleini-*

gen Östrogenanwendung (Mono-E) stieg diese Rate auf 6,8
bzw. 7,4 Prozent an, also um 0,5 bzw. 1,1 Prozentpunkte
zusätzlich.
- Deutlicher waren die Anstiege bei den mit Gestagen kombiniert behandelten Frauen (Kombi), sie stiegen entsprechend auf 8,3 bzw. 10,3 Prozent.

Fazit

Das Brustkrebsrisiko bei zehnjähriger Östrogengabe im Alter
liegt mit etwa 1,1 Prozentpunkten zusätzlicher Fälle bei einem
sehr geringen Wert. Dieses Zusatzrisiko erscheint vernach-
lässigbar, denn es ist wesentlich geringer, als es jeweils durch
Alkoholkonsum, Bewegungsarmut oder gar Übergewicht betragen würde.

Mehr schlägt schon das Zusatzrisiko durch synthetische
Gestagene mit etwa 4 Prozentpunkten zu Buche, was aber
durch Weglassen einfach vermeidbar ist.

Als mit Abstand größtes Brustkrebsrisiko trägt jedoch der
Alterungsprozess bei, nämlich die Alterszunahme vom 50.
zum 70. Lebensjahr, wie die unbehandelte Kontrollgruppe
mit 6,3 Prozentpunkten zeigt (no MHT). Hieraus lässt sich die
klare Konsequenz ziehen, dass die Alterungsprozesse auch
wegen der Karzinomrisiken moduliert werden sollten. Wie
dies gehen mag, wird in den beiden Ergänzungen 2 und 3 erörtert werden.

Somit lässt sich zusammenfassen:

Eine menopausale Hormonsubstitution ist mit Beginn der
Wechseljahre zur Prävention von Folgen der östrogenen Man-

gelsituation angezeigt *(natürliches Anti-Aging)*. »Nebenbei« werden damit auch die anfänglichen klimakterischen Beschwerden – sofern vorhanden – mit beseitigt. Zur Risikoreduktion wird hierbei eine *bioidentische* Vorgehensweise bevorzugt, d.h. Östrogene in transdermaler Anwendung. Das mikronisierte Progesteron wird dann zum Schutz des Endometriums (Uterus) als Kapsel oral dargereicht. Durch diese orale – nicht aber bei vaginaler – Anwendung werden gleichzeitig aber auch *systemische Wirkungen* des Progesterons vermittelt, d.h. Effekte im gesamten Organismus. Diese sind gesundheitlich wichtig und erwünscht: Psychische Entspannung, Angstlösung und Schlafförderung einerseits, Unterstützung der Gesunderhaltung vieler Organsysteme andererseits (14, 15). Das gilt auch für Frauen *ohne Uterus*!

Benefits

- Als Vorteil einer solchen Vorgehensweise ist zunächst die Beseitigung klimakterischer Akutbeschwerden etabliert, die damit eine ursachenbezogene *Therapie* darstellt.
- Unabhängig davon sind Beiträge zur *Prävention* von Altersbeschwerden und Alterskrankheiten zu erreichen *(Geroprotektion)*, was heute als wissenschaftlich gesichert gilt (16):

»Wenn innerhalb von zehn Jahren mit Eintritt der Menopause die hormonelle Prävention begonnen wird, dann reduziert diese die Gesamtmortalität sowie Risiken von kardiovaskulären Ereignissen, Osteoporose und Demenz.«

Risiken

- Die früher häufig beobachteten höheren Risiken wie Thrombose, Lungenembolie und Schlaganfall sowie Leberbelastungen und Komplikationen der Gallenwege lassen sich heute weitgehend *vermeiden* (3, 14):
  - Dazu wird *frühzeitig*, also mit Beginn der Wechseljahre, mit der Substitution begonnen, wenn also noch keine wesentlichen Erschwernisse durch Altersveränderungen der Gefäße und Organe zu erwarten sind (vernarbt, verkalkt, versteift, verklebt etc.).
  - Und es wird eine risikoarme *Anwendungsmethode* gewählt, die in der bioidentischen Vorgehensweise zu nutzen ist. Neben der transdermalen Östrogenanwendung steht dann statt risikobehafteter synthetischer Gestagene das natürliche Progesteron im Vordergrund.

Mit welchen *anderen Hormonen* noch zu ergänzen ist und wie die Prozesse der Alterung selbst noch gezielter moduliert werden können, wird in den beiden nachfolgenden Kapiteln dargelegt.

Auszug wissenschaftlicher Quellen zum Kapitel »Bioidentische Hormongaben – aber richtig« Ergänzungen 1

1. Römmler A. Die Wahrheit über Hormone. 4. erweiterte Auflage, Südwest Verlag München, 2013
2. Römmler A. Bioidentische Hormone in der Menopausetherapie. J Gynäkol Endokrinol. 2017; 27(3): 95-101.
3. Römmler A. Hormontherapie in der Menopause – Besser als ihr Ruf. Der Allgemeinarzt. 2017; 1: 4-7.

4. Römmler A. Progesteron, ein systemisch wirkendes Hormon bei Mann und Frau. In: Hormone – Leitfaden für die Anti-Aging Sprechstunde. Hrsg. A. Römmler, Thieme Verlag München 2014;8:123-136.

5. Römmler A, Römmler J. Progesteron – genitale und extragenitale Wirkungen. Zs f Orthomol Med. 2009; 3: 9-13.

6. Gartlehner G, Patel SV, Feltner C et al. Hormone Therapy for the Primary Prevention of Chronic Conditions in Postmenopausal Women: Evidence Report and Systematic Review for the US Preventive Services Task Force. JAMA. 2017; 318(22):2234-2249.

7. Leitlinie »Peri- und Postmenopause, Diagnostik und Intervention«. AWMF-Register 015-062, 2021.

8. Leitlinie The North American Menopause Society NAMS 2017.

9. Mohammed K, Abu Dabrh AM, Benkhadra K et al. Oral vs Transdermal Estrogen Therapy and Vascular Events: A Systematic Review and Meta-Analysis. J Clin Endocrinol Metab. 2015;100(11):4012-20.

10. Stute P, Wildt L, Neulen J. The impact of micronized progesterone on breast cancer risk: a systematic review. Climacteric. 2018;21(2):111-122.

11. Römmler A (Hrsg.). Hormone – Leitfaden für die Anti-Aging Sprechstunde. Thieme Verlag München, 2014.

12. Römmler A. Hormone und Alter. In: Kleine-Gunk B, Wolf A. (Hrsg.), Präventionsmedizin und Anti-Aging-Medizin, Springer-Verlag GmbH Deutschland, Springer Nature 2022; 141-166.

13. Beral V et al. Collaborative Group on Hormonal Factors in Breast Cancer.
Type and timing of menopausal hormone therapy and breast cancer risk: individual participant meta-analysis of the worldwide epidemiological evidence. Lancet. 2019;394(10204):1159-1168.

14. Römmler A. Endokrinologische Aspekte der Anti-Aging Medizin (CME Fortbildung). Gynäkol Geburtsmed Gynäkol Endokrinol. Akademos. 2015; 11(3), 208-226.

15. Römmler A, Römmler J. Progesteron – genitale und extragenitale Wirkungen. Zs f Orthomol Med. 2009; 3: 9-13.

16. Langer RD, Hodis HN, Lobo RA et al. Hormone replacement therapy – where are we now? Climacteric. 2021;24(1):3-10.

17. Voedisch AJ. Counseling on hormone replacement therapy: the real risks and benefits, a review. Curr Opin Obstet Gynecol. 2023;35(2):154-159.

18. Yoon BK. The impacts of menopausal hormone therapy on longer-term health consequences of ovarian hormone deficiency, a meta-analysis. Climacteric. 2023;26(3):193-197.

19. Cho L, Kaunitz AM, Faubion SS et al. ACC CVD in Women Committee. Rethinking Menopausal Hormone Therapy: For Whom, What, When, and How Long? Review. Circulation. 2023;147(7):597-610.

Ein Lebensplan für Altershormone

Paradigmenwechsel »multiple Hormone« –
jedes zusätzliche Hormon hat seine Zeit

Ein persönlicher Lebensplan zur Altersmedizin

1. Junge Erwachsene bis 40er-Lebensjahre:
   Vorsorge-Check
   Rolle der Hormone:
   a) Schilddrüse
   b) Glückshormon Serotonin und Tryptophan
   c) Burn-out-Syndrom: Stress und Hormone
   Niedriges Testosteron, Stress oder Alter
   Stress, ein bidirektionales Beschwerde- und Hormonbild
   Hormoneller Übergang zum Burn-out-Syndrom, Therapie

2. Erwachsene um 50 Jahre:
   Menopause, Andropause,
   Adrenopause und DHEA

3. Erwachsene von 55 bis 65:
   Wachstumshormon, Melatonin,
   Vitalstoffe Vitamin D und Vitamin B_{12},
   Coenzym Q10 und Pregnenolon

4. Erwachsene im höheren Alter:
   Altern molekular behandeln

Auszug wissenschaftlicher Quellen zum Kapitel

Paradigmenwechsel bei den Altershormonen

Seit einigen Jahren hat in der medizinischen Fachwelt – von manchen kaum bemerkt – ein *Paradigmenwechsel* in der *Bedeutung der Altershormone* stattgefunden (1–4). Der Wandel kann in zwei »ketzerischen« Thesen zusammengefasst werden:

- Östrogene bei der Frau und Testosteron beim Mann sind nicht die einzigen *bedeutenden Hormone*, die auf die Altersgesundheit einen kritischen Einfluss haben, auch weitere sollten ergänzt werden.
- Die im Alter sehr niedrig anzutreffenden Blutspiegel zahlreicher Hormone sind nicht als normal im Sinn von gesund oder erstrebenswert zu interpretieren, sondern sind aussagekräftige (prospektive) *Risikomarker* für die Altersgesundheit und vorzeitige Mortalität.

Was damit gemeint ist:
Etwa ab den 40er-/50er-Lebensjahren – für viele heute die Lebensmitte – findet ein bedeutsamer Shift in der Balance zwischen *anabolen zu katabolen* Hormongruppen statt.

Mit *anabol* sind die Eiweiß aufbauenden (Muskel-/Magerorganmasse) Hormone gemeint wie Testosteron, DHEA-S (Dehydroepiandrosteron-Sulfat), Wachstumshormon (inklusive sein Vermittler IGF-1/Insulin-like Growth-Factor 1), Östradiol und Vitamin D, die im Alter kontinuierlich in ihren Blutspiegeln abfallen. Gleichzeitig bleiben ihre biologischen Gegenspieler, die *katabolen* (Eiweiß abbauenden) Hormone Cortisol und das Schilddrüsenhormon Thyroxin, weitgehend

Im Alter findet ein folgenreicher Shift in der Balance zwischen anabolen und katabolen Hormonen statt.

unverändert oder nehmen sogar leicht zu – zumindest verschiebt sich deren Balance dadurch ganz erheblich.

Konsequenz:
Sowohl der Erhalt als auch der Neuaufbau von Muskulatur und weiteren mageren Organmassen nimmt ab und die Fettanteile nehmen zu, man schwächelt, wird faltiger und anfälliger.

Aber mehr noch: Wie schon beim Östrogenmangel in den Wechseljahren aufgelistet (siehe oben), nehmen auch beim Altersabfall der anderen anabolen Hormone die atrophischen, degenerativen Altersveränderungen und Erkrankungen kontinuierlich zu, wie die Wissenschaft zeigt (2, 3):

Hormondefizite im Alter sind keine normalen Varianten, sondern gesundheitliche Risikofaktoren.

»Nicht ein einzelnes Hormon, sondern das mangelnde Zusammenspiel zahlreicher anaboler Hormone im Alter sind das entscheidende Maß für die Krankheitsrisiken und vorzeitige Mortalität.«

Ein medizinischer Laie mag hier seine Zweifel haben, sind doch diese hormonellen Altersveränderungen im Alter »normal«. Nun, man sollte eher sagen, sie »sind üblich« bzw. *»alterstypisch«*, aber wegen ihrer Folgen nicht gut für die Gesundheit.

Heute hat man realisiert, dass eine Zelle und ein Gewebe nicht erkennen kann, *aus welchen Gründen* nun plötzlich ein Hormonmangel eingetreten ist. Wenn beispielsweise Hormonspiegel durch genetische Störungen oder durch Operation einer Drüse oder letztlich durch Krankheit oder alterstypische Entwicklungen abfallen, sind die *Folgen unabhängig von der Ursache* stets ähnlich.

Nicht nur das: Diese Folgen können vorbeugend durch Substitution abgemildert oder gar vermieden werden, also bereits durch Ausgleich des Mangels und unabhängig von der Ursache. Das sind klassische »beweisende« Experimente. Jedes einzelne Mangelhormon trägt hierzu seinen Anteil bei und kann in der Altersmedizin substitutiv berücksichtigt werden – also nicht nur Östrogen und Progesteron!

Dennoch sind Hormone nicht alles. Auch andere Altersveränderungen und Maßnahmen der Lebensführung schlagen sich nieder und üben ihren Einfluss aus. Auch solche Aspekte können gezielt und zusätzlich genutzt werden.

Hormone und Altersmedizin: Personalisierter Lebensplan

1. Junge Erwachsene bis 40er-Lebensjahre

Tab. 12: Junge Erwachsene	
bis 40-er Lebensjahre (Basis-Check) ♂, ♀	**– Intervention –**
Stoffwechsel	*z. B. Fett-, Zuckerstoffwechsel, Gerinnung, Schilddrüse T4/Jodid*
Lebensführung	*z. B. Bewegung, Ernährung, Stress, Noxen, Polypharmazie*
Mikronährstoffe	*z. B. an Bedarf und Alter angepasst; speziell Gefäß-, Mitochondrien-, Arthroseschutz*
Serotonin-Defizit-Syndrom	oft anzutreffen
Burn-out-Syndrom	oft anzutreffen

Vorsorge-Check 1

Natürlich sollten junge, gesunde Erwachsene auch unabhängig von »Altersbeschwerden« gelegentlich einen *ärztlichen Vorsorge-Check* durchführen lassen, der auch Blutwerte erfasst (Tabelle 12).

Hierbei wird beispielsweise neben Blutbild und organbezogenen Risikomarkern auch geprüft, ob angeborene oder erworbene Entgleisungen beim *Stoffwechsel* vorliegen (z. B. erhöhte Blutfettwerte), denen dann frühzeitig gegengesteuert werden kann. Oder ob bezüglich der *Lebensführung* gesundheitlich ungünstige Angewohnheiten zu korrigieren wären.

Ebenso könnte durch belastende Situationen oder Verhaltensweisen ein *Mehrbedarf an Mikronährstoffen* bestehen der gezielt berücksichtigt werden kann (5). Nicht nur Heranwachsende, Schwangere, Raucher und Sportler, sondern auch viele ältere Personen können hiervon betroffen sein. Ein möglicher Mehrbedarf betrifft also durchaus einen nennenswerten Anteil der Bevölkerung.

Durch eine Kombination solcher Korrekturen können beachtliche zehn und mehr zusätzliche gesunde Lebensjahre gewonnen werden, wie Auswertungen aus den USA erst kürzlich wieder einmal ergeben haben (6, 7). Zu den acht wichtigsten Aspekten wurden gezählt: körperliche Aktivitäten, keine Drogen, kein Rauchen, Stressmanagement, ausgewogene Ernährung, wenig Alkohol, guter Schlaf und positive soziale Kontakte.

Junge Erwachsene: Die Rolle der Hormone
a) Schilddrüse

In diesen Lebensjahren stehen vorwiegend Funktionsstörungen der Schilddrüse im Vordergrund, meist eine gewisse Unterfunktion. Das wird von den Ärzten fast stets beachtet. Ob dann Jodidgaben oder schon L-Thyroxin (T4) und Weiteres erforderlich sind, wird laborbasiert entschieden.

b) Serotonin-Defizit-Syndrom (»Glückshormon« und Tryptophan)

Dualität des Serotonins: Serotonin wirkt sowohl als Neurotransmitter (Glückshormon) als auch als Stoffwechselhormon (Diabetes, Übergewicht).

Selten wird ein *Mangel des Serotonins* beachtet, dessen Bedeutung zu wenig realisiert wird. Er gehört bei uns zu den am häufigsten beobachteten Störungen der Hormonsysteme bei jungen Erwachsenen überhaupt. Es muss lediglich nach einigen Symptomen gefragt bzw. den typischen Beschwerden auch zugehört werden (Leitsymptom Depressivität), und schon stößt man auf diese Möglichkeit. Hierüber berichten wir regelmäßig schon seit vielen Jahren in Wort und Schrift (z. B. 8, 13). Als Abkömmling der natürlichen Aminosäure Tryptophan, einem lebensnotwendigen Bestandteil unserer Ernährung, ist Serotonin durch diesen Baustein auch einfach zu substituieren.

Leitsymptome

Die Leitsymptome sind einerseits *affektive Störungen* (dem psychischen Nervensystem zugeordnet wie Depressionen, Angst- und Panikstörungen) und andererseits *hormonell-metabolische Entgleisungen* (dem Stoffwechsel zugeordnet wie Essregulation, Übergewicht, Diabetes Typ 2). Es ist diese Dualität des Serotonins, nämlich sowohl als *Neurotransmitter* als auch als *Hormon* zu wirken, was manche nicht verstehen.

Das gilt sowohl für Gehirnfunktionen als auch für Abläufe im übrigen Körper. Hier wird es in großen Mengen im Darmbereich produziert und reguliert diesen und dessen Anhangsdrüsen wie Leber und Bauchspeicheldrüse. Serotonin wird in den Blutplättchen (Thrombozyten) transportiert und steuert die Blutgerinnung, Wundheilung sowie »Tonisierung« der Gefäße und des Herzmuskels.

Glückshormon

Wegen der *Funktion als Neurotransmitter* beeinflussen *Nervenärzte* bei Depressionen oft das Serotoninsystem durch sogenannte Serotonin-Wiederaufnahmehemmer *(SSRI)*, was ja nennenswerte Teile der Bevölkerung betrifft (»Volkskrankheit Depressionen«) und allgemein bekannt ist. Durch diese Medikamente soll – so die Modelle – weniger Serotonin in die Nervenzelle zurück aufgenommen werden (weniger Recycling) und sich so im synaptischen *Nervenspalt* länger anreichern und dadurch zur Besserung der Symptome beitragen. Wenig beachtet wird, dass damit aber auch im übrigen serotoninhaltigen Gewebe des *ganzen Organismus* die Rückaufnahme von Serotonin gebremst wird. Das führt dann dort zu *einem Mangel* sowie zu Störungen von Funktionen und dem Auftreten diverser Nebenwirkungen (10–12).

So fallen beispielsweise bereits die Blutspiegel des Serotonins durch diese Medikamente auf tiefe und meist nicht mehr messbare Werte ab (gestörte Rückresorption bzw. verminderte Anreicherung in den Thrombozyten), ein Mangel, den jeder leicht überprüfen kann (8, 13) und der gehäuft zu Blutungsrisiken und Störungen der Wundheilung führt.

Reguliert Diabetes und Übergewicht

An die *Hormonwirkungen* wird seitens der Nervenärzte kaum gedacht, das fällt nicht direkt in ihr Fachgebiet. Es war das renommierte Max-Planck-Institut für Psychiatrie aus München, das am 28.10.2009 in einer Presseerklärung (B/2009/223) die Bevölkerung auf diesen wichtigen hormonellen Zusammenhang plakativ mit der Überschrift hinwies:

Das »Glückshormon« Serotonin reguliert den Zuckerstoffwechsel.

Wissenschaftler klären den Wirkmechanismus von Serotonin in der Bauchspeicheldrüse und den Zusammenhang mit der Volkskrankheit Diabetes auf.

Serotonin entsteht aus Tryptophan und dann 5-Hydroxy-Tryptophan, was als direkte Vorstufe leicht bioidentisch substituiert werden kann.

Mehr noch, basierend auf ihren Studien zeigten sie gleichzeitig auf (14), wie der Serotoninmangel und dadurch z.B. der Diabetes *durch Substitution* seiner natürlichen direkten Vorstufe 5-Hydroxy-Tryptophan (5-HTP) in kurzer Zeit *repariert* werden kann. Man nutzt also den natürlichen Vorgang, wie aus Tryptophan und dann 5-Hydroxy-Tryptophan das Serotonin tagtäglich entsteht, auch zu seiner Mangelbehandlung.

Übrigens, das Serotonin ist auch die *Vorstufe von Melatonin*, was bei Serotoninmangel damit ebenso in Mitleidenschaft gezogen werden kann und zusätzlich dessen Bedeutung unterstreicht.

Bioidentisches 5-HTP

Ein *Serotoninmangel*, einfach im Blutserum zu messen, kann nicht durch SSRI-Psychopharmaka behoben werden. Aber die soeben erwähnte direkte Vorstufe 5-HTP steuert natürlicherweise die Synthese von Serotonin und kann somit *»bioidentisch«* bei Mangel substituiert werden.

Physiologisches 5-HTP ist effektiv und risikoarm.

So ist dies in Reviews und direkten Vergleichsstudien mit einem SSRI gezeigt und formuliert worden (15–17). Auch wir können das bestätigen, denn wir haben über 20 Jahre lang routinemäßig das Serotoninsystem berücksichtigt und immer wieder von entsprechenden Erfahrungen und Vorgehensweisen sowie der wissenschaftlichen Datenlage berichtet (8, 13).

c) Das Burn-out-Syndrom: Stress und Hormone

Niedriges Testosteron – Stress oder Alter?

Beim Basis-Check in den 40er-Lebensjahren (Tabelle 12) fällt öfters auf, dass Männer einen *niedrigen Testosteronspiegel* aufweisen und über entsprechende Mangelsymptome wie Müdigkeit und verringerte Libido klagen. Eine »altersbedingte« Hormonschwäche ist in diesen Lebensjahren nur selten zu erwarten, also liegt der Verdacht nahe, dass ein *Erschöpfungszustand* durch chronische Stressbelastungen vorliegen wird.

Bei Testosteronmangel kann einfach zwischen stressbedingt und altersbedingt unterschieden werden.

Ein stressbedingter Testosteronmangel ist etwas völlig anderes als ein altersbedingter, obwohl beide ähnliche Symptome bewirken. Die Diagnose wird aus einer Blutprobe des die Testosteronproduktion stimulierende Hormons LH aus der Hirnanhangsdrüse gestellt: Beim Stress ist *LH niedrig*, d. h., die Testosteronproduktion wird wenig angetrieben, was zu energetischen Einsparungen bei der Verarbeitung von Stressfolgen führen soll. Im Alter dagegen wird mehr stimuliert *(LH hoch)* als Versuch, die Produktion anzutreiben, was aber altersbedingt nicht mehr richtig gelingt.

So häufen sich gerade in diesen Lebensabschnitten zahlreiche Belastungen durch Beruf, Familie und Kinder, was zu erheblichen psychischen Problemen führen kann. Treffen solche »stressigen« Situationen mit einem wenig robusten *Stressverarbeitungssystem* zusammen, kann das zur Dekompensation, einer psychischen und körperlichen Erschöpfung führen, einem Burn-out-Syndrom. Gerade auch besondere *Persönlichkeitsprofile* wie hoher Ehrgeiz, Leistungsdruck und Exaktheit bis zum Perfektionismus lassen solche Personen als besonders anfällig erscheinen, was auch manche Berufe wie Lehrer, Ärzte, Steuerberater oder Architekten prädisponiert.

Stress: Das bidirektionale Beschwerdebild

Anfangs überwiegt eine freudige, oft *euphorische* Stimmungslage bei der Bewältigung der anfallenden Belastungen, man löst viele Herausforderungen aktiv mit Elan, man »jongliert mit vielen Bällen«.

Die »psychosomatischen« Folgen der Stresseinflüsse laufen aber in zwei entgegengesetzte Richtungen ab: Zum einen treten Herzklopfen, Pulsbeschleunigung, Blutdruckstei-

> *Akut stressbedingte Hormonanstiege betreffen Adrenalin, Noradrenalin, Cortisol und Endorphine.*

gerung, Wachheit und schnelles Reflexverhalten auf – alles Belege einer *Stressaktivierung*. Andererseits treten parallel dazu als Zeichen von *Krafteinsparungen* nun Hautblässe, Darmträgheit, Schlaf- und Denkstörungen sowie nachlassende Sexualität auf. Es lassen sich also typische Entwicklungen in zwei entgegengesetzte Richtungen *(bidirektional)* beobachten: zum einen eine kräftige Mobilisierung überlebensfördernder Aktionen (Kampf oder Flucht) und gleichzeitig an anderer, fürs kurzfristige Überleben nicht so wichtiger Stelle eine merkliche Einsparung von Kraftreserven. Das hat sich in der Evolution so als günstig herausgestellt: Denn bei Gefahrenabwehr bringt es keinen Vorteil, an die Sexualität und Fortpflanzung zu denken oder zu wachsen, zu verdauen und eine gute Hautdurchblutung zu haben, alles dies wird zur Einsparung herunterreguliert, um Beispiele zu nennen.

> *Stress führt zu bidirektionalen Beschwerden und Hormonprofilen.*

Hormonprofil als Spiegelbild der Beschwerden

Entscheidend ist aber die Beobachtung, dass sich auch beim Stress *parallel* zum Beschwerdebild nun ebenso das Hormonprofil bidirektional entwickelt, denn Hormone wirken ja beim Umsetzen der klinischen Effekte kräftig mit (18).

Zunächst sind also in der Blutprobe die *Stresshormone hoch* (Adrenalin, Noradrenalin und Cortisol), ebenso einige Stimmungshormone wie die Endorphine. Gleichzeitig sind die Hormone der von Einsparungen betroffenen Systeme deutlich *niedriger*, was entsprechend in der Blutprobe zu sehen ist (z. B. LH mit Testosteron, Östradiol, DHEA, Wachstumshormon und sein Vermittler IGF-1, aber auch Serotonin und Melatonin).

Konsequenz:

Die chronisch aktivierten Stresshormone führen zur Überbelastung der angetriebenen Systeme, während die herunterregulierten Systeme zu klinischen Beschwerden und Mangelsymptomen durch deren Einsparungen beitragen – beides Gründe für gehäufte Arztbesuche und Therapiebedarf.

> *Vom stressbedingten Hormonabfall betroffen sind LH, Testosteron, Östradiol, DHEA, Wachstumshormon, Serotonin und Melatonin.*

Chronischer Stress: Grundzüge der Behandlung

a) Mit *psychologischer Hilfe* von professioneller Seite sollte eine Betreuung zumindest begleitet werden. Hierbei ist es wichtig, ein Problem*bewusstsein* für die Überbelastungen zu schaffen (Stressursachen, Stressdosis, Strategien zur Vermeidung). Gerade bei der anfänglichen Begeisterung und oft Euphorie für die vielfältigen Tätigkeiten ist eine Einsichtsfähigkeit bezüglich der Grenzen von Belastungen beim Patienten oft nur schwer zu erreichen (19, 20).

b) *Hormonell* kann man einerseits den chronischen Stresseinschuss, der ja objektiv durch eine Blutprobe zu messen ist, tendenziell verringern, also *antagonisieren*. Hierzu haben sich kurz wirkende ß-adrenerge Blocker, Progesteron-Kapseln (Wirkung via Umbau zu Allopregnanolon) und DHEA oral gut bewährt (21–24).

c) Als zweiter hormoneller Ansatz gilt die *Substitution*. Die herunterregulierten Hormonsysteme führen unweigerlich akut sowie chronisch zu Beschwerden und dann zu manifesten Mangelfolgen, was es zu beeinflussen gilt. Im Prinzip stehen – jeweils nach ärztlicher Labordiagnostik und bis zu einer Erholung – substitutive Gaben von DHEA, Testosteron, ggf. Wachstumshormon als »Kur«, Progesteron systemisch, Pregnenolon, Östradiol, Serotonin (via 5-HTP) und Melatonin im Vordergrund (18, 25).

Darüber hinaus ist wegen der hohen Stressbelastung vieler Organe – inklusive des Immunsystems – auch an *ausgleichende Mikronährstoffe* und antientzündliche Interventionen zu denken, wozu die orthomolekulare Medizin recht hilfreich ist (5).

> *Ein Burn-out ist einfach durch abgefallene Stresshormone im Blut wie Noradrenalin und Cortisol zu objektivieren.*

Übergang zum Burn-out-Syndrom

Klinik: Beim chronischen Stress stehen *anfangs bidirektionale Reaktionen* im Vordergrund, also sowohl aktivierte als auch herunterregulierte Systeme. Das ist noch kein Burn-out. Erst *wenn auch* die aktivierten, puschenden Systeme herunterfahren, kommt es zum Gefühl der körperlichen und mentalen Erschöpfung, des Ausgebrannt-Seins, des Burn-outs. Da von einer solchen Erschöpfung viele Systeme betroffen sind, spricht man auch von einem Syndrom, dem Burn-out-Syndrom. Seit 2019 ist das Burn-out auch in der »International Classification of Diseases« (ICD 11.QD85) der Weltgesundheitsorganisation (WHO) aufgenommen.

Labor: Burn-out ist nicht nur ein »Gefühl« mit *unterschiedlichen Schweregraden,* sondern kann durch Hormonanalysen aus dem Blut objektiviert werden, was zu wenig genutzt wird: So sind die letzten noch aktivierten Hormone wie Adrenalin, Noradrenalin (sogenannte Katecholamine) und Cortisol plötzlich ebenso herunterreguliert bzw. erschöpft, jeweils in unterschiedlichen Schweregraden, wie dann die Laborwerte und parallel dazu das Befinden belegen.

Man hat also eine praktische Messlatte, um zusätzlich zu psychologischen Fragebögen auch durch eine Blutprobe eine *objektive Diagnose und Stadieneinteilung* – auch bei einer Erholung – zu belegen (18). Das ist ein sehr hilfreiches Arbeitsmittel. Leider wird es oft in den Hintergrund gedrängt: Da jetzt auch die Endorphine und andere Stimmungshormone vermindert sind, treten zusätzlich affektive Belastungen, wie Depressivität und Angststörungen, auf, die oft fachärztliche psychiatrische Interventionen notwendig erscheinen lassen, damit hormonelle Aspekte verdrängt werden.

Konsequent bioidentisches Cortisol: Das *natürliche Cortisol* (Hydrocortison, Hydrocortisol) ist als individuell dosierbare Tablette schon lange bei bestimmten Erkrankungen als oft lebensrettendes Medikament verfügbar. So sind Patienten mit einer Schwäche der Nebennieren hierauf angewiesen. Entsprechend der natürlichen *Tagesrhythmik* substituieren sie – wenn nötig – ihren Tagesbedarf dreimal täglich problemlos, z. B. mit 10-10-5 Milligramm täglich, unter bestimmten höheren Belastungen kurzfristig auch deutlich mehr.

Ähnlich geht es auch beim Burn-out mit seinem niedrigen Cortisolspiegel: So wirkt eine schon leichte *Substitution* mit bioidentischem Cortisol rasch und eindrucksvoll erleichternd. Dazu reichen meist kleine Dosen, je nach Stadium und laborbasiert, aus, z. B. 10 Milligramm mittags oder 5 Milligramm mittags und 5 Milligramm abends (18). Zusätzlich ist auch das meist sehr niedrige *Pregnenolon* als Kapsel morgens zu substituieren, wenn der Laborbefund entsprechend niedrig ist (27). Damit hat man weitere hormonelle Sofortmaßnahmen zur Überbrückung und als Begleitung der grundlegenden therapeutischen Bemühungen zur Hand.

Mit den Hinweisen auf Schilddrüsenhormone, auf das Serotonin-Mangel-Syndrom und chronischen Stress mit Burnout-Syndrom sind *für junge Erwachsene* etwa bis in die 40er-Lebensjahre wesentliche relevante Aspekte zum Thema Alter und Hormone herausgestellt, die als eine erste Leitschnur dienen können (Tabelle 12).

2. Erwachsene in den 45er- bis 55er-Lebensjahren

Erreichen Erwachsene nun mit den 50er-Lebensjahren das nächste Dezennium, stellt dieser Abschnitt für viele heute die Lebensmitte dar. Aus hormoneller Sicht treten nun aber weitere Disbalancen auf, die *zusätzlich* zu beachten sind (Tabelle 13).

Wechseljahre, Menopause

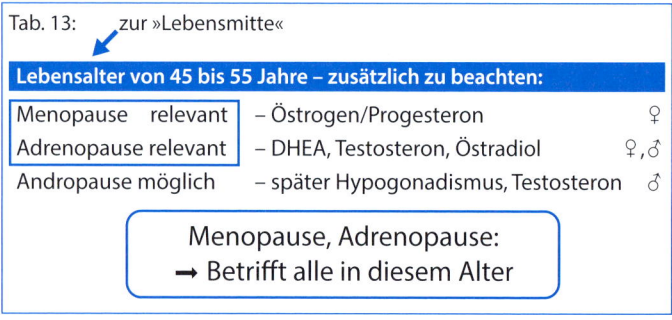

Tab. 13: zur »Lebensmitte«

Lebensalter von 45 bis 55 Jahre – zusätzlich zu beachten:		
Menopause relevant	– Östrogen/Progesteron	♀
Adrenopause relevant	– DHEA, Testosteron, Östradiol	♀,♂
Andropause möglich	– später Hypogonadismus, Testosteron	♂

Menopause, Adrenopause:
→ Betrifft alle in diesem Alter

So kommen die Frauen in dieser Lebensspanne in die *Wechseljahre,* was zunächst zu einem Auf und Ab der Östrogenspiegel führt. Mit der Menopause, der letzten regulären Menstruationsblutung, werden dann der *Östrogen- und Progesteronmangel* manifest. Neben den lästigen Entzugssymptomen entwickeln sich im Laufe der Zeit zahlreiche degenerative Folgeerscheinungen, die oft erheblichen Krankheitswert aufweisen können. Prävention ist die sinnvolle Abhilfe.

Über die menopausale Situation wurde weiter oben im Abschnitt »Bioidentische Hormongaben – aber richtig« bereits ausführlich diskutiert. Auch wurde die *bioidentische* Substitution der Hormone als sinnvolle und nebenwirkungsarme Altersmaßnahme erörtert. Es ist zu betonen, dass *alle Frauen* von den Wechseljahren und ihren Folgen betroffen sind, da gibt es kein Entrinnen. Daher ist auch bei jeder gesunden Frau eine angepasste hormonelle Prävention anzuraten.

Andropause

Bei Männern entwickelt sich ein *Testosteronabfall* und ggf. ein Mangel (»*Andropause*«) erst allmählich über die höheren Lebensdezennien, also nicht abrupt wie die Menopause bei den Frauen. Wenn demnach »zur Lebensmitte« trotzdem niedrige Testosteronwerte passend zu Beschwerden gemessen werden, dann …

- ist nur selten ein angeborener oder ein *vorzeitig altersbedingter Mangel* die Ursache (primärer Hormonmangel).
- liegen meistens *chronische Stressfolgen* vor, indem die Produktion von Testosteron heruntergefahren wurde, was durch eine Blutprobe zu erkennen ist (sekundärer Mangel).

Darauf ist im vorangehenden Kapitel über chronischen Stress und Burn-out-Syndrom bereits eingegangen worden. Im Bedarfsfall wäre eine zeitweilige Substitution möglich, bis sich die Stressbelastungen abgebaut und die Testosteronsekretion selber erholt haben.

Adrenopause/DHEA

Die Nebennierenrinde *(adrenal cortex)* ist eine wichtige beidseitige Drüse für Steroidhormone, die sich aus dem Cholesterin ableiten. Zum einen produziert sie das *Cortisol* lebenslang und ist damit praktisch das einzige wichtige Hormon, das im Alter *keinen Rückgang* der Blutspiegel aufweist.

Altersverlauf

Neben Cortisol werden aber auch DHEA *(Dehydroepiandrosteron)* und *DHEA-Sulfat* gebildet, was neben der eigenen hormonellen Bedeutung auch noch die biochemische Vorstufe von Testosteron und Östrogen ist. Trotz dieser verschiedenen Umwandlungen überwiegt etwas die Einstufung als »*schwaches männliches Hormon*« (Androgen). DHEA ist für den Organismus offensichtlich sehr bedeutsam, indem es bei Heranwachsenden und bei jungen Erwachsenen die mit großem Abstand höchsten Blutkonzentrationen aller Steroidhormone erreicht.

DHEA und DHEA-Sulfat weisen einen *starken Altersgang* im Blut auf. Der vor der Pubertät beginnende Anstieg erreicht um die 30er-Lebensjahre seinen Gipfel und fällt dann kontinuierlich im Altersverlauf ab.

In den 50er-Lebensjahren sind die Spiegel praktisch halbiert, was man in Analogie zur Menopause nun *Adrenopause* *(adrenaler Androgenabfall im Alter)* nennt. Ein solcher Rückgang ist biologisch gesehen nicht nebensächlich, er wird schon lange mit zahlreichen Mangelfunktionen und nachteiligen gesundheitlichen Auswirkungen in Verbindung gebracht (Abbildung 12). In den 60er- bis 70er-Lebensjahren sind nur noch Spuren von etwa 10 Prozent messbar. Zum Glück können solche Auswirkungen durch eine bioidentische Substitution günstig beeinflusst werden (9, 28).

Abb. 12: Klinische Leitsymptome ♂, ♀ (Alter: 50 bis 65 Jahre) bei …

Östrogenmangel *(E2, Prog)* z. B. Klimakterium feminale, virile	Androgenmangel *(DHEA, T)* z. B. Adrenopause
Psychovegetative Beschwerden	**Psychovegetative Beschwerden**
Hitzewallungen	Leistungsknick, Müdigkeit
Schweißausbrüche	Stressbelastbarkeit reduziert
Unruhe, Gereiztheit	Unruhe, Gereiztheit
Stimmungslabilität, Depressivität	Depressivität
Schlaflosigkeit	Libido reduziert
Somatische Beschwerden	**Somatische Beschwerden**
Trockene Haut und Schleimhäute	Fettarme Haut
Haarausfall	Nachlassende Behaarung
Atrophien diverser Gewebe	Atrophien diverser Gewebe
Urogenitale Schwäche	Muskel-Fett-Relation verändert
Gelenkschmerzen und Arthrose	Arthrose und Osteoporose
Osteopenie und Osteoporose	Anämie, Immundefizit

Modifiziert nach Römmler, A, Römmler-Zehrer, J. Adrenopause. Die Rolle des Schlüsselhormons DHEA. *gynäkologie + geburtshilfe* 2013; 18 (SH1), S. 34–41. E2 Östradiol; Prog = Progesteron; DHEA Dehydroepiandrosteron; T = Testosteron

Beschwerden

So ist in Abbildung 12 eine vereinfachte Gegenüberstellung von *alterstypischen Symptomen* um die 50er-Lebensjahre bei Mann und Frau zu sehen, die sich auf einen Östrogenmangel (links) oder Mangel an Androgenen (rechts; DHEA, Testosteron) beziehen.

Bei einem *Androgen-/DHEA-Mangel* stehen eine *verminderte Vitalität* wie Müdigkeit und Leistungsknick sowie Stimmungsschwankungen wie Gereiztheit im Vordergrund. Körperliche Auffälligkeiten sind dann anfangs die fettarme Haut und nachlassende Behaarung, später kommen degenerative Veränderungen vieler Organe hinzu. Darüber hinaus sind in wissenschaftlichen Studien eine Fülle von Beeinträchtigungen wichtiger Organfunktionen beschrieben worden, die in unseren Lehrbüchern und Seminaren erfasst sind.

> *Beschwerden eines Androgenmangels werden im Alter häufig geschildert, aber meist wenig beachtet.*

Umfangreiche wissenschaftliche Daten zur Substitution

DHEA ist also bei vielen – wenn nicht bei fast allen – Altersveränderungen *mitbeteiligt*, was erklärt, dass sich dann unter einer DHEA-Substitution vieles davon bessern oder gar normalisieren lässt. Wir und andere haben darüber immer wieder ausführlich berichtet, auch über Anwendungstipps, wie neuere Beispiele zeigen (9, 28, 30–33).

Androgenmangel oft übersehen

Die Auflistung in Abbildung 12 zeigt, dass viele Symptome eines Östrogen- und Androgenmangels in dieser Lebensphase von Patienten bemerkt und oft geäußert werden. Man hat aber den Eindruck, dass in den ärztlichen Sprechstunden –

wenn überhaupt – nur die Aspekte eines Östrogenmangels bzw. die Menopause beachtet werden. Die Befunde eines Androgenmangels werden eher achselzuckend als »eben zum Alter gehörend« beiseitegeschoben, dabei steht auch hier eine bewährte Substitution zur Verfügung.

Bioidentische DHEA-Substitution

Bei Bedarf kann DHEA als Reinsubstanz mikronisiert in einer Kapsel individuell dosiert *zur Substitution* eingesetzt werden. Dazu werden laborkontrolliert (Ausgangswert und Zielbereich) in der frühen Adrenopause bei Frauen meist 5 bis 15 Milligramm täglich und bei Männern 15 bis 30 Milligramm jeweils morgens eingesetzt, später dann eher 15 bis 25 Milligramm bei Frauen und 25 bis 50 Milligramm beim Mann (9, 28).

Bei einigen Symptomen ist nach acht bis zwölf Wochen mit einem merklichen Wirkungseintritt zu rechnen, so bei Stimmungs- und Stressverbesserungen, wieder Rückfettung der Haut, verbesserte Durchblutung und gesteigertes Immunsystem. Biologisch trägere Systeme wie Knochendichte und Fettverteilung benötigen schon zwölf Monate, wie Studien mehrfach zeigten.

Sicherheitsprofil exzellent

Die Vorgehensweise ist *bioidentisch* und *nebenwirkungsarm*, hierüber wurde gerade auch von uns seit über 20 Jahren intensiv vorgetragen und publiziert (28). So ist auch bei den über 1000 ärztlichen Mitgliedern der GSAAM (Deutsche Gesellschaft für Prävention und Anti-Aging Medizin e.V.) eine solche Substitution üblich.

Die bioidentische DHEA-Gabe zeigt seit Jahrzehnten ein exzellentes Sicherheitsprofil.

Auch international ist DHEA weitverbreitet und wird als sogenannte Nahrungsergänzung seit Mitte der 1990er-Jahre eingesetzt. Es hat ein *exzellentes Sicherheitsprofil*: Trotz millionenfacher »off-label« und studienbezogener Anwendungen sollen in der Weltliteratur und bei der US-amerikanischen Gesundheitsbehörde FDA keine ernsthaften Nebenwirkungen registriert sein, was auch wir nur bestätigen können (28, 30, 33, 34).

Dagegen machen manche Ärzte der deutschen Universitätskliniken um DHEA einen großen Bogen, sowohl bei der Diagnostik als auch bei einer Substitution. Das sollte die Leserschaft nicht beunruhigen, man scheut sich dort vielleicht, da es noch keine behördlich zugelassenen Fertigarzneimittel von DHEA gibt.

DHEA verbessert beim Mann auch niedrige Östrogenspiegel, bei der Frau aber niedrige Testosteronspiegel.

DHEA als Vorstufe von Östrogen und Testosteron

Beim Mann …

ist das DHEA der Nebennieren für etwa die Hälfte der Östrogenspiegel im Blut verantwortlich, die andere Hälfte kommt aus dem Testosteron und damit vorwiegend aus den Hoden. *Im Alter* lässt die Produktion aus diesen Drüsen aber nach (Adrenopause und Andropause), folglich fallen auch die Blutspiegel der Östrogene und des Testosterons üblicherweise ab. Eine Ausnahme ist nur bei den Männern zu sehen, die kräftige Fettansammlungen im Bauchraum aufweisen, da diese eine zusätzliche Östrogenquelle darstellen.

Sind die Östrogenspiegel nun aber niedrig, dann kann bei einer DHEA-Substitution praktisch »nebenbei« auch der Östrogenspiegel verbessert oder gar normalisiert werden (35). Dies ist wichtig, denn auch Männer haben und brauchen »normale« Östrogenspiegel, wie wir an anderer Stelle ausführlich darlegen (35). Testosteron dagegen würde sich wegen des überwiegenden Anteils aus den Keimdrüsen durch DHEA meist nur wenig verändern.

Bei der Frau ...

überwiegt natürlich der Einfluss der Eierstöcke (bzw. dessen Ersatz durch Substitution) auf die Östrogenspiegel. Daher richtet hier eine niedrige DHEA-Dosis im Alter nur wenig zusätzlich aus.

Dafür wird aber der niedrige Spiegel des Testosterons deutlich angehoben, was nachvollziehbar ist. Denn Testosteron wird etwa zur Hälfte aus dem DHEA der Nebennieren und zur anderen Hälfte aus dem DHEA der Ovarien gespeist. Dies zu wissen kann sehr hilfreich sein, denn für Frauen sind keine zugelassenen Testosteronpräparate verfügbar (36).

Fazit

Die im Alter auftretende *androgene Schwäche* der Nebennierendrüsen *(Adrenopause und DHEA)* ist alterstypisch – es ist jeder davon betroffen –, aber gesundheitlich nicht vorteilhaft. Da gleichzeitig sein hormoneller Gegenspieler Kortison unverändert bleibt, verschiebt sich hierdurch der *anabole zum katabolen Zustand*, was Vitalitätsmangel und degenerative Entwicklungen zur Folge hat.

Wie schon die *Menopause* durch Östrogengaben, kann auch die *Adrenopause* durch DHEA-Gabe bioidentisch, nebenwirkungsarm und effektiv substituiert werden. Diese Maßnahmen *ergänzen* sich als wichtige Bausteine in der Alterspävention zur Lebensmitte, also ab den 50er-Lebensjahren, wo jeder davon betroffen sein wird, wenn er bis dahin lebt (Tabelle 13).

3. Erwachsene in den 55er- bis 65er-Lebensjahren

In den 60er-Lebensjahren sind Schwächen weiterer Hormonsysteme und Altersveränderungen so weit fortgeschritten, dass auch diese für Beschwerden und Krankheitsentwicklungen relevant werden (Tabelle 14).

Tab. 14: ♂ u. ♀ im höheren Lebensalter	
im Alter von 55 bis 65 – zusätzlich zu beachten:	**– Intervention –**
Somatopause relevant	– Co-Faktoren, GH
Melatonin relevant	– Co-Faktoren, Melatonin
Mitochondropathie relevant	– Pregnenolon-S, Coenzym Q10
Vit. D / B$_{12}$ relevant	– Altersdefizienzen häufig (Holotranscobalamin)
▶ Auch solche Altersdefizienzen betreffen **alle** Männer und Frauen	

Wachstumshormon und Alter

Beispielsweise ist das *Wachstumshormon* (Somatomedin, Growth Hormone, kurz GH) und sein Wirkungsvermittler IGF-1 (Insulin-like Growth Factor 1) über die bisherigen Dezennien nun so weit im Blut messbar abgefallen, dass man von einer beginnenden *Somatopause* sprechen kann. Da es sich hierbei um ein starkes anaboles Hormon handelt, führt sein Abfall nun auch zu weniger Muskel- und Organaufbau (Sarkopenie, Osteoporose, Arthrose) und mehr Faltenbildung, während der Fettansatz zunimmt. Weitere Funktionsschwächen fangen an, sich auch bei den mentalen Prozessen nachteilig auszuwirken.

Ein Altersabfall beim Wachstumshormon kann bereits selbst durch Lebensführung verbessert werden.

Eine *Substitution* wäre etwas aufwendig, sowohl kostenmäßig als auch durch die subkutane Spritzenbehandlung, die bei dem langkettigen Eiweißhormon täglich oder alle zwei oder drei Tage notwendig wäre und daher Sonderfällen vorbehalten bleibt. Derzeit stehen neuere Markteinführungen bevor, die eine wöchentliche Spritzenanwendung ermöglichen. Glücklicherweise können wir *Ersatzmöglichkeiten* durch Förderung der Eigenproduktion und Beseitigung von Störfaktoren nutzen (37):

a) Eigenproduktion von GH/IGF-1 fördern

Sportliche Aktivitäten, gepaart mit eiweißbetonter Ernährung, verbessern das GH-System und sind gesundheitlich hilfreich, was belegt ist.

Ebenso fördern *transdermale* (aber nicht orale) Östrogene bei der Frau sowie Testosteron beim Mann und DHEA bei beiden die eigene Produktion, wie viele Studien zeigen.

Ferner ist ausreichender *Tiefschlaf* erforderlich. Nachts wird der größte Anteil des Wachstumshormons sezerniert, aber nur bei tiefem Schlaf. Hierzu sind Stresseinflüsse zu beseitigen und ggf. ist mit *Melatonin* zu unterstützen.

Orale Östrogengaben, Antibabypillen, hohe Blutzuckerspiegel und wenig Schlaf bremsen das Wachstumshormon.

b) Störfaktoren beseitigen

Während Insulin die Zuckerspiegel abbaut, ist das Wachstumshormon in gewisser Hinsicht sein Gegenspieler. Es mobilisiert die Fettdepots und lässt dadurch die Zuckerspiegel im Blut wieder ansteigen. Umgekehrt, wenn schon hohe Zuckerspiegel vorliegen, wird GH nicht benötigt und somit gebremst. Bei GH-Mangel also Übergewicht abbauen, Zuckerbelastungen meiden (glykämischer Index) und möglichst hungrig schlafen gehen, sonst verpufft die Chance zum nächtlichen erholsamen GH-Anstieg.

IGF-1 wird vorwiegend in der Leber produziert, es ist damit die wichtigste Quelle für Wirkungen des Wachstumshormons. Man muss aber *Belastungen der Leber* klein halten, um diesen Prozess nicht zu stören. Ganz wichtig sind hierbei Östrogengaben bei der Frau: *Oral einzunehmende Östrogene* in den Wechseljahren sind ein sehr starker Störfaktor, der unbedingt durch transdermale Gabe umgangen werden sollte.

Übrigens: Eigentlich sollten auch die synthetischen Östrogene der Antibabypillen und eines Vaginalrings gemieden werden, denn sie bremsen stark das IGF-1 aus der Leber. Aber in den Lebensjahren, in denen man diese Kontrazeptiva anwendet, sind die IGF-1-Spiegel normalerweise noch recht hoch. Damit könnte ein etwa 20-prozentiger Abfall eher verkraftet werden, wenn nicht noch weitere Störungen wie starker Stress hinzukommen.

Weitere Störfaktoren sind die schon oben erwähnten *Stresseinflüsse* und nicht ausreichenden *Hilfsfaktoren* (Co-Faktoren) wie DHEA, Testosteron, transdermales Östrogen, Schilddrüsenhormon und Cortisol, die beeinflusst werden können.

GH: Es gibt **Kritiker,** die meinen, ein niedriger Wachstumshormonspiegel im Alter möge möglichst nicht verbessert werden, da dies in *Tierversuchen* bei Würmern, Mäusen und Ratten nachteilig für die Lebensspanne erschien. Nun, dagegen lässt sich einwenden, dass diese kurzlebigen Spezies sicherlich andere Überlebensstrategien notwendig haben als dicke Knochen, viel Muskulatur und wenig Fett wie beim Menschen.

Im vorigen Abschnitt wurden dazu einige Möglichkeiten aufgeführt, mit denen ältere Menschen ihren Wachstumshormonspiegel auf natürliche Weise anheben können. *Alle diese Maßnahmen* (z. B. Sport, Eiweißkost, Tiefschlaf, transdermale Östrogengaben, Stressabbau, Zuckervermeidung) sind bekanntermaßen *mit Vorteilen* für die Gesundheit und Langlebigkeit verknüpft, was auch am verbesserten Hormoneinfluss von GH liegen kann. Unabhängig davon zeigen wissenschaftliche Studien, dass *beides*, sowohl zu hohe (z. B. Krankheitsbild Akromegalie) als auch zu niedrige (Krankheitsbild Insuffizienz der Hypophyse) Blutspiegel des Wachstumshormons, mit einer etwa *doppelt so hohen vorzeitigen Sterberate* verbunden ist als die im *Mittelfeld* angesiedelten Vergleichsgruppen und dass sich dieses Risiko unter entsprechender GH-Behandlung (Absenkung bzw. Erhöhung) wieder ausgleichen lässt (37).

Melatonin

Mit Beginn der 60er-Lebensjahre ist üblicherweise der altersbedingte Melatoninabfall so weit fortgeschritten, dass er für das Beschwerdebild »Schlafstörungen« relevant werden kann. Die Bedeutung des Melatonins für die *Altersgesundheit*

> *Melatoningaben zur Schlafförderung sind erst effektiv, wenn weitere Störungen mit beseitigt werden.*

und Chronobiologie – und nicht nur für das einfache Schlafgefühl – wird in unseren Übersichtsartikeln und Lehrbüchern genauer beschrieben (28, 39).

Bestärkt werden soll hier, dass eine Melatoninsubstitution in diesen Lebensjahren gelegentlich schon aus Gründen *mangelnden Tiefschlafs* indiziert sein kann.

Vorab aber sollten *Störfaktoren* wie Stresseinschuss, Serotoninmangel (Depressivität, Antidepressiva) und Aspekte der Schlafhygiene berücksichtigt werden, sonst funktioniert das mit den Melatoningaben nicht. Will man dann Melatonin *»bioidentisch«* und nebenwirkungsarm einsetzen, sollten zwei Aspekte beachtet werden: Man setze stets nur *»natürliches«* Melatonin ein, weil dieses die Fülle von vorteilhaften Effekten im ganzen Organismus am ehesten widerspiegeln kann. Es darf dann aber durchaus *verzögert*, also über einen Zeitraum von mehreren Stunden, freigesetzt werden (z. B. *time-released, retard*).

Meist reichen anfangs niedrige Dosierungen aus, z. B. 0,5 oder 1 oder 1,5 Milligramm oral vor dem Zubettgehen, auch unregelmäßig. Wird man älter, sind dann meist Steigerungen auf 3 oder 5 Milligramm hilfreich.

Ist Melatonin zu hoch dosiert, kann am nächsten Vormittag ein *»Overhang«* bestehen, also Müdigkeit und Dösigkeit auftreten. Ist man sich unsicher, kann eine *Blutprobe* vormittags den *Melatoninspiegel* objektivieren lassen. Hoch-normale Werte sind meist noch akzeptabel, sehr hohe Werte können aber zur Beeinträchtigung von Tätigkeiten inklusive Autofahren führen und sind zu korrigieren.

Weitere Insuffizienzen von Relevanz

In den *6oer-Lebensjahren* sind weitere Altersveränderungen so weit fortgeschritten, dass sie durch Störungen von Funktionen, Beschwerden und Krankheitsentwicklungen zunehmend auffallen können. Einige Beispiele seien kurz herausgestellt (Tabelle 14)(5).

Vitamin D: Das Vitamin und Hormon wird einerseits durch fetthaltige Nahrung aufgenommen, andererseits aber durch das Licht und über Rezeptoren der Haut auch selber produziert. Kinder sowie junge Erwachsene können durch regelmäßiges Tageslicht einem Mangel an Vitamin D vorbeugen.

Im Alter funktioniert das aber immer weniger: Die Hautrezeptoren (Proteine) »verkleben« altersbedingt zunehmend mehr, vorwiegend durch Zucker, was auch als Glykolisierung bezeichnet wird und ihre Funktion beeinträchtigt. Eine solche Glykolisierung findet überall statt, beispielsweise beim Blutfarbstoff Hämoglobin, was als HbA1c regelmäßig bei Diabetikern zur Zuckerkontrolle verwendet wird, und trägt beim Bindegewebe zur Steifigkeit im Alter bei.

Konsequenz: Zur Substitution ist eine laborkontrollierte tägliche Tabletteneinnahme von Vitamin D angezeigt. Hierbei wird die zu substituierende Dosis genau bestimmt, die oft 2000 bis 4000 Internationale Einheiten (IE) beträgt.

Vitamin D und B_{12} sind im Alter meist niedrig, können aber kontrolliert substituiert werden.

Vitamin B_{12}: Dieses wichtige Vitamin (Cobalamin, Methylcobalamin) wird normalerweise durch die Nahrung ausreichend aufgenommen. Aber dazu muss es im Magen-Darm-Bereich mithilfe eines *Carriers* (Intrinsic Factor, Transporter) durch die Zellwände transportiert und aufgenommen werden. Dieser ist wiederum ein Protein und »verklebt« im Laufe des Älterwerdens oft so weit, dass keine ausreichende Aufnahme mehr erfolgt. Auch zahlreiche Medikamente können die Resorption vermindern, wenn z. B. die Magensäure reduziert wird *(Antacida)* oder Darmbakterien gestört werden (Diabetesmedikament Metformin) und mehr.

Konsequenz: Hier hilft eine zusätzliche Vitamin-B_{12}-Tablette, die über den Magen- Darm-Trakt wirkt, wenig. Daher wird von manchen Ärzten eine intramuskuläre Injektion verabreicht. Vitamin B_{12} wird aber auch rasch und gut als tägliche Pastille »bioidentisch« über die Mundschleimhaut aufgenommen, also *sublingual bzw. buccal,* was in wenigen Minuten erledigt ist. Natürlich laborkontrollierte Anwendung!

Schwäche derMitochondrien/Coenzym Q10, Pregnenolon

Antioxidanzien: Unsere Zellen verfügen über meist Tausende von kleinen Kraftwerken, die Mitochondrien, zur *Energiegewinnung durch Zellatmung.* Dieser lebenswichtige Prozess lässt im Alter zunehmend nach, was auch noch durch starke Stresseinflüsse verstärkt werden kann (z.B. Burn-out-Syndrom), womit zwei häufige Ursachen herausgegriffen werden.

Zusätzlich sind die Mitochondrien auch Quelle der sogenannten freien Radikale, also von chemischen Produkten bzw. Molekülen, die als »Abfall« bei der Energiegewinnung aufgefasst werden können, vergleichbar mit Abgasen eines

Motors. Solche Radikale sind sehr reaktionsfreudig, was positiv zur Abwehr von Mikroben genutzt wird oder negativ zur Reizung und Entzündung von Gewebe beitragen kann. Hier kommt es auf die Balance an. Bei Bedarf kann die Abwehr mit *Antioxidantien* im Rahmen der orthomolekularen Medizin unterstützt werden, also mit Mineralien, Vitaminen, sekundären Pflanzenstoffen und weiteren Mikronährstoffen (5).

Als praktische Marker für die Funktion der Mitochondrien können im Blut Coenzym Q10 und Pregnenolon dienen.

Bei einem Basis-Check im Alter (aber auch bei einem Burnout) kann die Funktion der Mitochondrien durch zwei gängige sensible Blutmarker abgeschätzt werden.

Coenzym Q10: Dieses Enzym ist auch ein Co-Faktor weiterer Enzyme der zellulären Atmungskette und für die Gesundheit unverzichtbar. Im Alter fallen die Blutspiegel ab, zusätzlich auch unter Stress. Auch manche Medikamente können zur Absenkung beitragen, zu denen vor allem Statine (Absenker von Cholesterin und weiteren Blutfetten) gehören. Laborkontrolliert kann bei Mangel bioidentisch und individuell dosiert substituiert werden.

Pregnenolon-Sulfat: In den Mitochondrien werden aus Cholesterin auch Steroidhormone gebildet, genauer gesagt das Pregnenolon. Dies ist die *Muttersubstanz* aller weiteren Steroidhormone, die dann in den Organellen der Zellen gebildet werden. Dazu gehören Cortisol, Aldosteron, Progesteron, DHEA, Östrogen und Testosteron. All diese Hormone sind somit bereits in kleinsten Mengen in den Zellen anzutreffen. Für besondere Aufgaben bei höher entwickelten Tieren reichen diese kleinen Mengen aber nicht aus, sodass spezielle Drüsen wie Keimdrüsen und Nebennieren mit ihrer deutlich höheren Hormonproduktion entstanden sind.

Pregnenolon in seiner *Speicherform als Pregnenolon-Sulfat* stellt somit einen wichtigen Marker für die Funktion der Mitochondrien dar, der als Hormon einfach im Blut bestimmbar ist. Darüber hinaus kann bei Bedarf und passendem Beschwerdebild das Pregnenolon auch *bioidentisch* und nebenwirkungsarm substituiert werden, wie in unseren Lehrbüchern ausführlich beschrieben ist (27, 40).

Fazit

Im Kapitel »Ein Lebensplan für Altershormone« ist dargelegt, dass sich mit fortschreitendem Alter immer mehr hormonelle und nicht-hormonelle Veränderungen erkennen lassen, die sich auf die Gesunderhaltung und Prävention von Krankheiten des Alters auswirken. Sie können über gezielte Handlungen beeinflusst werden.

Über Dezennien betrachtet hat jede Maßnahme ihre Zeit, sie ergänzen und summieren sich schrittweise.

Ein *Übermaß* einzelner Eingriffe bringt keinen Vorteil, sondern eher Risiken, so wie zu starker Sport oder starkes Hungern durch Kalorienreduktion. Die Ausgewogenheit ist entscheidend.

Neben altersbedingten Entwicklungen können Faktoren und Einflüsse der *Lebensführung* störend hinzukommen, die aber meist zu korrigieren sind. Auf jeden Fall ist ein Bild über *individuelle* Befunde und Beschwerden zu erstellen, das dann durch medizinisch-technische Mittel objektiviert werden sollte.

Dazu gehören auch Blutwerte und die diskutierten Hormonspiegel. Entgleiste Werte sind zu bewerten und ggf. zu adjustieren. Mangelsituationen können meist substituiert werden, bei den Hormonen und anderen Naturstoffen sogar *bioidentisch* und *nebenwirkungsarm*.

Durch Optimierung zahlreicher Maßnahmen lässt sich über Dezennien ein guter Gesundheitszustand fördern und erhalten, auch eine Früherkennung ernster Erkrankungen ist so möglich.

Trotz dieses Optimismus sind die jeweiligen Maßnahmen nicht beliebig zu steigern, sie sind lediglich zu *optimieren und damit auch ausgereizt.* Die Alterungsprozesse laufen aber im Hintergrund weiter, sodass sie in höheren Lebensjahren durch die bisherigen Möglichkeiten alleine nicht mehr aufgehalten werden können.

Konsequenz:
Man wartet folglich auf mehr. *Behandle auch den Alterungsprozess selbst als Krankheit,* den man heute zumindest etwas verlangsamen kann – nicht nur durch Lebensstilmaßnahmen und Hormone, sondern neuerdings direkt molekular. Daran arbeitet die Wissenschaft auf Hochtouren, was wir intensiv mit der Frage verfolgen: *Was ist schon anwendbar?*

Tab.15: ♂ und ♀ in höheren Lebensjahren
Nächste Schritte → Altern zusätzlich »molekular« modulieren

Wenn es die Datenlage erlaubt …
- mTOR-Modulatoren – Kalorienrestriktion, Rapamycin, Metformin
- Seneszente Zellen – Senolytika und Senomorphika
- Reprogrammierung – partiell, epigenetisch, Transkriptionsfaktoren
- »in Diskussion« – NAD-Riboside (Nicotinamidadenindinukleotid), Sirtuin-Aktivatoren

Altern durch Lebensstil und Hormone zu begleiten reicht nicht ewig – nun geht's um die Behandlung des Alterns selbst!

Dazu gibt es ständig neue und aufhorchen lassende Erkenntnisse, auch über notwendige Tiermodelle hinaus (Tabelle 15). Wenn zunächst die Begriffe in dieser Tabelle noch unverständlich erscheinen, füllen sie sich umgehend mit Inhalten, denn über sie wird mit *ersten Humandaten* und entsprechenden Anwendungen im nächsten Kapitel »Den Alterungsprozess wie eine Krankheit behandeln« das Aktuellste berichtet.

Auszug wissenschaftlicher Quellen zum Kapitel »Ein Lebensplan für Altershormone«

1. Charalampopoulos I, Eumorphia Remboutsika E, Margioris AN, Gravanis A. Neurosteroids as modulators of neurogenesis and neuronal survival. Review. Trends Endocrinol Metab. 2008;19(8):300-7.

2. Maggio M, Cattabiani C, Lauretani F et al. The concept of multiple hormonal dysregulation. Acta Biomed. 2010;81 Suppl 1(Suppl 1):19-29.

3. Maggio M, Lauretani F, De Vita F et al. Multiple hormonal dysregulation as determinant of low physical performance and mobility in older persons. Review. Curr Pharm Des. 2014;20(19):3119-48.

4. Römmler A. Paradigmenwechsel in der Anti-Aging Me-

dizin: Hormesis, Target of Rapamycin Komplex und erste Anti-Aging Pillen. J Gynäkol Endokrinol 2016; 26 (3): 10–15.

5. Föhr-Keller A., Römmler A. Orthomolekulare Medizin und Hormonsubstitution. In: Hormone – Leitfaden für die Anti-Aging Sprechstunde. Hrsg. A. Römmler, Thieme Verlag München 2014;13:225-238.

6. Nyberg ST, Singh-Manoux A, Pentti J et al. Association of Healthy Lifestyle With Years Lived Without Major Chronic Diseases. JAMA Intern Med. 2020; 180(5):760-768.

7. Nguyen XM These eight habits could lengthen your life by decades. American Society for Nutrition. Press release 24-Jul-2023.

8. Römmler A. Serotonin-Defizit-Syndrom, eine praxisrelevante Entität. In: Hormone – Leitfaden für die Anti-Aging Sprechstunde. Hrsg. A. Römmler, Thieme Verlag München 2014;10:156-184.

9. Römmler A. Hormone und Alter. In: Kleine-Gunk B, Wolf A. (Hrsg.), Präventionsmedizin und Anti-Aging-Medizin, Springer-Verlag GmbH Deutschland, Springer Nature 2022; S. 141-166.

10. Bismuth-Evenzal Y, Gonopolsky Y, Gurwitz D et al. Decreased serotonin content and reduced agonist-induced aggregation in platelets of patients chronically medicated with SSRI drugs. J Affect Disord. 2012;136(1-2):99-103.

11. de Abajo FJ. Effects of selective serotonin reuptake inhibitors on platelet function: mechanisms, clinical outcomes and implications for use in elderly patients. Review. Drugs Aging. 2011;28(5):345-67.

12. Yamane F, Okazawa H, Blier P, Diksic M. Reduction in serotonin synthesis following acute and chronic treatments with paroxetine, a selective serotonin reuptake inhibitor, in rat brain: an autoradiographic study with alpha-[14C] methyl-L-tryptophan(2). Biochem Pharmacol. 2001;62(11): 1481-9.

13. Römmler A. Das Serotonin-Defizit-Syndrom: Substitution mit 5-OH-Tryptophan effektiv. ZS Orthomol Med 2005; 3:15-19.

14. Paulmann N, Grohmann M, Voigt JP et al. Intracellular serotonin modulates insulin secretion from pancreatic beta-cells by protein serotonylation. PLoS Biol. 2009;7(10):e1000229.

15. Pöldinger W, Calanchini B, Schwarz W. A functional-dimensional approach to depression: serotonin deficiency as a target syndrome in a comparison of 5-hydroxytryptophan and fluvoxamine. Psychopathology. 1991;24(2): 53-81.

16. Birdsall TC. 5-Hydroxytryptophan: a clinically-effective serotonin precursor. Review. Altern Med Rev. 1998;3(4):271-80

17. Jangid P, Malik P, Singh P et al. Comparative study of efficacy of l-5-hydroxytryptophan and fluoxetine in patients presenting with first depressive episode. Asian J Psychiatr. 2013;6(1):29-34.

18. Hiemer A, Römmler A. Hormonstatus im Alter – Kasuistiken zur Interpretation von Hormonwerten. In: Hormone – Leitfaden für die Anti-Aging Sprechstunde. Hrsg. A. Römmler, Thieme Verlag München 2014;15:255-269.

19. Kuehn BM. Physicians Are More Burned Out Than Ever-

Here's What Can Be Done About It. JAMA. 2023;329(10):785-787.

20. Beames JR, Spanos S, Roberts A et al. Intervention Programs Targeting the Mental Health, Professional Burnout, and/or Wellbeing of School Teachers: Systematic Review and Meta-Analyses. Educ Psychol Rev. 2023;35(1): 26-46.

21. Berridge CW, Schmeichel BE, España RA. Noradrenergic modulation of wakefulness/arousal. Review. Sleep Med Rev. 2012;16(2):187-97.

22. Römmler A. DHEA und Adrenopause. In: Hormone – Leitfaden für die Anti-Aging Sprechstunde. Hrsg. A. Römmler, Thieme Verlag München 2014;2:19-33.

23. Caufriez A, Leproult R, L'Hermite-Balériaux M et al. Progesterone prevents sleep disturbances and modulates GH, TSH, and melatonin secretion in postmenopausal women. J Clin Endocrinol Metab. 2011 Apr;96(4):E614-23.

24. Boero G, Patrizia Porcu P, Morrow AL. Pleiotropic actions of allopregnanolone underlie therapeutic benefits in stress-related disease. Review. Neurobiol Stress. 2019 Nov 27;12:100203.

25. Römmler A (Hrsg.). Hormone – Leitfaden für die Anti-Aging Sprechstunde. Thieme Verlag München, 2014.

26. Nielsen HG, Opstad PK, Lyberg T. LeuCAM and reactive oxygen species during long-term exercise combined with sleep and energy deficiency. Med Sci Sports Exerc. 2007;39(2):275-82.

27. Römmler A. Pregnenolon – die Schlüsselrolle des ersten Steroidhormons. In: Hormone – Leitfaden für die Anti-

Aging Sprechstunde. Hrsg. A. Römmler, Thieme Verlag München 2014;9:137-153.

28. Römmler A. DHEA und Adrenopause. In: Hormone – Leitfaden für die Anti-Aging Sprechstunde. Hrsg. A. Römmler, Thieme Verlag München 2014;2:19-33.

29. Römmler A, Römmler-Zehrer J. Adrenopause – Die Rolle des Schlüssel hormons DHEA. gynäkologie + geburtshilfe 2013;18 (SH1), 34-39.

30. Sahu P, Gidwani B, Dhongade H. Pharmacological activities of dehydroepiandrosterone: A review. Steroids. 2020;153:108507.

31. Rabijewski M, Papierska L, Binkowska M et al. Supplementation of dehydroepiandrosterone (DHEA) in pre- and postmenopausal women – position statement of expert panel of Polish Menopause and Andropause Society. Ginekol Pol. 2020;91(9):554-562.

32. Römmler A. Endokrinologische Aspekte der Anti-Aging Medizin (CME Fortbildung). Gynäkol Geburtsmed Gynäkol Endokrinol. akademos 2015; 11(3), 208-226.

33. Samaras N, Papadopoulou MA et al. Off-label use of hormones as an antiaging strategy: a review. Clin Interv Aging. 2014;9:1175-86.

34. Labrie F. DHEA, important source of sex steroids in men and even more in women. Prog Brain Res. 2010;182:97-148.

35. Römmler A. Männer und Östrogene. In: Hormone – Leitfaden für die Anti-Aging Sprechstunde. Hrsg. A. Römmler, Thieme Verlag München 2014;6:78-88.

36. Römmler A. Testosteron bei Frauen. In: Hormone – Leit-

faden für die Anti-Aging Sprechstunde. Hrsg. A. Römmler, Thieme Verlag München 2014;3:34-42.

37. Römmler A. Römmler-Zehrer J. Wachstumshormon und Somatopause. In: Hormone – Leitfaden für die Anti-Aging Sprechstunde. Hrsg. A. Römmler, Thieme Verlag München 2014;5:55-76.

38. Römmler A. Melatonin – mehr als ein Schlafhormon. In: Hormone – Leitfaden für die Anti-Aging Sprechstunde. Hrsg. A. Römmler, Thieme Verlag München 2014;11:185-209.

39. Fauteck JD. Chronobioloie. In: Kleine-Gunk B, Wolf A. (Hrsg.), Präventionsmedizin und Anti-Aging-Medizin, Springer-Verlag GmbH Deutschland, Springer Nature 2022; S. 275-296.

40. Römmler A. Pregnenolon. In: Kleine-Gunk B, Wolf A. (Hrsg.), Präventionsmedizin und Anti-Aging-Medizin, Springer-Verlag GmbH Deutschland, Springer Nature 2022; S. 159-62.

Den Alterungsprozess wie eine Krankheit behandeln

- Netzwerke Organismus und Zellstoffwechsel
- Target of Rapamycin mTOR
- Geroprotektion durch Rapamycin und Metformin
- Masterplan »off-label«-Einsatz, Umwidmung
- Seneszente Zellen
- Senolytika und Senotherapie zur Modulation des Alterns

Fazit: Was kann man heute schon tun?
Wissenschaftliche Quellen zum Kapitel

Damit kommen wir zur dritten Ergänzung, nämlich »Behandle *den Alterungsprozess als Krankheit*, also das Altern selbst«! Hierzu haben sich in den letzten Jahren völlig neue Behandlungsprinzipien erkennen lassen.

Netzwerk »Organismus«

Bisher modulieren Einflüsse der Lebensführung und (Zell-) Umwelt inklusive Hormone das Zusammenspiel im *ganzen Organismus*, was die bekannten gesundheitlichen Vorteile und die Fitness für fast alle Organsysteme bringt. Das Netzwerk der beteiligten Abläufe hat sich evolutionär entwickelt und ist ausgereift. Die eingespielten Prozesse laufen automatisch ab, sie sind so komplex und ausbalanciert, dass man sie einzeln kaum steuern könnte, ohne das System zu stören.

Netzwerk »Zellstoffwechsel«

Bei der Behandlung des Alterns selbst werden nun evolutionäre Signalketten auch *innerhalb der Zellen* moduliert. Der zelluläre Stoffwechsel balanciert zwischen Anforderungen des *Zellwachstums* (Erneuerung durch Zellteilung, Proliferation) und der *Reparatur* (Autophagie und Apoptose), d.h. Ausbesserung sowie Beseitigung von funktionsuntüchtigen Zellelementen und ganzen Zellen durch deren Abbau.

Welche der beiden Richtungen nun stärker aktiviert wird, hängt auch davon ab, welche Signale bzw. Ressourcen zur Verfügung stehen.

Proliferation: Sie wird ermöglicht, wenn genügend Bausteine (Nährstoffe), Energie, Hormone und wenig »Zellstress« (Reize,

Zellwachstum versus Reparatur, Abbau oder Vernarbung

Zellgifte) vorhanden sind, was einer gesunden Situation entspricht. Hierdurch ist die Zelle mit den Bedingungen ihrer Umgebung bzw. Umwelt verknüpft und kann darauf reagieren.

Autophagie: Besteht dagegen Energie- oder Nährstoffmangel wie bei einer kalorienreduzierten Diät oder einem Naturereignis mit Nahrungsknappheit, kommt die Zelle in Not. Sie aktiviert zur Rettung die schon früh evolutionär entwickelte *Autophagie (Selbstverdauung)*: Sie bremst bei der Proliferation und spart dadurch Ressourcen, versucht aber gleichzeitig, zusätzliche Bausteine und Energie zu gewinnen.

Dies geschieht am einfachsten dadurch, dass Strukturen innerhalb der Zelle abgebaut werden, die nicht mehr zum Überleben notwendig und auch meist bereits funktionsuntüchtig sind: beispielsweise fehlgefaltete Eiweißketten, Zucker oder fettverklebte Ablagerungen, DNA-geschädigte Zellkerne, geschädigte Zellorganellen und vieles mehr.

Durch Autophagie zur Verjüngung von Zellen: ein natürliches Anti-Aging.

Das entspricht der Beseitigung von angehäuften Ablagerungen, Schädigungen und »Müll« – entstanden beispielsweise im Verlauf des Älterwerdens oder durch entzündliche Einflüsse. Dies entspricht einer *Reparatur* oder gar *Verjüngung von Zellen*, einem natürlichen Anti-Aging.

Apoptose: Sind die Schäden sehr groß, dann erfolgt keine Reparatur mehr. Die Zelle wird ganz beseitigt *(programmierter Zelltod, Apoptose)* und *heilt* durch Gewebsnarben oder wird besser noch durch Proliferation neuer Zellen ersetzt – wie bei einer Wundheilung.

a) Target of Rapamycin – mTOR

Die Wissenschaft hat teilweise *entschlüsselt*, wie die zellulären Signalketten von Proliferation und Autophagie ablaufen und »einfach« moduliert werden können. Ein wichtiges Element hierbei ist der sogenannte mTOR-Komplex innerhalb der Zellen (1–3).

Diese Abkürzung bedeutet **m**echanistic **T**arget **O**f **R**apamycin. Das stellt einen Enzymkomplex in den Zellen dar und hat eine nette historische Geschichte: Bodenbakterien auf den Osterinseln (Rapa Nui) produzieren ein Antibiotikum (Rapamycin, vergleichbar mit Penicillin) zur Abwehr anderer Mikroben. Bald entdeckte man ihren Wirkmechanismus, d.h. den »Angriffspunkt« (Target) von Rapamycin. Es handelt sich um einen Kinase-Enzymkomplex, der in allen untersuchten höheren Lebewesen vorhanden ist. Und es stellte sich heraus, dass damit *der* wesentliche biologische *Modulator* in den Zellen zur Steuerung von Wachstum (Proliferation) versus Autophagie (Regeneration) gefunden worden ist.

> *Der intrazelluläre mTOR-Komplex ist der Modulator für Zellwachstum, -reparatur oder -untergang.*

Hormesis: Dieser Regler funktioniert aber weniger als An-Aus-Schalter, sondern nach der Hormesis-Reaktion. Damit ist eine meist U-förmige statt lineare Dosis-Wirkungs-Beziehung gemeint, in *der schädigende Reize* bzw. starke Gifte nun in *kleiner Dosis* zu einer gesunden Anpassung des Organismus und damit zu einem positiven »Trainingseffekt« führen können (Adaptation). So etwas kennen wir auch vom Training beim Sport.

Durch dieses Dosisverhalten haben sich für Rapamycin und seine Analoga (z.B. Everolimus) in der Humanmedizin mehrere konträre Möglichkeiten zur Therapie ergeben, wozu die Substanzen auch als behördlich zugelassene Medikamente zur Verfügung stehen.

Eingeführte Anwendungen für Rapamycin in der Medizin

1. **Hohe Dosis:** Wird dieses Antibiotikum in hoher Dosis zugeführt, stoppt es die Zellproliferation und kann so als »Gift« zum Absterben von Mikroben führen. Diesen antibiotischen, besser *antiproliferativen Effekt* setzte man nun in der Humanmedizin ein: Beispielsweise kann dieser Effekt in der Krebsbehandlung als zusätzliche Maßnahme genutzt werden, mit der weniger krebsige Zellteilungen, weniger Wachstum und Metastasen entstehen. Zum anderen kann er nach Transplantation von Organen zur Unterdrückung des Immunsystems (durch weniger Proliferation der weißen Blutkörperchen) und so zum Schutz vor Abstoßungen hilfreich sein.

2. **Niedrige Dosis:** Hierdurch ergeben sich völlig andere Effekte. Durch den niedrig dosierten Giftreiz kommt die Zelle zwar auch in Not, aber sie stirbt nicht ab und kann Maßnahmen der Anpassung als Gegenmittel aktivieren. Dazu wird die Autophagie in den Zellen gefördert, wodurch sie – wie oben beschrieben – repariert, regeneriert und an die Belastungen angepasst werden. Nun steigt auch wieder die Proliferation, die gesunden Zellen können sich erneut teilen und vermehren.

Dies geschieht nun auch bei den weißen Blutzellen, wodurch sogar das im Alter geschwächte Immunsystem verbessert werden kann (siehe unten). So kann also eine niedrige, nebenwirkungsarme Reizdosis durch »Zellreinigung« (Autophagie) auch gewisse Anti-Aging-Effekte erzielen.

Geroprotektion möglich: »health span« und »life span«

In zahlreichen Tiermodellen ist vielfach bestätigt worden, dass sich durch Modulieren des mTOR-Komplexes durch bekannte Substanzen tatsächlich *Gesundungseffekte* gegenüber vielen Folgen der Alterungsprozesse erreichen lassen (sogenannte Geroprotektion). Dadurch verlängert sich die Zeitspanne, in der die Tiere noch altersgesund sind, d.h. die Länge der krankheitsfreien Lebenszeit (*»health span«*), aber auch die Lebensspanne insgesamt (*»life span«*). Das ist schon beachtenswert!

> *Die Immunseneszenz kann als Folge und Symptom des Alterns als Testmodell für Maßnahmen dienen.*

Jetzt liegen auch *erste Humanstudien* mit Kurzanwendungen vor, in denen das Modell der Grippeimpfung im Alter verwendet wurde:

Bekanntlich spricht diese Impfung bei Älteren (hier über 65 Jahre alt) wegen des altersbedingt geschwächten Immunsystems (Immunseneszenz als Folge und Symptom des Alterns) nur mäßig an, was durch schwache Impftiter, Immunzellen und Häufigkeit von neuen Grippeerkrankungen belegt werden kann. Nach nur sechswöchiger Vorbehandlung mit Rapamycin (moderat dosiert) ließen sich über 20 Prozent bessere Impferfolge als durch Placebo erreichen, und das in evidenzbasierten Studien (kontrolliert, randomisiert, doppelt verblindet) (4–6).

Am gleichen Modell (mit 74-Jährigen) wurde kürzlich ein

ähnlicher Anti-Aging-Erfolg auch mit Metformin (Diabetesmedikament) erreicht, das in ähnlicher Weise den mTOR-Komplex moduliert. Hierauf wird weiter unten nochmals kurz eingegangen.

Umwidmung: Ein Masterplan für Medikamente gegen das Altern

Masterplan: Abkürzungsweg für Medikamente gegen das Altern

Die Sorgen bei Älteren sind berechtigt, dass es sehr viele Jahre dauern könnte, bis Medikamente zur Behandlung des Alterns gefunden werden und durch Tests auch noch als sicher und effektiv eingestuft werden können. Hier hat sich ein Ausweg gefunden, ein »Masterplan zur schnelleren Vorgehensweise (8):

1. Man nehme ein Medikament, das sich bereits in der *Behandlung* einer oder mehrerer Krankheiten als erfolgreich, sicher und effektiv bewährt hat und dazu auch noch *behördlich zugelassen* ist (z. B. Rapamycin, Metformin und potenziell viele mehr).

2. Nun setze man das Medikament – in angepasster Vorgehensweise – zur *Prävention* einer Krankheit bei gefährdeten Erwachsenen ein, z. B. wegen Gefahr von Alterskrankheiten im Alter ab 65 Jahren. Damit hat man lediglich die Indikation eines bewährten Präparats geändert (sogenannte *Umwidmung*, »Repurposing«, »off label«-Einsatz) und kann diese Verwendung unter Abwägung bekannter Nutzen und Risiken bereits fair abwägen. Dann benötigt man noch einen *Biomarker*, der einen Erfolg der Behandlung glaubhaft repräsentieren kann, z. B. epigenetische Veränderungen (epigenetische Uhren), Blutmarker oder – sehr passend –

die Zeitspanne, die man als krankheitsfreie Jahre gegenüber Placebo zusätzlich gewonnen hat (»time to event«).

Mit solchen und ähnlichen Masterplänen ließe sich eine langwierige Versuchs- und Forschungsphase für »drugs«, also für Pillen zur Geroprotektion, abkürzen. Das macht Hoffnungen und so geht man auch bereits vor. Die wegen guter Datenlage aktuell »heißesten« Kandidaten sind Rapamycin (siehe oben) sowie »small drugs«, also kleine Moleküle wie Metformin und Senolytika, auf die nachfolgend eingegangen wird.

b) Metformin – seit 40 Jahren klinische Erfahrungen

Seit vielen Jahren ist Metformin als weltweit führendes Medikament zur Behandlung der Zuckerkrankheit (Diabetes mellitus Typ 2) eingeführt und zugelassen. Eigentlich ist es ein giftiger Pflanzenstoff (Abkömmling des Galegin aus der Geißraute), der nun chemisch moduliert wurde. Die langjährigen Erfahrungen bei der Behandlung von Diabetikern sind so umfassend wie selten bei einem Medikament.

Wirkungen

Verschiedene Wirkmechanismen sind bekannt: Es senkt den Blutzucker teils über verminderte Neubildung in der Leber, geringere Darmaufnahme und durch besseres Ansprechen von Insulin. Zusätzlich hat es antientzündliche Effekte, die auch zur Prävention von Krebs und weiteren Alterskrankheiten beitragen können (9).

Der für eine Geroprotektion wichtigste Effekt von Metformin ist aber die Modulation des mTOR-Komplexes. Die Prolife-

> *Wichtige Wirkmechanismen von Metformin sind gut erforscht und bekannt.*

ration (Wachstum und Zellteilung) wird heruntergefahren und die Autophagie (Abfallbeseitigung, Reparatur) wird im Gegenzug gesteigert.

Mitbeteiligt als Auslöser dieser Weichenstellung ist die durch Metformin als »Zellgift« reduzierte Energieproduktion (ATP, Adenosintriphosphat) in den Mitochondrien. Durch diesen zellulären Notstand kommt es automatisch zum Rettungsversuch, indem neue Energie durch Verwertung von abgelagerten Fett- und Eiweißsubstanzen und weiteren Fehlprodukten gewonnen wird. Das führt damit »nebenbei« zu einem Recycling bzw. Aufräumen der Zelle und trägt zu deren Verjüngung bzw. Gesundung und Regeneration bei, wie oben erörtert.

Ein ähnlicher Mechanismus wird durch *Fasten bzw. kalorische Diät* ausgelöst: Weniger Energie (ATP) führt zu Gegenmaßnahmen des Recyclings. So imitiert Metformin praktisch das Fasten, wobei die Einnahme einer Tablette weniger mühevoll ist.

Nebenwirkungen sind durch Einschleichen und niedrige Dosis von Metformin selten, es können Magen-Darm-Probleme, Mangel von Vitamin B_{12} und sehr selten eine Übersäuerung im Blut (Laktatazidose) auftreten.

Studienlage: Diese ist bei *Diabetikern* sehr positiv und über mittlerweile mehr als 40 Jahren Anwendung auch sehr umfangreich. Ob dies nun auch für *Nicht-Diabetiker im Alter* gilt, ist momentan die spannende Frage. Dazu sind zahlreiche Studien in Planung oder haben begonnen, hier warten die Beobachter auf baldige Zwischenergebnisse.

Zumindest konnte kürzlich bereits über eine gewisse Verbesserung der altersbedingten Immunseneszenz bei älteren Nicht-Diabetikern (im Durchschnitt 74 Jahre alt) berichtet werden (7). Darüber hinaus gibt es schon zahlreiche Berichte – auch in Studienform – über *Eigenversuche* bei Älteren zur Prävention. So wurden kürzlich auch Rapamycin-Daten bei mehreren Hundert solcher Selbstanwender publiziert (10).

c) Neu entdeckt: Seneszente Zellen und Senolytika

Das Schicksal geschädigter Zellen ...

Wenn man älter wird, nimmt die Häufigkeit zu, dass es zu geschädigten Zellen kommt: Kleinere Schäden werden repariert oder abgelagert, größere können zu krebsiger Entartung führen. Zerstörerische Schäden lassen die Zellen absterben (Apoptose) und durch neue ersetzen oder das Gewebe vernarbt.

Seneszente Zellen sind wie Zombies – kein Wachsen und kein Sterben mehr, aber sehr giftig.

Diese Wege wurden oben bereits erörtert. Es gibt aber noch weitere Möglichkeiten: Die geschädigten Zellen fallen in einen starren, stark *gestörten Funktionszustand*, sodass sie sich nicht mehr teilen (proliferieren) können und auch nicht mehr durch Apoptose entfernt werden können.

Durch diesen Doppelschaden sind sie wie *Zombies*, die einerseits noch Leben (ohne Fortpflanzung) und andererseits durch fehlende Entsorgung nicht sterben können (11). Sie sammeln sich ab der Lebensmitte zunehmend in kleinen Mengen in den verschiedenen Geweben an und bleiben dort funktionsgestört gelagert.

Sie sind aber sehr »giftig«. So produzieren sie eine Fülle von entzündlichen Markern und überschwemmen damit wie ein streuender Eiterherd ihre Umgebung, aber auch den ganzen Organismus und damit auch ferne Gewebe und Organe. Man nennt sie »Alterszellen« bzw. *»seneszente Zellen«*.

Balance: Nützlich und schädlich

Nützlich: Erst vor wenigen Jahren wurde bewusst, dass solche abgelagerten Zellen nicht belanglos sind. Sie haben eine hohe Bedeutung für unsere Gesundheit und auch das Altern. Nun, hilfreich sind sie bei *Wundheilung* und Übergängen von Gewebe in der *Embryonal- und Wachstumszeit*, ebenso aber auch als *Tumorschutz*, damit sich geschädigte Zellen nicht unkontrolliert ausbreiten können.

Schädlich, SASP: Vor allem aber sind sie biochemisch nicht stumm – im Gegenteil. Die Zellen produzieren eine Fülle von aktiven Zellsignalen, dazu gehören die wichtigen Entzündungsmarker sowie Suppressor-Proteine für Tumor- und Zellzyklus, Tumor-Nekrose-Faktoren und vieles mehr. Man nennt sie auch abgekürzt SASP, d.h. *»senescence-associated secretory phenotype«*, womit solche Zellen charakterisiert sind. Sie streuen von hier aus in ihre nahe Umgebung im Gewebe und »infizieren« dadurch weitere Zellen. Mehr noch, sie überschwemmen den ganzen Organismus und beeinträchtigen damit auch auf schädliche Weise ferne Organe. Zusätzlich werden vom altersgeschwächten Immunsystem antientzündliche Maßnahmen ergriffen, die aber eher zu weiteren Störungen von Funktionen und Krankheit der Organe führen (12):

Seneszente Zellen sind eine gemeinsame wesentliche Ursache für die unterschiedlichsten Alterskrankheiten!

Seneszente Zellen sind Mitverursacher vieler krankhafter Altersveränderungen.

Die meisten Alterskrankheiten werden durch Signale der seneszenten Zellen *provoziert* und *mit verursacht*. Je mehr solcher Zellen vorhanden sind, desto stärker ist die krankhafte Ausbildung. Eine solche Kausalität gilt heute als gesichertes Wissen, belegt durch ein Fülle kluger Experimente (11, 13, 14).

Dazu gehören auch Modelle mit Transplantationen. So hat man seneszente Zellen (kürzlich auch vom Menschen) auf gesunde Tiere übertragen, sie lösten dann dort bereits kurzfristig Alterskrankheiten und physische Einschränkungen aus, z.B. bei der Beweglichkeit von Muskulatur, Gelenken und Bandscheiben. Um das zu bewirken, reichten wenige Zellen bei jungen Tieren aus. Bei älteren Empfängern waren noch weniger solcher Zellen dazu erforderlich.

Wenn solche Zellen schädlich sind, kann man sie nicht wieder entfernen?

Eine epochale Studie – »die Achillesferse der seneszenten Zellen«

Eine Arbeitsgruppe der Mayo Clinic in den USA um Prof. James L. Kirkland und Mitarbeiter hat viele Jahre das Problem seneszenter Zellen auf die Gesundheit erforscht und 2015 in einer umfangreichen Studie »bahnbrechende« Erkenntnisse publiziert (13):

Senolytika sind neue Medikamente zur selektiven Zerstörung von seneszenten Zellen.

Die Gesundheitsspanne (»health span«) und Überlebenszeit (»life span«) von Mäusen ist signifikant verbessert, wenn seneszente Zellen teilweise entfernt werden. Das gelang erstmals durch Wiederbelebung der Apoptose in diesen Zellen und damit durch ihre Selbstzerstörung.

Dazu wurden über 1000 Substanzen inklusive klinisch bekannter Wirkstoffe von Medikamenten ebenso wie auch sekundäre Pflanzenstoffe aus unserer Nahrung getestet, aus denen man eine *geeignete Kombination* und »Umwidmung« auswählte, die eine solche Apoptose zufriedenstellend und potent bewirkt. Solche Wirkstoffe werden als Senolytika bezeichnet.

Wie früher die Entdeckung von Antibiotika, stellen heute Senolytika ein neues Behandlungsprinzip dar.

Senolytika

Ihre Wirkung wird damit vermittelt, dass Proteine innerhalb der Zelle, die eine zelleigene Apoptose verhindern, nun gezielt ausgeschaltet werden können und damit die *Selbstzerstörung* von seneszenten Zellen – aber nicht die von anderen, gesunden Zellen – wieder in Gang gesetzt wird.

Durch eine solche Senolyse wird ein natürlicher, aber geblockter Prozess wieder aktiviert.

Sensationell – und so ist eine neue Klasse von Medikamenten entstanden, die selektiv solche Zellen auf natürliche Weise, also durch Wiederherstellung der Apoptose, beseitigt, nämlich Senolytika. Damit ist ein neues Prinzip für medizinische Behandlungen etabliert.

Erster Beleg für ein neues Behandlungskonzept

Die so recht erfolgreiche Kombination, die heute zunächst als Standardmodell zur experimentellen Therapie bei Tier und Mensch genutzt wird, besteht aus *Dasatinib und Quercetin*, die jeweils für drei Tage eingesetzt werden (13).

Eine solche einmalige Behandlung führte innerhalb weniger Tage bereits zu einer Besserung von Beschwerden des Bewegungsapparats (Frailty) und der Bandscheiben, die bei den älteren Versuchstieren vorab bestanden hatten.

Und diese Besserungen hielten bis zu einigen Monaten an, wie berichtet wurde. So eine Behandlung kann dann nach einiger Zeit und ggf. in anderer Dosis wiederholt werden, was ebenso in der Studie untersucht worden war.

Als Behandlungsziel sollte lediglich die Gesamtmenge der seneszenten Zellen im Organismus etwas reduziert werden. Dadurch konnten relativ niedrige Dosierungen und größere Zeitintervalle eingesetzt werden, die praktisch auch keine Nebenwirkungen erkennen ließen.

Letztlich sollen aber nicht alle seneszenten Zellen vernichtet werden, da sie ja auch nützliche Effekte haben, wie z. B. einen Tumorschutz. Auch können zukünftig noch andere Kombinationen sinnvoll sein. Denn seneszente Zellen unterscheiden sich biochemisch etwas in den einzelnen Geweben und können daher unterschiedlich ansprechen.

Dasatinib ist ein zugelassenes Medikament zur Chemotherapie bei Leukämie (Tyrosinkinasehemmer), was aber nun durch »Umwidmung«, also »off-label«, niedriger dosiert und sehr kurz verwendet wird. Bei zu hoher Ansprechbarkeit ist als frühes Symptom mit Darmproblemen, Störungen der Wundheilung oder Aphthen (Herpesbläschen) zu rechnen, was dann die weitere Vorgehensweise rasch modifizieren lässt.

Quercetin ist ein bekanntes Molekül aus unserer Nahrung, ein sogenannter sekundärer Pflanzenstoff, chemisch ähnlich wie Fisetin, Resveratrol, Curcumin, Theanin und andere mehr. Wir nehmen diese Substanzen durch Obst und Gemüse praktisch täglich auf (besonders rote und gelbe Anteile), wenn auch in sehr geringen Mengen (15). Derzeit laufen viele Tests, um diese Stoffe verstärkt als Ersatz für Dasatinib einzusetzen, das als Chemotherapeutikum oft auf Vorbehalte stößt.

Senomorphics: Manche Arbeitsgruppen versuchen, die schädlichen Auswirkungen von seneszenten Zellen dadurch zu mindern, dass lediglich die Produktion des »giftigen« Sekretionsprofils attackiert wird. Solche Substanzen werden als »Senomorphics« zusammengefasst, die also keine Senolyse bewirken (12).

Umfangreiche Tierdaten

Mittlerweile sind in umfangreichen Übersichtsarbeiten die ersten Behandlungserfolge von Senolytika durch Tiermodelle mit Alterskrankheiten voll bestätigt, ausgedehnt und abgesichert worden (14). Praktisch alle verschiedenen Alterskrankheiten sind durch dieses Konzept günstig zu beeinflussen.

Erste Humandaten

Natürlich gibt es schon erste Humandaten, die zeigen, dass sich auch die Menge *menschlicher seneszenter Zellen* durch Senolytika reduzieren lässt und die *Einnahme verträglich* ist (14, 16, 17, 21). Das Konzept sollte also auf die Anwendung beim Menschen zu übertragen sein.

Ähnliches zeigen Berichte von Eigenversuchen über schon längere Zeiträume, ebenso die gerade kürzlich erschienene erste evidenzbasierte Phase-1-Studie (18) sowie eine sechsmonatige Anwendung bei unseren nahen Verwandten, den Westlichen Grünmeerkatzen (»African Green Monkeys«) (19).

Senotherapie – ein möglicher Weg zur Behandlung des Alterns: Nicht nur wir Anti-Aging-Mediziner, sondern auch viele ältere Patienten warten dringend darauf, dass genügend Daten aufbereitet sind, um den Start mit dem *neuen Behandlungsprinzip* »Senotherapie« wenigstens in ausgewählten Fällen »offiziell« empfehlen zu können (20, 22). Allein schon bei Älteren die Menge der seneszenten Zellen über einige Tage etwas zu reduzieren, führt kurzfristig bereits zu einem besseren Gesundheitszustand, der einige Wochen anhält. Die Interventionen können dann mehrfach wiederholt werden – nebenwirkungsarm, wie bei Tiermodellen. Auch schon Erfahrungsberichte von Tests und Selbstanwendern zeigen das (23).

Fazit

Wir leben in einer spannenden Zeit, wo sich mehr als zaghaft abzeichnet, dass »*die Behandlung des Alterns als Krankheit*« nicht nur Utopie, sondern erstmals eine reale Möglichkeit werden könnte. Die aktuellen Beispiele mit Rapamycin, Metformin und zuletzt mit Senolytika weisen vielversprechende Wege, wie ein Beitrag dazu geleistet werden kann.

Es wird aber noch einige Zeit benötigen, bis ausreichend Daten aus Forschung und Erfahrungen aus Anwendungen vorliegen, damit ein breiter Einsatz generell beim älteren Publikum empfohlen werden kann. Auch sind Weiterentwicklungen der Substanzen sowie alternative Medikamente zu erwarten, die dann zusätzliche Aspekte mit sich bringen. Das ist aber ein üblicher Weg beim Fortschritt in der Medizin. Wir leben nicht ewig, sondern müssen uns damit beschäftigen, was heute schon machbar ist.

> *Das Altern schreitet dennoch fort und lässt nach ergänzenden Hilfen fragen.*

Was kann man also heute schon tun?

Nun, die Tabellen 12, 13 und 14 listen knapp und beispielhaft auf, was in den verschiedenen Lebensdezennien an Altersaspekten mit Gesundheitsfolgen auf uns zukommen und entsprechend präventiv beeinflusst werden kann.

> *Die optimale Kombination verschiedener Präventionsmaßnahmen ist besonders hilfreich im Alter und nebenwirkungsarm.*

1. Als erste Stichworte mögen Basis-Checks (angeborene und erworbene Entgleisungen) und Überprüfungen der Lebensführung (moderate Kraft und Bewegung, Ernährung, Noxen wie Nikotin, Alkohol, Stress) genannt werden, wozu auch Nahrungsergänzungen und erste Abweichungen bei

Hormonen (Schilddrüse, Glückshormon Serotonin, Stress und Burn-out) Beachtung finden sollten.

2. Dann kommen die 50er-Lebensjahre mit Abweichungen, von denen JEDER Erwachsene betroffen ist: beispielsweise Menopause der Frau und Adrenopause (DHEA) bei Mann und Frau, danach dann weitere alterstypische Schwächen wie die Somatopause, der Melatoninabfall und Aufnahmeschwächen bei den Vitaminen D und B_{12}. Auch Pregnenolon und Coenzym Q10 – nicht zuletzt als Marker der Energie- und Mitochondrienfunktion – wurde Beachtung geschenkt.

Kombiniert mit einer guten Portion Lebensglück und unauffälligen Vorsorge-Checks gehören diese optimierten Präventionsmaßnahmen zu den wichtigen Voraussetzungen, die uns gesunde Jahre bis in die 60er- und 70er-Lebensjahre hinein erwarten lassen. Wer dazugehört, ist sicherlich auch glücklich und zufrieden für die erlebte Lebensspanne. Denn die mittlere Lebenserwartung beträgt in unserem Kulturkreis ja etwa 82 Jahre.

Und damit sind die erwähnten Maßnahmen auch *ausgereizt.* Sie sind fortzuführen, aber kaum weiter zu steigern, allenfalls zu ergänzen. Da die Alterungsprozesse weiterlaufen und zum fortschreitenden Altersabbau beitragen, bieten sich zusätzliche Ergänzungen als Hilfe an, nämlich auch das Altern selbst zu beeinflussen.

3. Mit Rapamycin, Metformin und Senolytika wurden bereits Wege gezeigt, wie Altern auch gezielt zu modulieren ist. Dazu werden – wie berichtet – evolutionär entstandene Signalketten genutzt (Tabelle 15).

Hierzu besteht zumindest *bei Älteren* schon jetzt ein Bedarf. Ob noch die Jahre zu warten sind, bis solche Maßnahmen breit empfohlen werden können, hängt eher von der Situation des Einzelfalls ab. Viele, die sich in den medizinischen Sachverhalt eingelesen haben, haben bereits ärztlich kontrollierte Selbstanwendungen gestartet, auch wir gehören schon länger dazu.

Wann *bei Jüngeren* mit solchen Möglichkeiten im Sinne einer Altersprävention zu beginnen ist, wird wissenschaftlich noch zu klären sein.

Es kommen spannende Zeiten auf uns zu, man möge dazu gesund bleiben.

Auszug wissenschaftlicher Quellen zum Kapitel »Den Alterungsprozess wie eine Krankheit behandeln«

1. Blagosklonny. Aging and immortality: quasi-programmed senescence and its pharmacologic inhibition. Review. Cell Cycle. 2006;5(18):2087-102.
2. Saxton RA, Sabatini DM. mTOR Signaling in Growth, Metabolism, and Disease. Review. Cell. 2017;168(6):960-976.
3. Szwed A, Kim E, Jacinto E. Regulation and metabolic functions of mTORC1 and mTORC2. Review. Physiol Rev. 2021;101(3):1371-1426.
4. Mannick JB, Del Giudice G, Lattanzi M et al. mTOR inhibi-

tion improves immune function in the elderly. Sci Transl Med. 2014;6(268):268ra179.

5. Mannick JB, Morris M, Hockey HU et al. TORC1 inhibition enhances immune function and reduces infections in the elderly. Sci Transl Med. 2018;10(449): eaaq1564.

6. Mannick JB, Teo G, Bernardo P et al. Targeting the biology of ageing with mTOR inhibitors to improve immune function in older adults: phase 2b and phase 3 randomised trials. Lancet Healthy Longev. 2021;2(5):e250-e262.

7. Martin DE, Cadar AN, Panier H et al. The effect of metformin on influenza vaccine responses in nondiabetic older adults: a pilot trial. Immun Ageing. 2023;20(1):18.

8. Morsli S, Bellantuono I. The use of geroprotectors to prevent multimorbidity: Opportunities and challenges. Mech Ageing Dev. 2021;193:111391.

9. Fresques T, Zirbes A, Shalabi S et al. Breast Tissue Biology Expands the Possibilities for Prevention of Age-Related Breast Cancers. Front Cell Dev Biol. 2019;7:174

10. Kaeberlein TL, Green AS, Haddad G et al. Evaluation of off-label rapamycin use to promote healthspan in 333 adults. Geroscience. 2023;1-12.

11. Scudellari M. To stay young, kill zombie cells. Nature. 2017;550(7677):448-450.

12. Sun Y, Li Q, Kirkland JL. Targeting senescent cells for a healthier longevity: the roadmap for an era of global aging. Review. Life Med. 2022;1(2):103-119.

13. Zhu Yi, Tchkonia T, Pirtskhalava T et al. The Achilles' heel of senescent cells: from transcriptome to senolytic drugs. Aging Cell. 2015;14(4):644-58.

14. Ellison-Hughes GM. First evidence that senolytics are effective at decreasing senescent cells in humans. EBioMedicine. 2020;56:102473.

15. Yousefzadeh MJ, Zhu YI, McGowan SJ et al. Fisetin is a senotherapeutic that extends health and lifespan. EBioMedicine. 2018;36:18-28.

16. Justice JN, Nambiar AM, Tchkonia T et al. Senolytics in idiopathic pulmonary fibrosis: Results from a first-in-human, open-label, pilot study. EBioMedicine. 2019;40:554-563.

17. Hickson LJ, Langhi Prata L, Bobart SA et al. Senolytics decrease senescent cells in humans: Preliminary report from a clinical trial of Dasatinib plus Quercetin in individuals with diabetic kidney disease. EBioMedicine. 2019;47:446-456.

18. Nambiar A, Kellogg 3rd D, Jaime Justice J et al. Senolytics dasatinib and quercetin in idiopathic pulmonary fibrosis: results of a phase I, single-blind, single-center, randomized, placebo-controlled pilot trial on feasibility and tolerability. EBioMedicine. 2023;90:104481.

19. Ruggiero AD, Vemuri R, Blawas M et al. Long-term dasatinib plus quercetin effects on aging outcomes and inflammation in nonhuman primates: implications for senolytic clinical trial design. Geroscience. 2023 Jun 1.

20. Khalil R, Diab-Assaf M, Lemaitre JM. Emerging Therapeutic Approaches to Target the Dark Side of Senescent Cells: New Hopes to Treat Aging as a Disease and to Delay Age-Related Pathologies. Review. Cells. 2023;12(6): 915.

21. Islam MT, Tuday E, Allen S et al. Senolytic drugs, dasati-

nib and quercetin, attenuate adipose tissue inflammation, and ameliorate metabolic function in old age Aging
Cell. 2023;22(2):e13767.

22. Palmer RD. The intervention on aging system: A classification model, the requirement for five novel categories.
Review. Aging Med (Milton). 2022;5(1):68-72.

23. Khosla S. Senescent cells, senolytics and tissue repair: the
devil may be in the dosing. Nat Aging. 2023;3(2):139-141.

Nachwort

Dieser persönlich gefärbte Rückblick auf den Verlauf einer langjährigen Debatte um risikoarme Hormongaben zeigt auf, wie in der Medizingeschichte das Ringen um die jeweils beste Vorgehensweise typischerweise abläuft: Es braucht alles seine Zeit.

Der Nobelpreisträger Prof. Werner Heisenberg soll seine Erfahrungen zur langen, hart umkämpften Fortentwicklung in der Quantenphysik sinngemäß wie folgt formuliert haben:

»Bis sich neue wissenschaftliche Erkenntnisse durchsetzen, muss die bisherige Lehrer- und deren erste Schülergeneration ausgestorben sein.«

Wir erhoffen uns für die Fortentwicklung der Hormonsubstitution im Alter einen schnelleren und weniger drastischen Verlauf. Man kann seinen Standpunkt auch sehr pragmatisch formulieren:

»Man muss das nutzen, was heute zur Verfügung steht, auch wenn es in einigen Jahren noch bessere Möglichkeiten geben wird. Wir leben nun mal heute.«

Danksagung

Viele bereits genannte und ungenannte Personen waren daran beteiligt, unsere Erfahrungen, Botschaften und Ideen zu risikoarmen Hormongaben im Alter in Buchform unterzubringen und damit einem breiten Publikum zugänglich zu machen – Ihnen allen sei auch hier herzlich für die Mithilfe gedankt. Dazu gehören auch die Mitarbeiter des Südwest Verlags – in den letzten Jahren besonders deren Programmleiter Herr Dr. Harald Kämmerer –, die über die vielen Jahre der Zusammenarbeit in wechselnder Zusammensetzung zum jeweiligen Abschluss dankenswerterweise beigetragen haben.

Register